Making More Milk

母乳喂养
奶量增加指南（第2版）

100个成功追奶的有效策略

[美] 莉萨·马拉斯科　[美] 黛安娜·韦斯特 ◎ 著

房珉晖　钟　玉 ◎ 译

U0217206

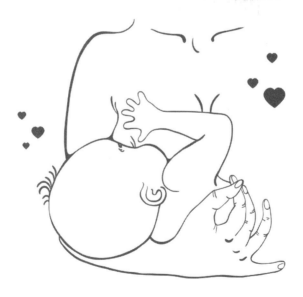

北京科学技术出版社

著作权合同登记号　图字：01-2022-5951

图书在版编目（CIP）数据

　母乳喂养奶量增加指南：100个成功追奶的有效策略：
第2版 /（美）莉萨·马拉斯科（Lisa Marasco），（美）
黛安娜·韦斯特（Diana West）著；房珉晖，钟玉译
. -- 北京：北京科学技术出版社，2022.11
　书名原文：Making More Milk: The Breastfeeding
Guide to Increasing Your Milk Production, Second
Edition
　ISBN 978-7-5714-2540-1

　Ⅰ.①母… Ⅱ.①莉… ②黛… ③房… ④钟… Ⅲ.
①母乳喂养—指南　Ⅳ.①R174-62

　中国版本图书馆CIP数据核字（2022）第165776号

策划编辑：路　杨
责任编辑：路　杨
责任校对：贾　荣
图文制作：艺琳设计工作室
责任印制：吕　越
出 版 人：曾庆宇
出版发行：北京科学技术出版社
社　　址：北京西直门南大街16号
邮政编码：100035
电　　话：0086-10-66135495（总编室）　　0086-10-66113227（发行部）
网　　址：www.bkydw.cn
印　　刷：三河市华骏印务包装有限公司
开　　本：710mm×1000mm　1/16
字　　数：347千字
印　　张：25.25
版　　次：2022年11月第1版
印　　次：2022年11月第1次印刷
ISBN 978-7-5714-2540-1

定　　价：128.00元

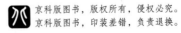

版权声明

本书所提供的信息，仅用于母乳喂养资讯的科普及教育，并非在为妈妈或者宝宝进行医学诊断和治疗，不能取代任何专业的医疗建议。重要的是，您要告知医护人员您所面临的奶量不足的问题，以便您和宝宝的健康状况能够得到经验丰富的医护人员的密切关注与支持。

我们完全秉持性别平等的理念，仅仅为了阅读的需要，将本书中所有的宝宝用"他"来指代，以区别于用来指代母亲的"她"。

本书献给所有即使奶量不足但出于对宝宝的爱而勇于追求

母乳喂养的母亲们，以及 IGT、LMS、BFAR 和 MOBI 社区的成员。

他们慷慨地分享了自己的经验和创新思想，这不仅给予了母乳喂养

支持者很多指导，还帮助了在他们之后成为父母的人。

译者简介

房珉晖

国际认证泌乳顾问（IBCLC），教育学硕士，中国护士网母婴教研组负责人，2013～2016联合国儿童基金会"母爱10平方"活动咨询顾问，国际母乳会沟通技巧培训讲师，国际母乳会哺乳互助指导讲师，国际母乳会哺乳辅导（LLL Leader），联合国儿童基金会婴幼儿喂养国家级讲师。

2011年开始从事协助母婴哺乳的工作，为千万母乳喂养家庭提供循证资讯及心理支持。

多次在全国范围内举办高水平的促进母乳喂养及分娩的培训、国际研讨会。通过母乳喂养培训，培养出3000多名活跃在母乳喂养支持工作第一线、掌握母乳喂养前沿资讯和沟通技巧的哺乳支持者。因为有10年的语文教学经验、11年在哺乳领域的深耕，加上英语一直是工作语言，中英文的文字修养俱佳。

两个孩子的妈妈，两个孩子都是母乳喂养，二宝是水中分娩的。

钟　玉

法学硕士，国际母乳会哺乳辅导（LLL Leader），国际认证泌乳顾问（IBCLC），国家二级心理咨询师，国际母乳会哺乳互助指导讲师，联合国儿童基金会婴幼儿喂养国家级讲师。

2011年开始在国际母乳会亚洲及中东地区翻译部工作，翻译大量母乳喂养相关资讯，承担过母乳会举办的各类国际研讨会的翻译工作。例如，戴安·维欣吉"从出生到母乳喂养，自然背后的科学"公益讲座；琳达·史密斯"促进顺利分娩，支持成功哺乳"研讨会；伊丽莎白·迈勒"促进母乳喂养有一个良好的开端"讲座；芭芭拉·哈珀"温柔分娩对宝宝的益处"工作坊；"展望国际，立足中国——哺乳支持实践，国内外的对话"杰克·纽曼研讨会。

作为国际母乳会哺乳互助指导讲师，培训了上百名学员。在 10 多年的工作中，义务帮助大量哺乳妈妈解决新生儿喂养、母乳不足、辅食添加、离乳等问题。

两个孩子的妈妈，两个孩子都是母乳喂养，一直践行亲密育儿理念。

专家推荐

我们单单使用书本上的技巧和理论去解决奶量问题有时候觉得有用，有时候会摸不着边际。找出一个有效的改善奶量的方案，需要寻根究底去发现更多被忽略的细节。本书的两位作者是资深的国际认证泌乳顾问，她们一贯以热诚和关怀的态度去对待妈妈们的哺乳问题，且积累了大量的经验。这次她们通过这本书带领我们深入探讨影响众多哺乳妈妈奶量不足的各种因素，提供了大量的资讯并结合实际案例，阐述了妈妈在哺乳期经历的艰难的身心历程以及如何缓解的方法。最吸引我的是，书中介绍了不同文化背景的人们所采用的催乳药物、食物和疗法，内容通俗易懂。这是一本让我爱不释手的参考书。

余婉玲

国际母乳会（香港）主席

不少有哺乳意愿的妈妈，因为奶量不足而最终放弃了母乳喂养。有的妈妈是错过了产后尽早亲喂的良机，有的妈妈是哺乳次数不够频繁，有的妈妈是误把婴儿正常的生理性黄疸或者生理性减重当作是妈妈产奶不足而添加了配方奶，这些都会导致奶量不足。对于以上有关哺乳的误解，本书做出了详细的解释，是值得孕妈妈、哺乳妈妈和专业哺乳咨询人员参考的著作。

梁淑芳

香港儿科医学院院士

这本书特别适合被奶量问题困扰的哺乳妈妈阅读学习。它能帮助妈妈掌握乳房的泌乳机制，找到科学可行的增加奶量的应对方法和技巧，轻松创建并维持宝宝需要的母乳量。研读此书，你还会收获意想不到的育儿感悟，对于哺乳妈妈和专业哺乳咨询人员来说，都是意义深远的。

高海凤

北京市海淀区妇幼保健院乳腺科主任

身为协助妈妈哺乳的专业人员，我在工作中遇到的最棘手的问题就是哺乳妈妈的奶量不足。不论是何种原因引起的奶量不足，都可能导致妈妈提前停止哺乳。莉萨·马拉斯科和黛安娜·韦斯特这两位泌乳领域的专家，于 2008 年出版了本书英文版的第一版（*The Breastfeeding Mother's Guide to Making More Milk*），是我们手边常用的参考书籍。十多年之后，这本书更新再版，加入了新的信息，从造成奶量不足的原因，到实际的处理方法，以及预防日后奶量不足的发生，撰写得非常完整。对于经过努力仍无法实现纯母乳喂养的妈妈，作者更强调了不论追奶的最终结果如何，妈妈都是成功的。本书也给追奶妈妈的伴侣和家庭提供了很多实用的建议。

很高兴及感谢房珉晖和钟玉二人将此书翻译成中文，惠及华人地区的妈妈和协助哺乳的专业人员，让我们能更方便地吸取新知，支持及协助每个妈妈和宝宝享受母乳喂养的过程。

陈昭惠

台中荣民总医院儿童医学中心新生儿科主任

这是一本特别适合孕期和哺乳期女性朋友看的好书。孕期看，你可以有备无患，避免产后面临追奶的问题；产后看，你不用慌，因为本书是指引；奶少时看，你不用走弯路，因为本书内容科学、方法全面且实用。

陈 红

中国妇幼保健协会助产士分会母乳喂养专业学组主任委员

母乳是妈妈给孩子最好的礼物，充足的母乳喂养对促进婴儿健康成长至关重要。本书内容实用，语言通俗易懂，相信能够解决母乳喂养咨询师及正在母乳喂养的妈妈们遇到的很多问题。

张雪峰

中国人民解放军总医院第五医学中心儿科主任

推荐序

"我不能分泌足够的乳汁,所以不得不转用配方奶。"

我经常听到这样或类似的话语。在许多案例中,哺乳妈妈通常在身边找不到具备评估和帮助解决这类问题的有经验的人。很多时候,当婴儿需要补充喂养时,不当的方式反而使哺乳妈妈的奶量进一步减少。

我与坚持母乳喂养的父母们一起工作已经有 20 多年了。在新手父母担忧的各种事情中,如何增加母乳量是其中之一。在我的网站 KellyMom.com 上,访问量多的信息包括奶量、婴儿到底需要多少乳汁、如何知道婴儿是否摄入了足够的乳汁以及如何应对吸奶量下降等。在对 KellyMom 线上支持小组的"本月妈妈问题"进行的快速调查显示,几乎三分之一的问题都与如何增加奶量有关。

对奶量的担忧在很大程度上影响了父母自身和婴儿。我们可以在网站上看到很多这样的留言:

"我很惊慌,我担心无法养活儿子了。"
"没法给宝宝哺乳,我的心都碎了。"
"我总是为自己是否能吸出足够的奶而感到压力很大。"

尽管人们担心的都与增加奶量有关,但问题却不一样:

"我想停止补充喂养,但我没有足够的乳汁怎么办?"
"有什么西药、草药或食物能增加我的奶量呢?"
"在继续母乳喂养的同时给婴儿补充喂养的最佳方法是什么?"

"我的宝宝夜间吃奶较少，这影响了我的奶量，我该怎么办？"

"我吸出来的奶不够宝宝喝怎么办？"

"我患有乳腺炎，现在我的奶量减少了，该如何应对？"

"停喂了几周后，有可能恢复母乳喂养吗？"

"我的第一个宝宝就没喝到足够的乳汁。如今再喂养第二个宝宝，我该怎么做才能增加奶量呢？"

"为什么我不能分泌足够的乳汁？"

本书将为有上述问题的母乳喂养家庭提供极大的帮助。作者是富有同理心的向导，她为你在复杂的奶量问题"迷宫"中引路，帮助你了解最新研究进展的同时确定如何（以及何时）将其应用于你自身，并通过讲述其他哺乳妈妈的故事，告诉你如何解决类似问题，以及在此过程中告知你有用的资源有哪些。作者介绍了乳汁是如何生产的，阐述了如何判断奶量不足、奶量不足的原因、如何在不减少现有奶量的情况下进行补充喂养、如何使奶量实现最大化，并且如本书的副书名所述，你可以做些什么来"成功追奶"。

许多哺乳妈妈发现，她们的母乳喂养经历并不如最初设想的那样。但是，即使你在这个"旅途"中意外绕道了，你仍然在坚持母乳喂养。你的孩子得到的每一滴母乳都是珍贵的，他吸吮乳房的每一刻都是有益的。母乳喂养不是"全有或全无"（全母乳或全配方奶喂养）。每个哺乳妈妈都有自己的母乳喂养经历。即使你的母乳喂养情况与其他人的或你为自己设想的有所不同，这本书也将成为你的指南，帮助你创建自己的关于母乳喂养生活的最佳范本。

当你发现自己处于一个完全陌生的领域，你会想要确认你选择的是否是顶级的指南。莉萨·马拉斯科（Lisa Marasco）和黛安娜·韦斯特（Diana West）是泌乳领域的专家，拥有数十年与母乳喂养家庭打交道的经验，她们撰写的书籍、文章不胜枚举。我听过很多她们的演讲，读过不少她们的书籍和文章，并且可以保证本书包含的信息是准确的、经过充分研究的，旨在帮助哺乳妈妈解决她们面临的诸多关于奶量的问题。

当我被邀请为这本书写推荐序时，本书的第一版就放在我的书桌上，它是我日常为母乳喂养家庭搜寻准确资讯的重要参考。我相信最新的这一版内容会更好。希望你像我一样喜欢它并从中获益良多！

凯利·波尼亚塔（Kelly Bonyata）

理学学士（BS）

国际认证泌乳顾问（IBCLC）

KellyMom.com 创始人

于美国佛罗里达州

本书英文版致谢

　　最新版的《母乳喂养奶量增加指南》的出版得益于很多我们的同事、朋友和客户的帮助，他们的经验和专业知识使这本书变得更好。我们要感谢简·伯杰（Jan Berger）、凯西·詹娜（Kathy Jenna）、南希·莫赫巴克尔（Nancy Mohrbacher）、芭芭拉·罗伯逊（Barbara Robertson）和黛安·维辛格（Diane Wiessinger）在解决重要问题上的智慧和实际帮助。我们也对玛雅·博尔曼（Maya Bolman）、梅利莎·科尔（Melissa Cole）、劳里·诺姆森（Laurie Nommsen– Rivers）、香农·凯勒赫（Shannon Kelleher）、拉斯·霍维（Russ Hovey）、唐娜·格德斯（Donna Geddes）、杰基·肯特（Jackie Kent）、彼得·哈特曼（Peter Hartmann）、莎朗·佩雷拉（Sharon Perella）、凯·胡佛（Kay Hoover）、罗宾·格拉斯（Robin Glass）、林恩·沃尔夫（Lynn Wolf）、希拉·金斯伯里（Sheila Kingsbury）、希拉里·雅各布森（Hilary Jacobsen）、希拉·汉弗莱（Sheila Humphrey）、佐伊·加德纳（Zoe Gardner）、帕特里夏·希瑟莉（Patricia Hatherly）、汤姆·约翰斯顿（Tom Johnston）、帕梅拉·贝伦斯（Pamela Berens）、安妮·埃格拉斯（Anne Eglash）、简·莫顿（Jane Morton）、蒂娜·斯米利（Tina Smillie）、汤姆·黑尔（Tom Hale）、弗兰克·尼斯（Frank Nice）、查尔斯·格鲁克（Charles Glueck）、戴安娜·卡萨尔·乌尔（Diana Cassar–Uhl）、南希·威廉姆斯（Nancy Williams）、辛西娅·古德（Cynthia Good）、斯蒂芬妮·凯斯莫尔（Stephanie Casemore）、罗宾·罗奇·保罗（Robyn Roche–Paul）、卡伦·格罗玛达（Karen Gromada）、阿丽莎·施奈尔（Alyssa Schnell）、列侬·戈德法布（Lenore Goldfarb）、布雷安·马尔库奇（BreAnne Marcucci）、珍妮弗·米利奇（Jennifer Millich）、维多利亚·内斯特罗娃（Victoria Nesterova）和特雷弗·麦克唐纳（Trevor MacDonald）等专家

的意见表示感谢。泰娜·利特瓦克（Taina Litwak）的插图精美，尼尔·马特森（Neil Matterson）的漫画富有洞察力和幽默感，拉里·伯杰（Larry Berger）在照片方面的帮助很专业，凯利·波尼亚塔（Kelly Bonyata）写下本书的推荐序并分享了她的泌乳曲线图，扬·费拉罗（Jan Ferraro）在吸奶器的使用方面有着丰富的经验，霍莉·麦克帕登（Holly McSpadden）为我们提供了科研上的协助。特别感谢我们的审稿人，尤其是克里斯汀·卡武托（Kristin Cavuto）、贝基·希尔（Bekki Hill）、汉娜·卢德克（Hannah Luedtke）、艾伦·鲁宾（Ellen Rubin）、布里奇特·桑德（Bridget Sundt）、亚历克西斯·伦巴第（Alexis Lombardi）、伊博亚·罗兹（Ibolya Rozsa）、朱迪·施耐德（Judy Schneider）、金·鲁斯霍芬（Kim Rusthoven）和凯莉·福诺（Kelli Fornow），他们协助完善了本书的最终稿。感谢我们的焦点小组提供反馈和故事，并感谢我们的经纪人毛拉·凯·卡塞拉（Maura Kye-Cassella）和我们的出版商克里斯托弗·布朗（Christopher Brown），感谢他们的耐心和支持，使这一最新版得以完成。我们也感谢杰西卡·詹诺夫（Jessica Janoff）慷慨地分享了她美丽的照片作为本书英文版图书的封面。最后，对莉萨的女儿斯蒂芬妮·卡洛尔（Stephanie Carroll）表示极大的感谢，她担负起组织、编辑和提醒完成手稿所需的所有细节的工作。

译者序

作为本书的主译之一，我非常隆重地给大家推荐此书，并想跟大家一起分享下我与这本书的缘分。

早在十几年前，我就有幸分别在上海和新西兰见过本书的作者之一——黛安娜·韦斯特，并和很多懂英语的同行们一起在微信群互助学习这本书的英文版。书中涉及的前沿的哺乳资讯、充满爱意的哺乳支持、对世界各地不同的哺乳文化及追奶方法的包容并蓄，深深地打动了我。在那个时候，绝大部分最新的哺乳资讯都是英文的，中文的哺乳资讯真的是千金难买，这给哺乳妈妈、专业的哺乳支持人员获得更多的资讯支持造成了巨大的障碍。

2018 年，我和好友带着家人一起去美国参加了 ILCA（国际泌乳顾问协会）年会，在会上见到了本书的另一位作者莉萨·马拉斯科。当时，作为年会压轴的演讲者，莉萨的演讲主题是分享如何甄别科克伦数据库中文献的可信度。当时莉萨的演讲行云流水、逻辑严谨、论证充分，听得我只有不住地连连点头称赞。

回到北京，我在网上查询，发现本书英文版的第 2 版刚刚更新出版了，于是就萌生了翻译本书的想法。当我把自己的想法跟我们中国护士网的领导沟通时，得到了领导的大力支持。于是我试着联系两位作者，没想到迅速得到了回复，并且顺利得到授权，开始了本书的翻译。

开始翻译本书的时候，也是疫情开始肆虐的时候。在这期间，相信每个人都承受了太多工作以及生活的压力。但是，每当我抽出一点时间，认真仔细地翻译本书，就会一下子被作者在书中介绍的有关母乳喂养的扎实的理论基础、深刻的人文关怀、轻松幽默的笔触所打动。

如何用通俗易懂的语言解释泌乳原理？书中的"奶量公式"帮我们搭出

了一个非常清晰的逻辑框架，而与之相关的详细讲解，又让我们彻底了解了"奶量公式"中所有的主要及次要因素对于妈妈奶量的影响。不夸张地说，这个奶量公式，从我阅读本书的第一版开始，就对我的整个泌乳知识体系的形成起到了决定性的作用，十几年来真的让我受益匪浅。当我面对很对棘手的案例时，一旦回归到"奶量公式"，问题的根源就会显得无比简单明了了。

母乳喂养的精髓到底是什么？虽然书中介绍了非常多的增加奶量的技术手段，但是作者始终提醒大家：我们不应该用妈妈奶量的多少去衡量妈妈对宝宝的爱，即使妈妈只给宝宝喂过一滴母乳，对于妈妈和宝宝来说，都是温暖甜蜜的回忆。

如何对待世界各地精彩纷呈、让人眼花缭乱的增加奶量的"奇招"？本书作者展现出了极大的包容性，对于能够搜集到的各类增加奶量的技术及方法，包括我们中国传统的针灸、推拿及中草药疗法，都进行了相关的介绍。翻译本书的过程中，我无数次感慨，站得更高，才能走得更远。这本书也督促我要持续对各种协助母婴哺乳的方法和策略保持开放的态度，一直学习，才能一直进步，走在时代的前沿。

作者虽然在书中介绍了很多神奇的增加奶量的方法，但始终提醒大家，要以"奶量公式"及泌乳原理为根本，抓住母乳喂养的重点与核心，不要舍本逐末，才能更好地支持母乳喂养。

经过了我和钟玉老师、出版社的编辑团队十几次的逐字逐句的校对审核，这本书终于能够跟大家见面了。虽然已经竭尽全力，但是难免有纰漏。希望各位哺乳妈妈、哺乳支持的专业人员不吝赐教和指正！也希望本书能够给大家带来充分的资讯参考，让更多哺乳家庭能够享受母乳喂养的自然之爱！

房珉晖
国际认证泌乳顾问（IBCLC）
国际母乳会哺乳辅导（LLL Leader）
中国护士网母婴教研组负责人

前　言

2008 年，当第一版《母乳喂养奶量增加指南》问世时，一些出版社认为没有那么多奶量不足的妈妈需要这样一本书。我们多么希望这是真的！但如果你快速浏览网络上的母乳喂养支持小组，就会了解到真实的情况。尽管理论上大多数哺乳妈妈应该能够产出足够的乳汁，但实际上，在线小组中还是挤满了由于各种原因而确实没有分泌出足够乳汁的妈妈。现实情况是，60%的哺乳妈妈没有实现她们最初期望的母乳喂养的时长，而对奶量的担忧成为最困扰她们的问题之一。[1]好消息是，无论发生了什么，你都可以成为成功哺乳的妈妈。

关于母乳喂养的误区

你是否听过哺乳妈妈说自己的乳汁不够或者突然没奶了？如果找不到合理的解释，你很可能会进入到一个误区，认为这样的情况也会发生在自己身上。事实上，我们总能找到奶量不足的原因。在许多个案中，哺乳妈妈奶量不足的问题是可以避免甚至逆转的。重要的是，我们要不断学习，否则恐惧会引导我们选择破坏母乳喂养的方式，并在不经意间让我们的担心变成现实。[2]

另一个普遍的误区是，认为母乳喂养必须"全有或全无"（全母乳或全配方奶喂养）。有些人会认为混合喂养太麻烦了，不值得花费时间和精力去做。当纯母乳喂养非常困难或无法实现时，这种片面的观念会导致婴儿连部分母乳都无法获得。你可能还听说过，如果你的"设备"（乳房）出现了问题，你对此是无能为力的。事实是，总是会有办法来增加奶量的。

如今一些母乳喂养的家庭，正在走出这些误区，共同建立线上的"奶量不足支持小组"。她们共享信息，以帮助面临同样困境的人。这些民间组织有着深刻的见解和想法。在那里，积极向上的哺乳妈妈探索了为婴儿提供更多乳汁的多种选择。她们了解母乳喂养不必"全有或全无"，而且已经学会了如何实现部分母乳喂养。

我们不能为所有的问题提供答案，更不能解决每一个人的奶量不足问题。但是在过去的十年中，我们学到了很多。在本书的最新版中，我们希望为你介绍来自全球的优质信息和最新发现，包括妈妈们自己总结的方法、科学领域的最新研究以及充满希望的新见解，以帮助你深入了解那些影响哺乳妈妈奶量的因素，并找到有效的方法来增加奶量。

为什么有些乳房会产奶不足

研究表明，造成奶量不足的原因并非单一的。要想从所有可能性中找到原因，就需要进行深入的调查。我们发现，将奶量不足的原因分解为主要因素（内部或本质的）和次要（外部的）因素是有帮助的。[3] 影响奶量的主要因素跟你的身体有关。出现影响奶量的次要因素时，妈妈是有能力分泌充足的乳汁的，但是有些外部的因素导致了乳汁产量的下降。好消息是，大多数影响奶量的因素都是次要因素，这意味着如果能够迅速找出这些影响因素并加以解决，就有很大的机会恢复你的奶量。

导致奶量不足的主要因素可能很难查明，并且可能与次要因素叠加起来，一起影响奶量。我们生活在一个充满化学物质和药物的世界中，这些物质会改变女性体内的激素水平，从而影响乳房发育和乳汁分泌。[4] 科技的进步可以帮助女性解决因激素原因导致的不孕等问题，但很少有人关注到这些激素同样会影响哺乳。而且由于人类生物学的复杂性，我们在治疗女性某些疾病的同时，很可能会影响她当下或今后的母乳喂养。

你可能已经对造成奶量不足的潜在原因有了一个很好的认识。也许你做过缩乳手术，因此推测这个手术可能会减弱你的泌乳能力。这是有道理的。

但是，如果你同时还有乳头疼痛呢？或者是因为宝宝的含乳或吸吮问题让你的奶量更低了呢？如果你还有甲状腺问题呢？……多年的经验告诉我们，针对某些状况，你可能要分析多种原因。优化乳汁产量需要花时间识别和解决所有影响奶量的潜在因素。在此新版本中，我们添加了有关奶量问题的最新研究，以及最新发现的导致奶少的因素。

最前沿的研究

令人吃惊的是，尽管在科学界，我们已经弄清楚人体很多部位的运作方式，但关于泌乳的谜团还有很多。[5]自 2008 年本书英文版首次出版以来，尽管经费减少，但关于乳汁分泌的研究还是取得了良好的进展。例如，我们已经了解了产后早期的乳汁移出对于建立良好奶量的重要性。我们还了解到，人体代谢问题会影响泌乳，而自身免疫问题在某些罕见情况下可能是导致泌乳失败的元凶。我们不断扩展对激素引发母乳喂养问题的认识，也开始意识到饮食调节可能会帮助某些女性增加奶量。这些新见解以及更多内容，你将在本书第三部分中读到。

第二版新在哪里

本书第一版中引入的一个重要概念是"奶量公式"，该公式解析了影响乳汁生产和移出的所有因素。全面了解影响奶量的因素会帮助你更快地解决问题。现在，我们又添加了两个新的影响因素：一是对泌乳至关重要的营养物质，二是抑制泌乳的相关因素。第一个因素来自很多哺乳妈妈的智慧和经验总结，以及多年来有关各种营养素对促进泌乳的新兴研究，我们会在第 7 章有更加详细的介绍。第二个因素不同于其他，它常常比较隐匿、微不足道，但是当其他方面一切顺利的时候，它仍然可以破坏哺乳妈妈的奶量，这部分内容将在第 6 章、第 8 章和第 12 章中进行详细介绍。修订后的奶量公式将在第 1 章中介绍。我们还在第 5 章中添加了泌乳曲线，这是一个全新的且非常实用的概念，它揭示了在泌乳初期获得良好开端的重要性，以及为什么有些妈妈可以通过自己的努力获得比其他妈妈更好的结果。

另外 3 个新的章节介绍了妊娠和分娩问题对奶量的影响（参见第 8 章）、喷乳反射问题（参见第 12 章）以及增加奶量的创新方法（参见第 17 章）。在第 15 章中，我们将分享南希·莫赫巴克尔（Nancy Mohrbacher）为职场妈妈提供的新概念——"魔法数字"。在第 13 章中，你将了解简·莫顿（Jane Morton）关于移出乳汁和提高产奶量的有效方法的新见解。我们已经更新了有关吸奶器的概述，以应对技术进步和国际市场上的许多新的吸奶器型号的出现。我们对第 14 章的内容进行了扩展，更新了有关催乳剂的资讯，并在我们的网站上提供了相关的产品信息。

为你在奶量不足的"迷宫"中导航

大量有关奶量不足的信息和针对产品充斥着我们的生活，让哺乳妈妈感觉深陷"迷宫"之中，无助地寻找答案。当我们听到或阅读到的内容（尤其是网络上的内容）未必准确时，你如何判断哪些资讯是对的、哪些方法是有效的呢？本书旨在引导你确定你的奶量是否真的存在问题，确保你的婴儿能够健康成长，确定影响你奶量的根本原因，并制定解决问题的策略，从而增加你的奶量。

针对你个人的追奶策略，需要找到奶量不足的根本原因，你需要像侦探一样仔细排查，从而让成功哺乳的机会最大化，这很关键。如果你找不到确切的原因，就会选择错误的解决方案，从而浪费大量的时间、精力和金钱。更糟糕的是，当你的方法不奏效时，你也许会错误地得出结论：任何方法都不管用。而实际上，用另一种方法或策略，你就会得到更好的结果。

现实情况是，有些情况非常复杂，你在探索过程中经常走入死胡同，迫使你不得不退后一两步，重新考虑某些你早先已经放弃的想法，但是坚持不懈的排查工作可以带来回报。在找到可能的答案时，你可以选择最适合自己的方法。跟你的医疗人员保持联系也很重要，因为他们会提供一些书籍中没有涉及的信息和帮助。

如果你是美国父母且经济能力有限，请考虑申请加入 WIC 计划（译者注：WIC 代表 Women, Infants and Children, 即妇女、婴儿和儿童，是一项为中低收入家庭免费提供营养与健康教育、健康食品咨询以及其他服务的营养计划）寻求母乳喂养帮助。该计划将继续扩大其临床的母乳喂养支持服务。

无论因何种原因导致奶量不足，你都会感到孤独，此时由妈妈们主持的论坛和社交媒体小组可以提供宝贵的支持和反馈。她们了解你正在经历的一切，因为她们也正在经历着或曾经经历过。与此同时，你我都必须走出奶量不足的"迷宫"。作为作者的我们两个人，一个有过 3 次很顺利的哺乳经历，但在养育第四个孩子时遭遇了奶量突然下降的状况；另一个做过缩胸手术，所以无法为自己的第一个孩子分泌足够的乳汁，但是后来，却有了充足的母乳来养育第二个和第三个孩子。这些经历给予了我们丰富的经验，为我们成为国际认证泌乳顾问（International Board Certified Lactation Consultant, IBCLC）及深入研究母乳喂养问题奠定了基础。

你的乳汁问题

有时候，尽管你已经全力以赴，但仍未能实现预期的奶量目标。我们希望你能明白的一条重要信息是：每滴乳汁都是珍贵的。即使少量的母乳也含有各种营养成分和免疫物质，能增强宝宝的抵抗力，这是配方奶无法比拟的。你应该为此感到自豪，不要只看到你做不到的。母乳喂养是你育儿之旅的第一站，之后你还会经历很多关键阶段，在哺乳时竭尽全力会为你今后照料宝宝奠定良好的根基。你已经做到了极致，这就足够了。

我们想倾听你的故事！请访问我们的网站 Low Milk Supply.org，以分享你对本书的反馈，比如，你觉得哪些方面有所帮助、哪些方面用处不大。在你的帮助下，我们将为以后的读者提供更多的参考答案。

目　录

第一部分　评估你的奶量

第二部分　最大限度地利用你已有的资源

第三部分　找出奶量不足的原因

第四部分　增加奶量

第五部分　立足当下，规划未来

评估你的奶量

西尔维亚的故事

　　我在分娩第一个孩子温顿时，患有先兆子痫，分娩后我就进了重症监护室，所以我和宝宝在产后头24小时的大部分时间都不在一起。他很嗜睡，对吃奶不感兴趣。重症监护室的护士说我不用吸奶，因为一开始不会有多少奶。

　　当我们出院时，儿科医生告诉我，宝宝应该每天增重28～85 g。由于我当时什么都不懂，所以当宝宝没有实现理想的体重增长时，我真的认为自己的乳汁可能有问题。我的母亲认为我的乳汁不够稠，因为当我还是个婴儿的时候，有人就是这么评价她的乳汁的。儿科医生让我们每两天回医院检查一次宝宝的体重，并指出我应该每3小时给温顿喂一次奶，然后添加15～30 ml的配方奶。当我提到乳头疼痛时，医生告诉我最好的处理方法是缩短宝宝在乳房上吃奶的时间。

　　我的姐姐非常支持我，她敦促我寻求哺乳帮助。因此，在温顿7天大时，我们去咨询了一名泌乳顾问。通过改善宝宝的含乳姿势和更加频繁的哺乳，数周后，温顿的生长发育都达标了。他的体重增长虽然较缓慢，但也在正常范围内。

　　我的第二个孩子哈珀的情况就大不相同了。哈珀在出生后的头6周，总是想要吃奶。经历了在养育温顿时遇到的一系列问题后，我很高兴有一个随时都要吃奶的宝宝。我确信不会再对自己的奶量有任何怀疑了。

第 1 章

了解你的"母乳工厂"

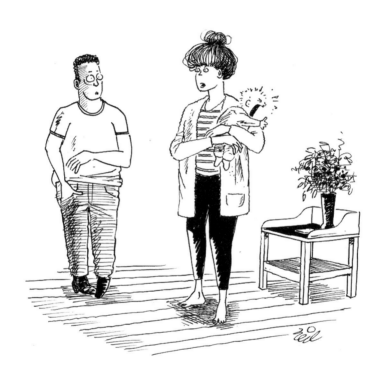

"宝宝哭得越多，吃得就越少，妈妈的奶产得也就越少。而因为没有吃到足够的奶，宝宝就会哭得更多，明白了吗？"

　　就像这幅漫画中的情景一样，关于母乳喂养是如何进行的、一切是否正常，很多父母都非常困惑。知识就是力量。当你了解自己的身体如何建立和运作"母乳工厂"时，你将在解决个人的奶量难题上有一个良好的开端。即使你已经了解很多，这里还有更多新的资讯可以帮助你进一步加深理解。

奶量公式

让我们先从宏观角度帮助你理解母乳喂养是如何进行的。以下的公式总结了良好的产奶机制所必需的要素：

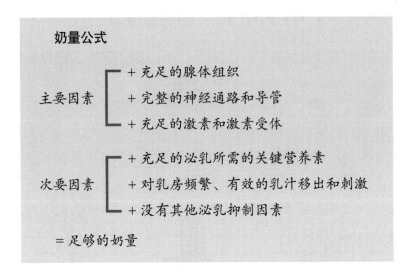

当奶量公式中的主要因素和次要因素都得到满足时，身体就可以分泌充足的乳汁。现在我们来从微观角度看一看，你的"母乳工厂"是如何建立和运作的。

乳房发育的"四季"：建立"母乳工厂"

你的"母乳工厂"能够制造乳汁，这是一个了不起的大工程。在胎儿期，女性的乳腺（乳房）就开始发育，这为"母乳工厂"奠定了良好的基础。大多数哺乳动物的乳房在性成熟期已经充分发育，但人的乳房不一样，它会分阶段发育，直到经历了怀孕和产后初期，功能才能完备，达到完全的成熟。未泌乳的乳房有大小不一的分支（称为导管和小导管）以及少量的叶（即包含泌乳细胞的腺泡），就像冬天的果树，只有很少的叶子和处于休眠期的芽。导管和腺泡聚集在一起，形成了相互缠绕但功能相对独立的乳腺小叶。

在怀孕期间，乳房的外观变化会反映出内部泌乳系统的发育情况。乳晕和乳头的颜色会加深，乳晕通常会变大。乳晕上被称作蒙哥马利腺体的小突起变得清晰可见。乳房表面的静脉增粗从而使表层皮肤变蓝，血管显得更加清晰，当然这也受你的皮肤本来颜色的影响。[1]

你的乳房变得更大或更坚挺，这代表着分泌乳汁的组织正在发育和成熟，就像树木在春天开始抽出新的枝叶。同时，乳房变得更加敏感。这些迹象表明，乳房在正常发育。乳房的不同部位会以不同的速度发育，当宝宝出生的时候，有些部位可能已经发育得很成熟了。[2]如果乳房发育速度过快，乳房上可能会出现红色或紫色的妊娠纹，但在产后，妊娠纹就会逐渐变淡。在产后的第一个月内，乳房组织还会继续发育。在产后的第 2 ~ 6 个月，乳房的发育会趋于平稳且保持不变。随着宝宝辅食的添加，哺乳妈妈乳汁的产量会逐渐下降。[3]

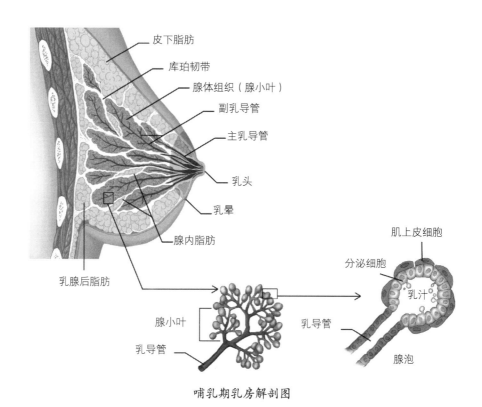

哺乳期乳房解剖图

　　宝宝出生后，母乳的生产开始加足"马力"，就像树木开始结果，果实就是母乳。在接下来的几周内，随着频繁的乳汁移出，泌乳细胞还会持续增加，从而促进乳房进一步发育。宝宝逐渐添加辅食后，对奶量的需求逐渐减少，乳汁的生产开始变慢，一些不再需要的腺泡开始凋亡，就像果树开始落叶。这就像乳房的"秋天"，母乳仍然在生产，但产量不多。离乳时，乳房逐渐回到"冬季"的休眠状态，枝叶稀疏，等待新的怀孕季节的到来。

　　促使乳房进行"四季更替"的驱动力是激素。从青春期开始，随着在月经周期体内雌激素和孕激素水平的起伏变化，女性乳房中的导管和腺泡就会缓慢发育，一直持续到35岁左右。怀孕会导致女性体内这两种激素水平大幅上升，加上泌乳素、胎盘泌乳素（HPL）、人绒毛膜促性腺激素（HCG）和生长激素的分泌，乳腺发育被进一步刺激。在所有的激素中，怀孕期间乳房大小的变化与人胎盘泌乳素的浓度最为密切相关，因此该激素在为你的宝宝建设高产的"母乳工厂"中扮演着至关重要的角色。在刺激乳腺发育中起作用的其他关键激素还包括胰岛素、皮质醇和甲状腺激素。

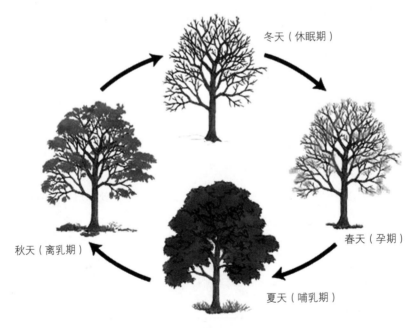

乳房发育的"四季"

激素与乳汁的分泌过程

了解激素是如何发挥作用的，有助于你认清它们是在促进还是阻碍你的泌乳。有些激素与其发挥作用的靶器官离得很近，但很多其他激素产生于我们身体的某一部位，需要通过在血管中的 "长途旅行"，才能到达其发挥作用的器官。

每种激素都有形状独特的受体与之对应，激素与其受体像钥匙和锁具一样互相匹配。受体位于需要激素发挥作用的部位，就像钥匙只能插入为其配置的锁具中一样，激素和受体的量也必须有良好的匹配，否则就会影响激素发挥作用的效果。有效受体的数量在不同因素影响下是可变的。激素和受体互相结合的能力也会受到影响。试想一下，上了油的锁具很容易转动，而生锈的锁具则不行。2 型糖尿病的病因是胰岛素受体抵制与胰岛素结合，这就好像锁具生了锈，我们称之为胰岛素抵抗。怀孕和哺乳会引发激素受体的数量和结合能力的变化，这对乳房发育和乳汁分泌都很重要。

许多激素在乳汁分泌的过程中都发挥着重要作用。就像做蛋糕的配方一样，某些激素作用微小，而另一些激素对于奶量的多少至关重要。泌乳素是刺激泌乳的主要激素，它大部分来自脑垂体，少量在乳房中生成。通常人体内存在着少量的泌乳素，但在怀孕期间，泌乳素的水平会显著升高，在宝宝快出生时达到峰值。乳房此时不能大量产奶的唯一原因是，胎盘产生高水平的孕激素，孕激素会刺激乳房的生长发育，并阻碍泌乳细胞上的泌乳素受体发挥作用，从而阻止大量乳汁的生成。另外，在妊娠 10～22 周，你已经开始分泌初乳了。[4] 从孕中期就开始的乳汁分泌的早期阶段被称为泌乳 I 期或者是泌乳分化期。[5]

由于胎盘在怀孕期间产生大部分的孕激素，因此一旦胎盘被娩出，孕激素水平就会迅速下降，从而使泌乳素开始工作。在泌乳素、胰岛素、皮质醇和甲状腺激素的作用下，产后 30～40 小时内，母乳分泌就开始加速。妈妈通常会注意到，从产后 2～4 天开始，母乳量开始增加，这通常被称为 "下奶了"。此时乳房会变得更饱满、沉重，皮肤表层温度会升高。与初乳相比，这时母乳的颜色更浅、水分更多。这代表泌乳 II 期或者泌乳活跃期开始。[6]

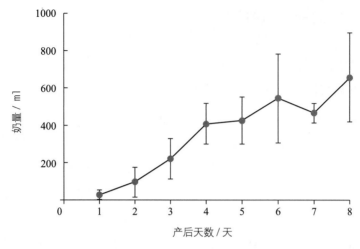

产后第一周哺乳妈妈乳汁分泌情况

注：产后第一周，妈妈的奶量通常会上升得非常快（如图所示），但是不同的人差异很大。[6] 产后第二周，约 90% 足月儿的妈妈每天至少可产出 440ml 的母乳。[7]（Copyright：© 2018 Bess et al.）

　　产后妈妈的奶量会逐步上升，这与逐渐增大的宝宝胃容量完美匹配。在出生后头 24 小时，新生儿每顿所需奶量仅为 0.5 ~ 2 茶匙（2.5 ~ 10 ml）；第二天每顿所需奶量为 1 ~ 3 茶匙（5 ~ 15 ml）；第三天每顿所需奶量为

泌乳延迟和泌乳不足

　　女性产后 72 小时内，如果奶量尚未大幅增加，通常会被认为是泌乳延迟。在过去，这种情况并不多见，但是如今在很多国家如美国，产妇出现这种情况越来越常见，人们经常能听说产妇在产后 4 ~ 5 天奶量仍然很少。在等待奶水大量增加的过程当中，宝宝的生理性体重下降就会更明显。如果能够做到频繁有效的哺乳或吸奶，通常妈妈的奶量就会非常充沛。如果即使有良好的哺乳管理，妈妈仍然不能分泌足够的乳汁，那就被认为是泌乳 II 期不完全，意味着妈妈可能存在奶量公式中提及的一些影响奶量的主要因素。[8]

15 ~ 30 ml；第四天每顿所需奶量为 30 ~ 60 ml。[9] 在出生后第一个月末时，宝宝平均每天所需奶量约为 780 ml。[10] 第二或第三个月末时，少数宝宝每天所需奶量略有提升，会增加到 900 ~ 1000 ml。[11] 之后会保持一个比较平稳的量。随着辅食的添加，宝宝对母乳的需求量也会逐渐减少。你的宝宝可能在某段时间需要更大的奶量，但是宝宝对奶量的需求并不会越来越多，因为在 4 ~ 6 个月时，宝宝的生长速度会减半。到 1 岁时，宝宝则会长得更慢。宝宝在头几个月内摄入的奶量足够推动他第一年的生长发育。

宝宝到底需要多少奶量?

大多数宝宝在出生后第一个月末的时候每天需要摄入 780 ml 的奶量，有时候会达到 900 ml。在第 2 ~ 6 个月时，极少数宝宝即使每天摄入的奶量只有 440 ml，也能长得不错。当然，也有的宝宝每天所需奶量多达 1200 ml。[12] 宝宝到底需要多少奶量，取决于母乳所含的热量以及宝宝的新陈代谢率。你无法跟你的邻居或闺蜜比较奶量，因为每个人的情况各不相同。

喷乳反射：自然的输送系统

每次婴儿吸吮时，乳头和乳晕中的神经都会向大脑发送信息，触发脑垂体释放催产素。这种激素会引起腺泡周围的 "肌肉样" 肌上皮细胞收缩，将乳汁挤压至乳腺管，把母乳传递给婴儿。释放乳汁的过程被称为喷乳反射，也就是我们通常说的 "奶阵"。如果没有喷乳反射，乳汁将很难被移出。如果乳汁移出不佳，乳房就会收到应该 "降低产奶量" 的信号。喷乳反射是乳汁生产过程中的关键一环。[13] 我们将在第 12 章探讨几种可能会对喷乳反射产生负面影响并导致奶量下降的情况。

　　喷乳反射不是一次性事件，可以在单次哺乳或吸奶期间被多次触发。哺乳妈妈出现喷乳反射可以伴随着很多感觉，如酸痛、麻酥酥或温暖的感觉，甚至当乳汁顺着乳腺管喷射而下的时候，会有非常强烈的刺痛感，当然，也有一些妈妈没有任何感觉。每个人都有自己独特的模式，无论妈妈的喷乳反射模式如何，宝宝都能够灵活应对。[14、15]在奶阵还没下来、母乳流速较慢时，饥饿的宝宝会持续地吸吮，"请求"下一次喷乳反射赶紧到来。然而，在宝宝出生后的早期，如果妈妈的喷乳反射来得不够快，会让一些宝宝感到沮丧，甚至会烦躁地推开妈妈。如果妈妈的奶量较少、乳汁流速低，会让宝宝对乳房失去信任，从而使母乳喂养变得困难。随着时间的推移，积极的哺乳体验越来越多，母婴双方都会放松下来，进入更加自如的哺乳过程。

　　喷乳反射的机制非常独特，它不仅受触觉刺激控制，还可能由妈妈的心理反应和情绪触发。例如，当哺乳妈妈看到或听到婴儿哭泣时，奶阵就会来了，这时妈妈的衬衫上可能会显现出湿湿的印迹。这种情况是哺乳妈妈的心理因素诱发了喷乳反射。当你和宝宝形成了这种喂养模式，只要你一想到快到喂奶的时间了，你的身体就会下意识地开始准备哺乳并且产生喷乳反射。吸奶的妈妈也会出现类似的反应，只要一听到吸奶器启动的声音，身体就已经知道乳汁要开始流动起来了。

　　另一件有趣的事是喷乳反射还会影响母乳的成分。你可能听说过，每次哺乳，宝宝先吃到的乳汁是前奶——低脂奶；哺乳快结束的时候，宝宝吃到的乳汁是后奶——高脂奶。这些术语听起来好像乳房会分泌两种乳汁，但事实并非如此。当乳汁被分泌出来后，乳汁内的脂肪小球会黏附在储存母乳的乳腺泡内壁，发生喷乳反射时，脂肪小球会逐渐被冲刷下来。因此，宝宝一开始吃到的母乳脂肪含量较低、乳糖含量较高（乳糖是母乳中重要的糖类）。但是吃奶时间越长，宝宝吃到的脂肪就越多，最终就可以吃到一顿营养均衡的大餐了。如果你的宝宝吃奶非常频繁，那么你的乳汁成分在哺乳开始和结束时的变化就不大。

达到奶量的供需平衡

那么，乳房是如何知道到底该分泌多少乳汁的呢？有些妈妈从哺乳伊始就奶量充沛到足以哺育双胞胎；而有些妈妈开始的奶量较小，后来才逐渐增加到可以满足宝宝的需求。

宝宝的吸吮触发催产素的释放，以形成喷乳反射，同时，也触发垂体释放的泌乳素水平激增，以刺激乳房持续产奶。这是必要的，因为体内激素会不断地被清除。结果就是，在宝宝出生后的几周内，泌乳素水平会逐渐下降，最后达到一个较低的稳定状态。但是泌乳素激增的次数越多，泌乳素的平均循环水平或泌乳素水平的基线值就越高。宝宝在出生后的头几天和头几周内哺乳的次数越多，产生的泌乳素受体就越多。这就像工厂不断增加生产线上的工人，以提高工作效率。[16、17] 充足的泌乳素受体对于保持长期泌乳至关重要。[18]

当泌乳素水平下降并且泌乳素受体数量已经相对稳定时，乳汁的分泌将从很大程度上由激素驱动（内分泌调节）变为乳房的自体控制（自分泌调节）。这一过程是根据乳汁移出的多少、效率和频率来提高或降低乳汁分泌的速度，以响应宝宝的需求。自分泌调节的目标是微调或校准妈妈的泌乳量，以满足宝宝的实际需求，并且留有一些富余。凯瑟琳·沃森·根纳（Catherine Watson Genna，IBCLC，BS）解释说，就像工厂里的市场研究部一

二胎哺乳

你也许听说过，女性在哺乳第二胎的时候，奶量要比第一胎的时候更多。动物研究表明，第一次母乳喂养的经历会使乳房发生永久性表观遗传学的改变，即某些基因的特征会因此发生改变。女性第二次怀孕时，乳腺组织发育得更充分，妈妈的奶量往往比哺乳第一个孩子时增加得更快、产量更多。你在哺乳第一胎时的付出，在哺乳第二胎时都得到了回报。[19]

样，在宝宝出生后，你的身体会花几周的时间来确定需要建立多少生产线才能够满足宝宝的奶量需求。从本质上来说，所有的早期经历如宝宝吃奶的频率、乳汁移出的量都表明，是为了校准你的奶量，早期的身体正处于"市场调研阶段"。在此期间，乳汁移出得越多，你的奶量就会越多。这一点对于描绘"母乳工厂"的最终蓝图，以满足宝宝的奶量需求而言至关重要。

由婴儿主导

你的乳房通过"供需机制"发挥作用：宝宝想吃奶时就会吸吮妈妈的乳房，乳房通过多次喷乳反射排出乳汁，然后分泌更多的乳汁来补充已经被移出的部分。如果宝宝已经吃完所有能吃到的母乳并且还想继续吃，那么额外的母乳就会被分泌出来。

你的"母乳工厂"旨在既可以使分泌乳汁的总体效率保持在一定水平，又可以应对短期内奶量需求的变化。这种根据宝宝每天或每周的食量波动来调整奶量的机制被称作"产奶规则"。例如，如果你的宝宝生病了，好几天都没什么食欲，首先，你的乳房会感到胀满，然后你的奶量开始下降，这恰好符合宝宝的需求。之后，当宝宝开始感觉好些，食欲又恢复了，他每次需要的奶量大于你的产量，他就会吃得更频繁。这会让你的产奶量再次增加，直至恢复正常。

这个由婴儿驱动的"奶量供需系统"，很好地解释了哺乳妈妈在给自己的宝宝喂奶时，哺乳经历和泌乳情况会非常不同。每个宝宝都提供了一组前所未有的触发乳汁分泌的信号，从而开启一段全新而又独特的哺乳经历。同样，妈妈究竟哪侧的乳房奶量更多，在给不同的宝宝哺乳时，情况也会大相径庭。有趣的是，有研究表明，男宝宝的妈妈比女宝宝的妈妈奶量更大，这是因为男宝宝的生长发育更快，需要更多乳汁，从而促使妈妈产奶更多。[3]你的身体能否对宝宝发出的产奶信号做出反应，不仅取决于宝宝是否可以随时通过吸吮发出信号，还取决于你的神经功能是否良好，可以将信号从乳房传递给大脑进行处理。这确实就像是妈妈和宝宝合作完成了一支惊艳而协调的双人舞。

节能而又高效的乳房

工厂不喜欢浪费宝贵的资源,你的身体也一样。它非常努力地工作,以达到产奶量和宝宝需求之间的"供需平衡",并将敏锐地监测乳房的充盈程度作为奶量的"安全保证"。一方面,"分泌乳汁的黄金法则"是,乳汁移出越频繁,身体就越努力增加补给,产奶速度也会越快。如果工厂的仓库不断被清空,订单不断涌入,管理者将雇用新的工人并加快生产线的运转。实际上你的乳房组织会继续发育,以增加新的设备。[12] 当然,当宝宝需要更多的母乳而妈妈的奶量还没跟上时,这些调整需要一些时间。另一方面,如果乳房的库存一直太满,管理者则会降低生产速度。如果新的订单不再涌入,管理者会减少生产线和工人的数量,逐渐缩小生产规模。如果喂奶或吸奶次数极少甚至没有,对奶量需求的下降看起来是永久性的,管理者就会彻底关闭工厂。我们把"母乳工厂"永久性地遣散部分或全部工人和设备的过程,叫作离乳期。[20]

乳汁在乳房中长时间停留不被移出,会让你的身体接收到应该降低产奶量的信号。在短时间内,这种乳汁分泌不断下降的趋势是可逆的,但如果时间过长,逆转的难度就会变大,这跟涉及的各种具体因素有关。这就是为什么当乳房非常充盈或肿胀时一定要让乳汁流动起来。若非如此,你的奶量就可能在短时间内从太多降到太少。这也是为什么等"乳房胀了"再给宝宝喂奶不是一个好主意。短期内乳房中的乳汁量会有所增加(因为哺乳间隔时间拉长了),但可能下个星期你的奶量就会减产。[21]

当宝宝已经"吃光"乳房里所有的乳汁,继续让宝宝吸吮乳头吃奶看起来是违背常理的。然而,如果宝宝继续吸吮,他会吃到妈妈当时现产的奶,并给乳房发出信号,让工厂增加产奶量。

乳房最大储存量的意义

在乳房"喊停"之前,乳房能够储存乳汁的最大量,就是乳房的最大储存量，它取决于乳房内部完全发育的腺体的数量，而非乳房外观的大小。[20]
乳房的最大储存量，也就是"母乳工厂"的库存量，是可变的，能够在最初
几个月根据宝宝的食量来增加。乳房的最大储存量也是决定哺乳频率的最重
要的因素之一。妈妈乳房的储存量较小，宝宝吃奶就会更频繁，乳房也会更
快地分泌乳汁来补充供给；妈妈乳房的储存量较大，宝宝可以选择单次吃奶
量较大但吃奶频率较低，同时，在两次喂奶间隔，乳汁分泌的速度会更慢。

一侧乳房比另一侧乳房的奶量更多，这正常吗？

我们经常会遇到，哺乳妈妈一侧乳房的奶量远多于另外一侧。
实际上，很少有人两侧乳房大小相同、奶量也丝毫不差。通常，一
侧（多为右侧）乳房的奶量明显多于另一侧。虽然，宝宝可以通过
自己对某侧乳房的偏好让该侧乳房奶量更大，但是在完全吸奶、从
不亲喂（指母亲亲自哺乳，用奶瓶喂养简称瓶喂）、对双侧乳房刺
激均等的妈妈身上，也会出现双侧乳房奶量差异很大的情况。所
以，请确保轮流使用两侧乳房作为每次哺乳的起始乳房，以使两侧
乳房受到同等的刺激。或者，你可以尝试每次先从奶量较少的一侧
开始哺乳，以使双侧乳房达到奶量均衡。但是，如果奶多的一侧仍
然是"超级生产者"，请不要感到惊讶，这是完全正常的。

奶量有上限吗

很遗憾，由于缺乏相关研究，我们对人类的奶量是否有上限还没有确切
的答案。从理论上来说，根据泌乳的供需原理，移出的乳汁越多，妈妈分泌
的乳汁也就越多，但是最终会达到上限。有些女性在青春期乳腺组织发育不

良，未能为将来的母乳喂养打下坚实基础，从而使她们的泌乳能力受限；有些女性在青春期时乳腺组织发育良好，但是在孕期由于某些原因，导致乳腺组织对激素反应不佳，从而使乳房未能在该时期得到充分发育；有些女性由于曾经接受过乳房手术，缺乏充足的功能性导管和神经。但是，为什么现有的功能性组织不会根据宝宝的需求来分泌更多乳汁以弥补奶量的不足呢？部分原因可能是基于这样的事实：在哺乳开始的前几周，奶量是在你的乳房组织的产能范围内，通过宝宝移出乳汁的多少和频率来调整的。有些女性似乎有很强的灵活性，在产后相当长的一段时间都能通过增加对乳房的刺激而轻轻松松提高奶量；而另一些女性，似乎调整奶量的窗口期较短，她们的奶量会很快进入一个平台期，并不再对任何增加奶量的需求做出反应，她们的乳房的部分 "腺叶" 也会比其他女性更早地凋亡，从而进入休眠期。[22]

乳汁生产注定成功

希望你现在对乳房如何产奶，以及你和你的宝宝如何影响乳汁的生产过程有了一个更加深入的了解。在继续阅读之前，请记住，自然界将泌乳设计成为一个非常健全的具有多重安全保障的系统。如果 "母乳工厂" 的某些 "部门" 无法发挥最佳效能，那么其他 "部门" 将更加努力地工作以进行弥补。这就是为什么即使在不理想的现实状况下，世界上大多数的产妇都能成功实现母乳喂养。只有当系统出现大量故障或某个问题极其严重时，母乳喂养才难以实现。在大多数情况下，尽可能使妈妈和宝宝在一起，以便他们能够及时回应彼此发出的哺乳信号，这是使母乳喂养重回正轨的关键。但是，如果你对婴儿的行为或自身乳房的状况感到困惑，请继续阅读下一章内容，它将帮助你了解什么是正常的、什么是异常的。

第 2 章
判断母乳喂养是否正常

母乳喂养怎么算正常？怎么算异常？这些问题好像经常困扰我们。喂奶之后，宝宝仍然哭闹，奶奶告诉你是因为他吃太多了，胃不舒服；邻居告诉你是因为宝宝没吃饱，他依然很饿；好朋友提醒你，宝宝可能对你的母乳过敏；苏珊阿姨则认为宝宝只是有点肠绞痛，哭出来就好了。哪一种解释是对的？如果奶量问题已经让你感到很焦虑，你会更愿意相信前面哪一种说法呢？

不管家人和朋友的建议是否正确，对于如何解读宝宝的行为，初为人母的你常常会听取他们的意见。对你来说，你从未观察和评估过宝宝的行为，除非你有医学背景，或者你在婴幼儿生长发育方面接受过专业培训，否则，你会很依赖他们的建议。这些建议也许有用，也可能会让你很困惑，因为这些观点可能已经过时或者本身就互相矛盾，甚至让你认为你没有足够的母乳。而事实并非如此。

要想知道你的宝宝是否摄入了足够的母乳，最准确的方式就是监测他的体重增长情况。如果你家里没有婴幼儿专用体重秤，可以通过观察宝宝的大小便和行为表现来判断。当你对宝宝的正常行为、正常的母乳喂养有了清晰的认识之后，误解和误判就会减少很多。在这一章里，我们会帮助你区分母乳喂养的事实及误区。

妈妈奶水大量下来后，宝宝摄入充足的表现

□ 24 小时内吃奶 10 次或更多，通常每间隔 2 个小时吃一次奶，有时候会吃得更频繁。

□ 宝宝每次连续睡眠时间不应超过 4 ～ 5 个小时，除非母乳喂养关系已经成功建立、宝宝生长发育良好。

□ 宝宝开始吃奶时会快速吸吮，然后转换到缓慢而有节奏的吸吮。幅度增大的下颌运动和短暂的停顿便于宝宝吞咽。

□ 在开始喂奶的 5 ～ 10 分钟内，我们可以听到宝宝频繁的吞咽声——轻柔的"空空"声，或者是"咕咚咕咚"的大口吞咽声。之后宝宝吞咽的频率会下降。

□ 宝宝每次吃奶的时长是 15 ～ 30 分钟。如果奶水流速较快，那么宝宝吃奶的时间可能会缩短。

□ 宝宝会先吃完一侧乳房的奶再换另一侧，但有时宝宝只吸吮一侧乳房就能吃饱。

对于宝宝行为的常见误解

以下是很多极其正常的婴儿行为，但常常被我们误以为宝宝没有吃到充足的乳汁。

频繁地吃奶

宝宝吃奶频繁是非常正常的，尤其是在宝宝出生后的头几周。在生命的最初几天，他们几乎每个小时都要吃奶。如果我们允许宝宝这样做，成熟乳的分泌就会来得更快。[1] 泌乳顾问基尼·贝克（Gini Baker）说过，新生儿的工作就是吸吮、吸吮、再吸吮，以便得到更多的初乳，排出更多的胎便，更快地排出体内的胆红素，使黄疸值保持在正常的范围内。频繁的吸吮也能让

妈妈的奶量更快增加。之后，大多数的新生儿会保持每 2 ~ 3 个小时吃一次奶的频率，24 小时内需要吃奶 10 次或更多。有的宝宝夜里比白天吃奶的次数还要多。新生儿不像大月龄的宝宝吃奶那么有效率，但他们生长发育的速度要比生命中其他任何阶段都要快。想象一下，如果你想要在 6 个月之内体重翻倍，一年内体重达到原来的 3 倍，那你通常会用什么样的频率来进食呢？宝宝也一样，他需要更加频繁地吃奶，以便能够获取足够的能量，达到快速的生长发育。

一方面，宝宝吃奶很频繁；另一方面，宝宝吃奶还不太规律。妈妈通常期待宝宝能够按照固定的时间间隔规律吃奶，但是有的宝宝会在几个小时内吃得非常频繁，然后睡一个超长的觉，好久不吃奶。这种"密集吃奶"可以发生在一天中的任何时间，但通常最可能发生在下午和晚上。当然，宝宝如果看起来永不满足或一直想要含着妈妈的乳头，可能预示着他没有吃到充足的母乳。你可以在之后的章节里了解到，如何通过观察宝宝的大小便和体重增长来确定宝宝频繁吃奶是否有问题。

疯狂吃奶期和猛长期

妈妈们通常会反映，有时候宝宝特别烦躁，像是进入了一个疯狂吃奶期。你会觉得你的乳房太软了，好像奶水已经被吸干，但事实是：你不是已经没有奶水了，而是因为宝宝吃得太频繁，所以你的乳房一直很柔软，来不及变得更充盈。[2] 这一事实的好处是，乳房排得越空，会越快刺激产奶。

还记得你十几岁时的那些日子吗？妈妈每个星期都会买一定数量的食物。有一天你突然开始胃口大开，不到一周，食品柜就已经空了，然而你还想找更多的食物来吃。那时候，你饿晕了吗？并没有。你只是超级饿，但储存的食物暂时被吃光了。你需要做的就是再去一趟超市，采购充足的食物来满足你的胃。当"猛长期"结束，你的胃口又恢复了正常。这跟宝宝现在的情况是一样的。

宝宝的疯狂吃奶期可能发生在任何月龄，不过通常是在宝宝出生后 2 ~ 3 周、6 周和 3 个月的时候。经过一周左右的疯狂吃奶，宝宝又会回到原来的吃奶模式。如果妈妈的奶量因为某种原因有所下降，那疯狂吃奶模式就是宝宝在用自己的方式帮你追奶。在这个过程中最重要的就是，妈妈要跟随宝宝的节奏。

母乳喂养：母婴双人舞

当你像现在这样看书时，你左脑中负责评估判断等逻辑思维的区域正在发挥作用。而母乳喂养实际上是靠右脑工作的行为，这意味着，母婴双方是遵循本能去做的。当你在解决问题时，试着用你的右脑来平衡你的左脑，因为右脑更能感受到事实表面下的人的情绪波动。不用绞尽脑汁思考如何喂养你的宝宝，你只需要跟着感觉走，就像本应如此。我们想象一下，当你和搭档跳舞时，你跟着感觉翩翩起舞，两个人就能配合协调，无需去计算步数。哺乳跟跳舞一样，妈妈和宝宝彼此跟随，效果最好。当你这样做时，就会更加相信自己的直觉。你的本能会做出引导，并且告诉你是否出错了。

吃奶次数减少

如果宝宝频繁吃奶，会让一些妈妈很担心；但是，当宝宝吃奶次数减少，又会有妈妈担心是不是自己的奶量不够。如果新生儿在出生后的头几天里，一天中的吃奶次数少于 8 次，那可能是在保存体力，因为他没有吃到足够的奶。大多数情况下，随着宝宝的茁壮成长，每顿摄入的奶量会增加，哺乳的间隔时间也会相应拉长。如果你的乳房储存量较大，可以让宝宝在哺乳时饱餐一顿，那哺乳间隔时间变长的情况就会更加明显。观察宝宝的体重增长就能判断他是否吃够奶了。

吃奶时间短

你可能听过这样的说法：宝宝应该在每侧乳房吃多长时间才能吃到足够

的奶，或者吃到"后奶"。事实上，每个宝宝和每个乳房都是不一样的。如果妈妈的奶水流速很快，有些宝宝在5～10分钟内就可以吃到大量的乳汁。几周大的宝宝吃奶已经更有效率，吃到等量的乳汁所用的时间也更短了，因此，吃奶时间变短这件事就显得顺理成章了。还有一种可能，宝宝是在"间隔时间较长的哺乳"和"密集哺乳"之间寻求平衡。妈妈在一天中不同时段的奶量波动，也会影响到宝宝每次吃奶的时长。

除了以上这些正常情况，有一些新生儿会因为受到挫折或者过于疲劳导致吃奶时间过短。由于含乳姿势不当或者吸吮问题，他们可能无法轻松获得足够的乳汁。或者因为之前宝宝使用奶瓶时奶水流速过快，而妈妈的奶水流速比不上奶瓶的速度，达不到宝宝的期待时，宝宝就会停止吸吮妈妈的乳头。另外，当妈妈的奶量因为某种原因下降而导致乳汁流速过缓时，宝宝也会非常沮丧。如果你有疑问，可以咨询泌乳顾问，请她来观察一下宝宝的吃奶情况，并做出评估。

宝宝哭闹及亲喂之后再用奶瓶吃奶

有些宝宝是真的没有吃饱，在亲喂之后还能狼吞虎咽地喝下一瓶奶。但也有些宝宝，即使已经从妈妈乳房中喝到足够的乳汁，也依然能接着再喝完一瓶奶。我们给宝宝提供奶瓶，是因为宝宝真的需要，还是有人想要用奶瓶喂他，或者只是我们认为他需要而已？宝宝之前吃奶吃得不错，但是看到他在亲喂之后还能再喝下一奶瓶的奶，是否会动摇你的信心？或者宝宝在哭闹，而似乎奶瓶才能让他平静下来？

实际上，宝宝常常是被我们用不恰当的喂养方式弄得混乱了。奶瓶可以让宝宝停止烦躁，并不意味着他需要吃更多的奶。我们思考一下，在奶瓶和配方奶被发明出来之前，父母是怎么做的？除了饥饿，很多其他问题也会导致宝宝哭闹。比如，宝宝可能只是需要吸吮更长时间；或者因为过敏、胀气、胃食管反流等，他在吃奶时或之后有一些烦躁，而吸吮可以让他更舒服。当你对宝宝的哭闹实在有些担心、直觉告诉你这有问题，而且你对目前了解到的对你的宝宝哭闹的解释并不满意时，请坚持你的看法，不要犹豫，立即咨询儿科医生。有些紧急情况确实跟你的奶量并无关系。

宝宝吃奶时出现呛咳、吐奶和拱背

如果宝宝在吃奶的时候出现呛咳、吐奶，宝宝会拱背，松开妈妈的乳房，哭闹或者拒绝通过吸吮乳头长时间吃奶，这表明妈妈的奶量过大了。过去，我们认为这可能是由"喷乳反射"过强引起的，但其实"乳汁喷射"是典型的因奶量过多导致乳房内压过大而产生的结果，也被称为"奶量过大"。就像一个装满了水的气球，稍一加压就会喷射。³ 这种情况下，宝宝的体重增长可能会很快，也可能看似很缓慢。宝宝在吃奶时会狼吞虎咽、咳嗽、咬乳头、掐乳头、拉扯乳头甚至尖叫，这些都很常见。妈妈感觉喂奶就像打仗一样。宝宝对妈妈的乳房又爱又恨，吃奶会断断续续，一次吃奶的总时长也许只有 5 分钟或 10 分钟。他可能会经常哭闹，在哺乳中容易烦躁、无法平静；他可能会频繁打嗝，吃奶之后容易吐奶，经常胀气，大便总是绿色的、水状的、带泡沫的或者是呈喷射状。如果宝宝离开妈妈的乳房，乳汁会强有力地喷射出来，尤其在喂奶的开始阶段。即使将两侧乳房都哺乳完毕，你会感觉大部分时间乳房都很胀。你经常需要跟堵奶做斗争，而这容易导致乳房感染。如果以上的情况你经常遇到，请试着在 24 小时之内每次哺乳只喂一侧乳房，看看这样是否管用。你也可以从我们的网站上获取更多的信息。

宝宝吃奶时出现呛咳、吐奶，另外一种解释是宝宝可能存在吞咽问题，使他无法应对正常的乳汁流速。当宝宝的吸吮、吞咽、呼吸节奏不协调时，他们偶尔会不小心吸入乳汁，从而导致呛咳或者吐奶。这还可能与宝宝的舌头活动受限有关，也可能是吸吮能力未发育成熟或其他问题导致的。⁴

黄昏闹

很多母乳喂养的宝宝在头 3 个月里容易在傍晚时分出现烦躁，这种情况被称为"黄昏闹"。妈妈们经常会担心，这是不是意味着宝宝没有吃够奶，尤其当妈妈感到乳房都已经被吸空时。

对此常见现象的解释是，你的乳汁储备经过一天的时间已经被排空了。

宝宝在继续挖掘你的潜力，他想吃即时分泌的乳汁。事实上，这更可能发生在乳房容量比较大的妈妈身上。她们的宝宝在夜间睡眠时间更长，所以作为补偿，宝宝在白天吃得更频繁，宝宝移出乳汁的速度比妈妈分泌乳汁的速度更快，以便让宝宝获得所需的乳汁。[5]

当乳房内储存的乳汁变少，乳汁流出的速度便会减慢。我们可以想象一下，当一个水球很饱满的时候，喷水的速度会很快；而如果水球不够饱满，那喷出的水可能就像毛毛雨。当一天快结束的时候，饥饿的宝宝想立即吃到乳汁，但妈妈的乳汁流速却在变慢，宝宝就会变得没有耐心、容易发怒。有时候，宝宝非常疲惫或者受到了过度刺激，会让情况更加糟糕，进而导致宝宝非常饥渴地喝下一瓶奶。这就更加让你担心——宝宝是不是没有吃饱？然而真相是，你在24小时内其实是有充足的乳汁的，只不过"现在"没有很多，这种情况是正常的。

黄昏闹也可能是因为妈妈刚刚喂过宝宝，所以拒绝再次给宝宝提供乳汁，这使得宝宝非常受挫。宝宝是在用他的方式来告诉你"我希望被抱着"。这时，把宝宝背在身上的工具（我们常喜欢用背巾）就可以派上大用场了。频繁吃奶是宝宝对于"仓库"暂时空虚的一种应对方式。吃不到大餐，那来些小点心也是可以的。无论如何，所有的这些吸吮，其实都是在给乳房一个信号：请快点分泌更多乳汁。频繁吃奶是宝宝在睡长觉前，用自己的方式摄入足够的能量。如果把宝宝放到妈妈的乳房上，他就可以立即平静下来，那何乐而不为呢？频繁吃奶之所以成为问题，更多的是因为妈妈在养育宝宝时常有不切实际的期待。

应对黄昏闹还有一个小技巧，你可以尝试在喂奶的时候挤压乳房，以提高奶水的流速（参见第5章）；也可以抱着宝宝轻轻摇晃，给宝宝唱歌。很快，宝宝就会进入一个长时间的深睡眠。你也可以尝试在黄昏的时候喝一些催奶的草药茶（参见第14章），未雨绸缪。

不能睡整夜觉

你的宝宝开始睡整夜觉了吗？新手父母们经常被问到这个问题。它也许来自朋友、亲戚或是医护人员。这看起来好像是一种普遍的文化观念——宝宝应该在 3 个月大时就能睡整夜觉。这同时成为衡量父母育儿是否成功的一种标准。但实际上，如果月子里的宝宝在 24 小时之内有过一次或两次超过 4 个小时的睡眠，就可能意味着他没有得到充足的乳汁，需要通过睡眠来保存能量。

对宝宝来说，尤其是一个母乳喂养的宝宝，在生命的头一年中，夜间周期性地醒来是非常常见的。在夜里 10 点到凌晨 4 点之间，他可能会吃 1 ~ 3 次奶，而且夜间的摄入量可能会比白天更多。[6] 宝宝的两次夜奶会间隔多久，取决于你的乳房容量以及哺乳时乳房的充盈程度。与乳房容量较小的妈妈相比，大容量的妈妈总的喂奶次数更少，并且哺乳间隔会更长。

许多妈妈声称宝宝开始睡长觉了，但过了一两个月，情况又发生了变化，她们便会怀疑是不是哪里出问题了。实际上，这是很正常的。我们要记住，在宝宝的生活中，除了吃奶，还有很多事情在发生，比如长牙（会引起不适）、生病，或在经历不同的生长发育里程碑（如正在学习翻身、爬行、站立），这些都会让他们的夜醒更多。白天有很多事情让宝宝太过兴奋、无法专心吃奶，所以他们在安静的、无干扰的夜间会吃得更多。如果你最近开始回归职场，你的宝宝也会醒得次数更多，以弥补白天和你分离的那些时光。宝宝就是通过吃奶来亲近你，以便确认妈妈就在身边。

有时候，宝宝睡眠模式的改变意味着他需要更多的食物，但这同时要有其他线索来佐证。如果你的生活没有任何改变，比如服用一种新的药物或者重新开始工作，而且宝宝体重增长良好、大小便正常，那么他的睡眠模式的改变可能是由其他原因引起的，跟你的奶量无关。

读懂宝宝的身体语言来估算母乳摄入量

吃奶之后，宝宝表现得心满意足是一个非常好的信号。但是有一些宝宝在没有吃饱的情况下也会进入睡眠，并且在刚刚入睡时看起来还很满足。那么，我们如何区分宝宝是真的吃饱了，还是表面很满足而实际上仍然很饿呢？宝宝还不会用语言表达，但他们肯定会通过表情和行为来表达。

如果宝宝仅从妈妈的乳房吸出少量乳汁，那他的吸吮速度很快会变慢，嘴巴"轻轻颤动"，开始打瞌睡，并一直含着乳头。他的表情可能是困惑或忧愁的，眉头轻皱，好像在说："事情有点不太对劲，为什么没有奶了？"吃奶时他的身体不会完全放松，双手紧紧攥着小拳头，贴在脸上。如果他不能很好地含乳，可能会拼命地挥舞手臂，这会使情况更加混乱。当他离开妈妈的乳房，就会立即醒来，或者开始一段似乎永远不会结束的"密集吃奶"。想要更多乳汁的宝宝就像小猫一样，拉扯、推搡或者用双手揉捏乳房。宝宝的这些本能行为旨在刺激出另一次喷乳反射。如果妈妈的乳房仍然有乳汁，那就有希望。在乳汁再次流出之前，宝宝会表现得很烦躁。耐心不足或者已经厌烦至极的宝宝，会在努力了一段时间后松开妈妈的乳房，甚至拒绝含乳。他的身体僵硬，甚至尖叫起来，好像在说："再也不要了！我告诉你这根本没用！"妈妈通常将其解释为宝宝不喜欢母乳喂养，但其实这只是宝宝因为无法更快地获取更多的乳汁而感到沮丧。

初为人母的正常生理变化和体验

☐ 怀孕期间乳晕颜色变深。

☐ 乳房在怀孕期间的某个时间段变得很敏感，尤其是在孕期头3个月。

☐ 乳房充盈变大。

☐ 乳房上的静脉变得更加明显。

☐ 在产后第2～4天，当乳汁大量"下来"时，乳房会感觉更加饱满、紧实，甚至更加温暖。

☐ 产后头几天，妈妈在哺乳或挤奶时，乳房受到刺激，会引发子宫收缩或者阴道有恶露排出。

☐ 喂奶后乳房感觉更软、更轻。

宝宝还会通过紧闭双唇来表达，好像在说："我已经吃完了，谢谢！"每个宝宝愿意尝试吃奶的时间都有一个上限，超出上限就不愿意再费力气了，早产儿的耐力尤其差。能够正确解读宝宝发出的信号非常重要，这样可以方便你进行调整，或者帮助宝宝改变一些在该阶段不合适的做法。当哺乳成为一件充满压力或冲突的事情时，宝宝将对哺乳失去信任。如果我们尊重宝宝，理解他想要表达的信息，将有助于重建他对吃奶的信心。

宝宝也会用积极的"语言"来告诉你，一切运转良好。当他开始吸吮妈妈充盈的乳汁时，他的眼睛会睁大，皱眉或困惑的表情消失不见了，好像在说："太好了！我不敢相信我能吃到这么多！这是真的吗？"吃到奶后，他的拳头会松开，手臂放松并从脸上移开，双眼缓慢合上。当宝宝松开妈妈的乳头并入睡时，妈妈常常会因宝宝"醉奶"的表情而赞叹不已。

妈妈的常见困惑

你的某些体验可能会让你误以为自己的奶量不足。实际上，如果某几种现象同时出现，有可能需要重新评估；如果只是某种现象单独出现，那就并不可靠。

"我不能吸出很多乳汁"

你能吸出的奶量不一定能够衡量你真实的奶量。有些妈妈在决定是补充喂养还是继续哺乳时，仅仅是基于她们吸出的奶量，有时还伴随着对奶量不切实际的期待。有些妈妈发现，在喂完宝宝后不能再吸出满满一瓶的母乳，并对此感到恐慌。在她们看来，乳汁应该像喷泉一样无穷无尽。

使用吸奶器吸奶的有效性，取决于吸奶器的质量、吸奶器配件的匹配度、乳房组织的密度以及你对吸奶的接受度。[7]

有些哺乳妈妈即使使用质量一般的吸奶器，也可以很轻松地吸出乳汁，有效排空乳房。但大部分妈妈，使用高质量的家用级或者是医用级的吸奶器，效果才更好。也有少数妈妈，无论使用任何吸奶器都无法有效移出乳汁。使用吸奶器吸出的奶量可以为评估你的实际奶量提供一些线索，但是它不应该是唯一的衡量标准。如果你喂完宝宝之后再去吸奶，那很显然，宝宝已经吃掉了大部分的乳汁。如果你一直在用一个质量一般的或者是二手的吸奶器，并且在几周或几个月中经历了奶量的逐渐下降，那很有可能不是你身体的错，而是吸奶器的问题（参见第 13 章）。

手挤奶也不是一个非常准确的衡量奶量的方法。手挤奶是一种需要练习才能掌握的技巧，而且其排出乳汁的效率依然比不上一个会吃奶的宝宝。

"我的乳房从来不胀"

如果你从一开始就频繁地给宝宝哺乳，当乳汁大量产生后，你也许会感觉到乳房非常充盈并且温热，这些都很常见，但你不会有明显的胀痛和不适。也许有人告诉你，胀奶引起疼痛的痛苦经历是必不可少的，但其实，频繁的乳汁移出可以帮助你避免或者最大程度地减少胀奶。

"我的乳房很软"

一开始，你可能会感到乳房在每次喂奶前都非常充盈。不过，大约 6 周后，你的产奶量会根据宝宝的需求进行调整，并且，乳房会开始变得柔软，不再那么胀满（除非两次喂奶的间隔时间非常长）。在大多数情况下，这是正常现象，但如果乳房一直很软并伴有其他现象，则可能表明"母乳工厂"正在过早地降低产量。

"我感觉不到奶阵"

并非每个哺乳妈妈都能感受到喷乳反射（奶阵）的发生。如果你能感受得到，你会发现感受最强烈时通常是你的乳房很充盈时。随着乳房被排空，这种感觉也会减弱。妈妈在用一侧乳房哺乳时，另一侧乳房开始滴奶，这通常表明奶阵正在发生，与此同时，你会听到宝宝吞咽的声音。几个月后，即使是那些在产后早期很容易感受到奶阵的妈妈们，这种感觉也会减弱。

我的乳汁去哪了？

　　当宝宝刚刚松开妈妈乳房时，他需要休息一下，现在，他又准备吃得更多了。你能够感觉到乳房里有奶，但宝宝有点烦躁，且乳汁不再流出。到底发生了什么？

　　如果没有外力继续挤压或吸出乳汁，乳汁将回缩到大导管和小导管中，就像海绵吸满了水的状态。当乳汁不像之前那样流出时，你和宝宝可能会同时感到困惑。如果几分钟前有奶，现在就应该还会有。你的乳房需要更多的刺激才能再次发生喷乳反射，让乳汁继续流动起来。

"我不漏奶"

　　虽然漏奶可能是一个非常积极的信号，表明你的乳房有奶，但仅凭漏奶来估算你的奶量并不是一个准确的方法。它与乳头的肌张力有关，与产奶量无关。而乳头的肌张力是因人而异的。另外，有些妈妈随着奶量的增加，漏奶确实也更加频繁，但漏奶本身并不能说明你的奶量到底有多少。

"我的乳汁看起来太稀了"

　　母乳通常略显蓝色，但乳汁的颜色会因你所吃的食物而异。这些变化不会影响乳汁的质量，并且对宝宝无害。乳汁中脂肪的含量主要受乳房的充盈程度、一天中不同的时间段以及宝宝月龄的影响。乳汁在哺乳快结束时比刚开始哺乳时要更加浓稠。有些因素（例如妈妈吸烟）会降低乳汁中的脂肪含量。但是，母乳喂养的宝宝可以通过调节吃到的奶量来弥补这些差异。如果你的乳汁脂肪总含量较低，那你的宝宝就需要喝到更多乳汁，以获取充足的热量，前提是他可以不受限制地吃奶。[8]

你有足够的乳汁吗

现在你对母乳喂养的常态已经有了很好的了解，下一章将帮助你确定宝宝是否吃到了足够的乳汁。如果宝宝摄入不足，则接下来的章节将指导你如何为了宝宝增加奶量。

第3章
我如何知道是否真的有问题

我们都知道，做事不能本末倒置。在了解为什么宝宝没有吃到足够的奶，或者决定如何解决妈妈的奶量问题之前，你必须确定问题是否真的存在。这包括估算出你的宝宝大约吃了多少奶，以及现有的奶量是否可以保证他生长良好。单纯通过数学公式算出宝宝每天应该摄入多少奶的方法是不准确的，因为它没有考虑到每个妈妈的母乳的热量变化和宝宝不同的代谢率。[1] 事实上，每个宝宝所需要的奶量是不一样的。一项研究发现，生长发育良好的宝宝每 24 小时摄入的奶量为 450 ～ 1200 ml。[2] 当你了解到这些，就可以根据自己的情况制订最佳策略了。

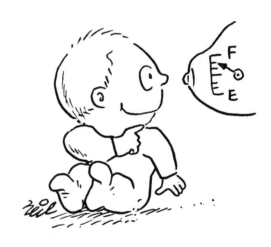

我如何知道宝宝是否吃到了足够的奶

你是否希望你的乳房上有一个像上面漫画中那样的刻度？这样就可以看到乳房里到底有多少奶，以及宝宝吃到了多少。当你的母乳喂养一切顺利时，这其实真的并不重要。但是，如果你不确定又很担心，可以通过以下两方面去判断。

医生会了解宝宝的各种情况，其中婴儿的生长发育情况是最值得关注的。儿科医生会监测宝宝的身高、头围和体重，要想判断宝宝是否摄入足够的奶量，监测体重变化是最重要的。除了定期体检，我们还可以通过观察宝宝的大便情况进行大致判断。俗话说得好："有进才有出。"如果你的宝宝长得很好，他可能会排出很多大便；如果他长得不好，排得就少。如果宝宝排便很多——我们谈论的是排便总量而不是尿布更换的数量——但是增重不好，那么就需要进一步的医疗检查。

我的宝宝应该增重多少

在宝宝出生后的头几天，开始增重以前，他的体重跟出生时对比，会下降7% ~ 10%。剖宫产的宝宝比经阴道分娩的宝宝体重下降的比例更大。[3, 4] 即使看起来宝宝吃奶吃得很好，出生后的体重下降也会非常显著。这多是由于妈妈分娩时接受了静脉注射或药物治疗，导致额外的水分进入到宝宝体内，从而人为地增加了宝宝的出生体重，宝宝出生后会将额外进入身体的水分排出体外，引起体重显著下降。因此，有人建议，宝宝出生 24 小时后的体重，才应被视为真正的出生体重，监测宝宝体重的下降程度，应从那时开始。[5] 宝宝出生后的头一两天，如果宝宝的体重下降较多，尿布更换很频繁，你在对这个现象感到焦虑前，应该充分考虑到，这可能是生理性的体重下降。[6]

如果你的新生儿出生不到 4 天，看起来喂养良好、健康、警觉，并排出黑色或沥青样的大便，那就在很大程度上表明一切运转良好。一旦你的"母乳工厂"开始全力"开工"，比如产后第二天奶量就开始增加，那宝宝的体重就会很快增长起来。但是，如果刚开始你的奶量增加的速度较慢，宝宝的体重可能会下降较多，直到你的产奶速度追赶上来。为了不影响宝宝正常的奶量摄入，暂时的补充喂养可能是必要的。

母乳喂养的宝宝如果奶量摄入充足，往往会在产后第 1 ~ 2 周内恢复到出生体重。一些体重下降过多的宝宝可能不会在 2 周内恢复到出生体重，但如果他们每天至少增重约 30 g，这通常也是正常的。一般每隔几天或每周用准确的体重秤给宝宝称重一次就足够了，只有在危急情况下，才需要每天称重。

纯母乳喂养宝宝的正常体重标准目前有所更新。世界卫生组织收集了全世界 6 个地区的婴幼儿信息。在所有群体中，美国的宝宝生长发育最慢。对此最可能的猜测是，美国的医院在产妇分娩中的某些具体操作，已经影响到了母乳喂养的正常启动，从而影响了宝宝的生长发育（参见第 8 章）。这意味着，对于美国的父母来说，他们的宝宝可能常常未能达到世界卫生组织的生长标准，尤其是在宝宝刚刚出生后的那段时间。这并不意味着需要马上给宝宝进行补充喂养，而是需要关注，宝宝目前是否已经开始正常增重了。

同时，我们也需要警惕宝宝持续的体重增长缓慢的问题。大多数宝宝的体重增长都处在第 25 至 75 百分位之间。[7]需要密切关注那些体重增长持续处

第一年纯母乳喂养宝宝的体重增长标准

处于第 25 至 75 百分位的宝宝的大致体重增长	
第 1 周	最初会减少 7%～10% 的出生体重（注意：对于某些宝宝，将出生后 24 小时的体重作为出生体重可能更准确）
第 2 周	恢复出生体重或开始每天增重约 30g
第 3～4 周	每周增重 240～270g
第 2 个月	每周增重 210～300g
第 3 个月	每周增重 150～210g
第 4 个月	每周增重 120～180g
第 5 个月	每周增重 90～150g 或每月增重 360～660g
第 6 个月	每周增重 60～120g 或每月增重 270～540g
第 7～8 个月	每月增重 210～480g
第 9～12 个月	每月增重 120～390g

注：大多数宝宝的体重增长将落在第 25 到 75 百分位之间。如果宝宝在前 3 个月中每天增重约 30g，则大多数医护人员都会感到满意。

资料来源：世界卫生组织多中心生长参考研究组. 世界卫生组织儿童生长标准：基于体重、身长和头围的生长速度：方法和发展. 瑞士日内瓦：世界卫生组织；2009.Riddle SW, Nommsen-Rivers LA. Low milk supply and the pediatrician. Curr Opin Pediatr.2017;29(2):249−256.

于第 25 百分位以下的宝宝，以确保不是由于奶量（热量）摄入不足引起的。奶量（热量）摄入不足通常是体重增长缓慢的最主要原因。将宝宝的体重增长与大小便和宝宝的身体语言结合起来，以判断一切是否正常，这一点很重要。如果喂奶后宝宝显得放松和满足，每天按需喂养至少 8 次，大便排出量多，他就可能生长发育良好。但是，如果一个持续增重缓慢的宝宝频繁吃奶，且经常吸吮手指或安抚奶嘴，除此之外很少哭闹，可能实际上他的奶量摄入是不够的。有些人试图将生长过缓解释为"我家的宝宝都长得小"。但在全世界婴儿营养良好的地区，宝宝的出生体重是非常相似的，在宝宝出生后的 6 ~ 12 个月内，遗传因素对体重的影响并不明显。

你的宝宝很可能在出生后头几周或几个月里长得很好，但后来增重变慢了，这是怎么回事呢？宝宝的体重数值在生长曲线图表上的百分位大幅下降需要引起关注，并应给宝宝做进一步的检查。

体重增长是重要的参考指标

如果测量精确，监测体重增长情况是判断你的宝宝是否摄入了充足奶量的最好方法。因此，当你对宝宝是否摄入了充足的奶量有疑问时，每次准确地称量体重至关重要。在称重时，请注意以下 5 个因素。

1. 准确的读数。令人难以置信的是，人们在称重时常会犯错。你可能会错误地使用体重秤，会看错数据，写下或输入数字时会将数字写反，因而记录下错误的体重或绘制出错误的生长曲线图。为了最大限度地减少错误，请密切关注体重测量的整个过程，并亲自对记录的体重数值和绘制的生长曲线图进行核查。你甚至可以将体重秤显示的数值拍照以作永久记录。我们如此谨慎，是因为有时的确会发现一些惊人的错误！

2. 使用更精准的体重秤。如果体重秤在使用前未正确校准，不同的秤（甚至在同一办公室内的不同秤）会称出不同的结果。秤的类型也很重要，专业电子体重秤比机械体重秤测量的结果更准确。无论使用哪种秤，将同一个体重秤称出的数值进行体重增长的对比，才能得出最准确的结果。请记住，你在家中给宝宝用体重秤称出的数值，可能与你在医护人员办公室称得的数值不同；即使在同一个医护人员的办公室，不同体重秤的称重结果也可能不同。

3. 脱下衣物。确保脱掉宝宝的所有衣物，包括帽子、袜子、鞋和手套。每次让宝宝赤裸身体或只穿着干净的尿布称重。

4. 保持一致。尽量保证每次称重都在同一时间点。称重越频繁，两次称重之间保持同样的时间间隔就越重要，例如每次都在早上 8 点称重。

5. 考虑进食和排便的影响。在宝宝排便后、喂奶前称重，可以使测量结果更加准确。

观察宝宝大便的重要性

在出生后的头 48 小时内，纯母乳喂养的新生儿会排出胎便，尿液呈浅黄色，常会消耗 1 ~ 2 片尿布。一旦妈妈的奶量开始增加（通常是产后 72 小时左右，偶尔要延迟一两天），黑色胎便应开始转为棕绿色，然后变成黄色，尿液应该几乎是无色无味的。在妈妈大量分泌乳汁之前，新生儿的尿液中偶尔会出现红色"砖屑样"尿酸结晶，但这应在宝宝出生后的第 4 ~ 5 天时消失。如果你的宝宝在出生后的第 5 天后仍然有黑色或棕色大便，则无论出于何种原因，都表明宝宝的摄入量是不足的。请务必咨询医护人员。

宝宝的大便次数通常在出生后两周左右达到峰值，大约每天 6 次；在宝宝出生一个月时降至每天 4 次；在两个月时降至每天 3 次；在 3 ~ 12 个月时降至每天两次，[8] 但是有些大月龄的宝宝还是一天排好几次大便。宝宝每天一次、每隔几天一次、每周一次甚至更久的时间才排一次大便的情况通常发生在宝宝 5 周大以后。[9] 尽管存在一些关于大便次数减少是否正常的争论，事实上，宝宝看起来都还不错。如果宝宝同时还在添加配方奶，大便次数变少的情况就更常见了。[8] 你可以通过大便的量及其性状来判断一切是否正常。茁壮成长的宝宝如果排便间隔拉长，常表现为大便的性状依然是松软的，只是单次大便量会相应地增加。如果你发现每隔几天就要给宝宝更换几片大便量多到"爆炸"的尿布，那么很有可能宝宝的奶量摄入是非常充足的。

从总体上看，观察宝宝的大便量比观察小便的次数更为重要，因为没有吃到足够乳汁的宝宝，排尿次数也可以很频繁，但是体重增长和大便次数并不达标。尿液的颜色也说明了真相。尿液清澈通常意味着摄入了足够的水分，而深黄色甚至橙色尿液可能表明宝宝摄入水分不足。

纯母乳喂养的宝宝前 3 个月的大便情况 [8-10]

第 1 天	1 次，黑色胎便
第 2 天	2 次，黑色胎便
第 3 天	3 次，过渡到棕色 / 绿色的大便
第 4 天	4 次，过渡到棕色 / 绿色的大便，每次的量大于一块钱硬币大小
第 1 周	4 ~ 6 次，黄色大便，每次的量大约是一张信用卡大小
第 2 周	5 ~ 6 次，黄色大便，每次的量大约是一张信用卡大小
第 1 个月	4 次，黄色大便，比之前量更大
第 2 个月	2 ~ 3 次，黄色大便，量大
第 3 个月	2 次，黄色大便，量大

哺乳前后称重以评估宝宝的乳汁摄入量

你可以通过宝宝在哺乳前后的体重变化，来估算宝宝每次吃到了多少母乳。许多泌乳顾问都使用这一方法来估算宝宝在乳房上吃到了多少母乳，以及需要给宝宝进行多少补充喂养，这个方法非常有用（参见第 4 章）。

测量宝宝哺乳前后的体重，你需要使用高精度（最好是误差为 ±2 g）的电子秤，泌乳顾问可以教你如何操作。哺乳前，请给宝宝称重并记录体重，然后按照平常的方式给宝宝哺乳。请勿在称重测试过程中以任何方式更换宝宝的尿布或衣物。（你可能需要事先摘掉宝宝的帽子、袜子或手套，因为它们通常会随着宝宝动来动去而脱落，并且很容易被忽略。）哺乳结束后，请再次给宝宝称重。哺乳前后宝宝体重的数值差就是宝宝大约摄入的奶量。有些体重秤具有自动计算体重差的功能。

我的宝宝每次应该吃多少奶？

这实际上取决于宝宝的年龄、体重和喂养频率。研究人员发现，0～6个月大的宝宝，每次吃奶量为0～240 ml。少数宝宝一次吃了约180 ml奶，但1个小时后又要吃更多；而其他一些宝宝，一次只吃约30 ml的奶，然后睡了8个小时！[11] 以下是宝宝平均一次摄入的奶量，请记住，这些数字在白天和黑夜都会有所变化。

0～6个月宝宝平均一次摄入的奶量

年龄	通常每次的摄入量
头24小时	0.5～2茶匙（2.5～10 ml）
第2天	1～3茶匙（5～15 ml）
第3天	15～30 ml
第4～7天	30～45 ml
第1～2周	45～60 ml
第2～3周	60～90 ml
第1～6月	60～120 ml

哺乳前后称重可以测量出一次哺乳中多少乳汁被移出，但是必须谨慎解读这些信息。宝宝不会每次吃奶量都分毫不差，因此，单独一次的称重测试只能反应一次喂奶的情况。这次喂得好吗，还是一般般？这些数字是否符合你的预期？真实准确地获得宝宝的母乳摄入量的最佳方法是，在24小时内每次哺乳前后，都给宝宝称重。请始终牢记，你测量的是宝宝摄入的母乳量，这不一定与你的产奶量完全相同。

有测算宝宝母乳摄入量的电子设备吗

如今越来越多的声称可以测算宝宝的母乳摄入量的新产品进入市场。有一种产品是把一个小型传感器安装在宝宝的耳朵下方以检测吞咽情况，然后使用一种特殊的算法来计算母乳摄入量，附带的耳机可以让父母"偷听"宝宝的吞咽声。你可以用智能手机下载相关软件，同时将手机与能记录喂奶情况的电子设备相连。不过这款产品的缺点是哺乳时的背景噪声会影响测量结果。

另一种产品是使用电池供电的设备来测量哺乳前后乳房大小的变化。它应与婴儿悬挂式弹簧秤一起配合使用，以计算母乳摄入量，并将相关喂养信息输入其配套软件。

第三种设备使用带有连接传感器的"标准尺寸"乳头罩来测量乳汁的移出。同样，它会连接到智能手机，以记录和追踪喂奶的次数和时长。

你可能会问，这些设备值得购买吗？我们还没有足够的经验来评价这些设置的好坏，但是我们担心，如果宝宝有吸吮问题，或者在妈妈的乳房或乳头形状异常的情况下，这些产品的准确性可能会降低。另外，我们也在思考，使用这些冷冰冰的配件和安装监控应用程序，妈妈们是否还会享受到母乳喂养的愉悦感？你可以查看博客 bit.ly/MMM–Measure，还可以登录我们的网站 lowmilksupply.org，以了解这些设备的最新情况。

我是否可以把奶吸出来以了解我的产奶量

请牢记，每个妈妈的乳汁分泌情况都是不同的。比起妈妈产奶量的具体数字，宝宝通过吃母乳获得的体重增长情况更为重要。另外请记住，几次吸奶的奶量只会告诉你，在特定时刻，你的"仓库"有多少"货"可用且容易搬运出来。白天和晚上，妈妈的奶量都会有所不同。尽管有时候使用吸奶器的效果还不错，但吸奶器不是宝宝，移出乳汁的效果不可能像宝宝一样好。吸奶器的质量、吸力、循环模式以及你对吸奶器的适应程度，都会影响吸出的奶量。[12] 如果你想通过吸奶来衡量自己的奶量，为了获得最准确的结果，你需要在 24 小时内只用吸奶器吸奶，或每次哺乳前后对宝宝进行体重测量，并在每次哺乳后吸出乳房中剩余的乳汁。

如果准确了解自己的奶量对你确实很重要，但又觉得要用 24 小时来测量的方法太麻烦，那你可以使用另一种方法——通过测量 4 小时内的产奶量来推断一天内总的产奶量。[13] 如果能使用高质量的吸奶器，并且你对吸奶器的适应度很好（不是所有人都能做到），这种方法可以大致估算出你 1 天的产奶量。尽管研究表明，这种方法更适合对比多个妈妈，而非单个妈妈 24 小时的奶量。[14] 由于单纯使用吸奶器吸奶必须中断母乳亲喂，所以只有在通过这种方式测算奶量的好处远远超过中断母乳亲喂带来的坏处并且费用合理的情况下，才值得一试。

---

4 小时吸奶测试

使用高质量的吸奶器，每小时一次，彻底排空双乳，共 4 次。最后一次吸出的奶量是你平均每小时的产奶量。将你每小时的产奶量乘以 24，就是你一天总的产奶量。

奶量问题总结

希望你现在对自己是否存在奶量问题有了更深入的了解。一方面，如果你的宝宝长得足够好，他应该摄入了足够的乳汁，一切都很好。但是，如果宝宝看起来很痛苦或者非常饥饿，则需要请医生排除他身体上的问题。如果你对各种解释都不满意，或者你感觉有什么地方不对，请不要犹豫，立即去寻求他人的帮助，哪怕是再去请同一个医生重新诊断。如果找不到引起宝宝烦躁的原因，可浏览 erikson.edu/fussy-baby-network 和 KellyMom.com 这两个网站，它们会提供许多参考资源。

另一方面，如果你的宝宝生长发育不理想，最常见的原因就是奶量摄入不足。这可能是因为妈妈哺乳不够频繁，或者是宝宝将乳汁从乳房移出的过程中出现了问题，例如含乳、吸吮、喷乳反射有问题或出现原发性奶量不足。[7]

在你所在的地区查找 IBCLC

戴安娜（Diana）在 LC4.me 网站上列有国际上专业解决奶量不足问题的 IBCLC 的名单，ILCA（国际泌乳顾问协会）网站 ILCA. org 上也可以查询全世界的 IBCLC 名单。同样，美国的许多 WIC 办事处都聘请了 IBCLC。但是，通常找到专业的 IBCLC 的最好方法是寻求过来人的经验。你可以问问你的家人、朋友、产科医生、助产士和儿科医生，以获取更多信息。

如前所述，妈妈有时会担心，宝宝长得不好，自己乳汁的质量是"元凶"。尽管这是有可能的，却罕见（在第 7 章中有更多介绍）。

如果宝宝的大小便和体重增长状况表明他没有吃到足够的奶，但你仍然觉得自己的奶量是足够的，那么你的哺乳过程可能存在问题。你可以尝试在喂奶时挤压乳房，并在喂奶后挤出剩余的乳汁并喂给宝宝。如果奶量过低是问题的根源，请不要气馁，因为总能找到方法来增加奶量。如果奶量减少是哺乳管理不当的结果，那么前面的信息会为你提供一些解决方案。但是，如果问题是由你的乳房、激素水平或与宝宝相关的问题引起的，那么你可能要去咨询一位精通哺乳问题的泌乳顾问。去寻找 IBCLC 的帮助是明智的选择，因为她们接受了高水准的培训，拥有丰富的经验，并通过了专业考试，且每 5 年需要再认证。如想了解更多相关信息，请参见 bit.ly/MMM–IBCLC。

改善奶量不足需遵循的 3 个原则

如果宝宝没有吃到足够的乳汁，则需要制订改善的策略。泌乳顾问凯·胡佛（Kay Hoover）介绍的解决奶量不足问题的 3 个原则给了我们很好的借鉴：

　　原则 1：喂饱宝宝（参见第 4 章）：吃饱的宝宝才会更有力气吸吮乳头吃奶。

　　原则 2：保护奶量（参见第 5 章）：必须定期、彻底地移出乳汁，尽可能保持较高的产奶量。

　　原则 3：查找并解决问题（参见第 6 ~ 17 章）：在做到前两项之后，你可以查找导致奶量不足的根源并制订策略去解决它。

　　即使你急于找到问题所在，想要迅速增加奶量，但是，你的首要任务还是要确保你的宝宝吃饱了。在短期内补充喂养可能是必要的。你可以将其视作保证宝宝健康的过渡举措，而不是远离乳房的一步。下一章将帮助你找到在不影响母乳喂养的前提下进行补充喂养的最佳方法。

第二部分

最大限度地利用你已有的资源

给约书亚喂母乳很具挑战性。我不仅乳头疼，还乳房胀。他黄疸值高，有些嗜睡。我需要让他保持清醒，这就像一场不停止的战斗。约书亚3周大时，体重接近1磅（约454 g），但还是低于出生体重。这可不太妙。

儿科医生希望每3天见他一次以监测他的体重，但是他们的建议不断变化，这令人沮丧。最后，当约书亚5周大仍未恢复到出生体重时，我被转介到泌乳顾问那里。她说我的乳腺组织比正常人少，但她同时也给了我可以继续母乳喂养的希望。我开始使用Lact-Aid[12]哺乳辅助器。一开始我感觉尴尬又可笑，但是约书亚得到了他需要的奶量。我一般先用两侧乳房亲喂，然后再用哺乳辅助器进行补充喂养，让宝宝多吃一点。他开始吃固体食物后，我就不再使用辅助器了。这是我作为哺乳妈妈最快乐的几个月。约书亚吃母乳一直吃到11个月大。

我的第二个儿子内森在约书亚两岁时出生了。我对母乳喂养更有信心了。但是经过10天的纯母乳喂养，内森的体重没有增加，于是我再次开始使用哺乳辅助器。无法完全纯母乳喂养让我感到有些沮丧，但我也能接受。像他的哥哥一样，内森吃母乳吃了将近一年。我和孩子们开创了属于我们自己的母乳喂养模式，我们一直在努力，我非常感恩这一切。将宝宝放在乳房上吃奶，感受非常特别，即使需要一点额外的帮助。

第 4 章
补充喂养很简单

在找出奶量不足的原因以及考虑如何解决这个问题前，请先确定你的宝宝能够吃饱。补充喂养看起来是偏离了母乳喂养，但其实是向前迈进了一步，因为宝宝需要得到足够的能量才能表现得更好。如果你的宝宝需要更多的奶，本章将帮助你了解如何补充喂养，同时不会减少你的产奶量或干扰你跟宝宝正在发展的母乳喂养关系。

我怎么知道何时开始补充喂养

补充喂养的紧迫程度取决于你的宝宝目前摄入的奶量。宝宝的体重增长越少，或喂奶前后体重差值越小，就越要尽快开始补充喂养。另一方面，如果宝宝的体重增长仅仅略低于正常值，或喂奶前后体重差值只是偏低，你可能还需要再确认是否要补充、何时补充以及如何补充喂养。一个本来很健康的宝宝，如果仅仅由于一些简单的原因如妈妈喂奶不够频繁，而未能获得充足的奶量，你是可以在短时间内、在不损害宝宝健康的情况下，提升你的奶量的。

该补多少，如何开始

该给宝宝进行多少补充喂养，意味着要在补充喂养和亲喂之间找到一个适当的平衡。你的宝宝每天都需要吃到足够的奶才能长得好。如果在一段时间内，宝宝一直吃得不够，也许他还需要吃得更多以实现追赶生长。每次喂宝宝，他需要吃到心满意足，但不是吃撑，因为吃撑会减少宝宝在乳房上吃奶的次数，从而减少宝宝对你乳房的刺激。这很重要。我们经常看到焦虑的母乳喂养家庭每次给宝宝补充喂养过多，导致妈妈每天的亲喂次数少于 8 次。尽管妈妈都希望喂奶间隔更长，但目前，你的乳房需要更多而不是更少的刺激，因此频繁哺乳才是你现阶段的目标。每天至少要哺乳 9 ~ 10 次。如果你的宝宝不想如此频繁地吃奶，你可以通过吸奶来增加奶量，或减少补充喂养量以鼓励他更多地在乳房上吃奶。

刚开始的几周是宝宝快速生长发育、妈妈建立奶量的时期。到第一个月底，大多数足月儿每天需要摄入约 780 ml 的奶量[1]，但有时会少一些，有时又会多一些。相当于每天吃 8 次，每次约 97.5 ml；或者每天吃 9 次，每次约 87 ml；或者每天吃 10 次，每次约 78 ml。宝宝会在最初的 1 ~ 2 周内迅速达到这个吃奶量，或者逐渐提高到这个水平。

如果宝宝体重增长缓慢，可以在以下 3 种情况下进行补充喂养。

• 无喂奶前后体重差值的数据时

对于增重缓慢的宝宝，每天添加 120 ml 的奶量——大约是每天 8 次、每次补充喂养 15 ml，这是一个很好的起点。你的目标是让宝宝开始按照我们在第 3 章中列出的标准来增重。如果宝宝看起来仍然很饿，那就每次再多补充 15 ml，同时保证频繁喂养。

• 有喂奶前后体重差值的数据时

在宝宝出生头几周后，大多数足月、纯母乳喂养的宝宝每次摄入奶量为 60 ~ 120 ml。如果你（通过宝宝吃奶前后的体重数据）大概知道你的宝宝在乳房上吃了多少奶，请用 90 ml 减去宝宝在乳房上吃到的奶量，并将其作为补充喂养的起点。例如，如果宝宝在乳房上吃到 45 ml 的奶，那么他还需要补充喂养 45 ml 的奶。先试试这个补充量，看看宝宝是否满意，并关注两次喂奶的时间间隔。如果宝宝仍然很饿，就再多补充 15 ml；如果两次吃奶时间相隔太久，则少补充 15 ml。

• 宝宝体重增长出现 "赤字" 时（即宝宝体重的实际增长值低于标准增长值）

如果你并不了解宝宝到底吃到了多少奶，哺乳顾问凯西·根纳（Cathy Genna）建议你用宝宝上一周的体重增长 "赤字" 乘以 2，得出宝宝每 24 小时所需的补充喂养的总量。例如，如果你的宝宝每周应增重 210 g，而前一周仅增重 60 g，则每天需要 300 ml 的补充喂养量。将补充喂养的总量除以喂食次数，就是每次补充喂养的起始量。如果宝宝仍然很饿，则继续增加补充喂养量。如果他开始睡得更久，并且每天喂奶少于 8 次，则减少补充喂养量。

找到补充喂养的起始量后，请仔细观察宝宝是想要吃得少一点还是多一点。他需要多少就补充多少，但是不要过度喂养。请记住，宝宝与成人一样，每顿的食量都会有所不同。估算补充喂养的奶量既是一门科学，也是一门艺术，因此，我们要让宝宝本人在此过程中发挥重要作用。如果宝宝看起来非常饥饿，而且吃得很慢，请不要犹豫，一定要比你预计的多给他补充一点。进行调整的关键在于平衡 3 个方面：①足量的大便；②适当的增重；③宝宝的满意度。一次喂养中，补充喂养上下调整的量可以在 15 ml，除非你的估算与实际情况相差甚远。如果调整有效，请继续保持；如果调整已经无效，就再进行新的调整。

严重喂养不足的宝宝

一般我们会相信，宝宝能用自己的 "语言" 来告诉我们，他们应该吃多少，但在某些情况下，这需要妈妈来做出判断。严重喂养不足的宝宝（可能会用他的消极行为误导你）也许不会表现出强烈的饥饿信号。他会睡得太久，不经常吃奶，常常还没吃饱就停止吃奶了。这样的宝宝大便很少，体重增长不佳，而且吃奶时昏昏欲睡。你可以在母乳亲喂之前，通过奶瓶或其他方法给宝宝补充至少 15 ml 的奶——作为开胃菜来刺激食欲，让宝宝先有适当的能量补充，从而让他能够更好地在乳房上吃奶。或者，用任何可能的方式让他吃到足够的奶，直到他变得强壮一些。[2] 在此过程中，请与宝宝的医护人员或泌乳顾问保持密切联系，以确保你的做法是对的。有时候，想使母乳成为宝宝唯一营养来源的目标可能需要暂缓，直到宝宝的体重增长从不佳转为良好。

体重过轻的宝宝一旦开始真正进食，他们需要的奶量可能会超出正常水平，因为他在追赶生长。当宝宝达到基于他的出生体重和当前月龄的正常体重值时，需要的奶量才会恢复正常。如本章稍后所述，在宝宝变得强壮之前，乳旁加奶不是一个很好的选择。妈妈在亲喂后一定要吸奶，以确保彻底排空乳房。

夜间的补充喂养

在宝宝刚开始补充喂养时，你可能需要在每次喂奶时都补充喂养（包括夜间）。一旦你的宝宝开始增重良好，或者等到他的月龄更大并且两次喂奶的间隔时间变得更长，也许就不需要在夜间补充喂养了。

补充喂养喂什么最好

大多数人都认同，最好的补充喂养选择是妈妈自己挤出的母乳，其次是捐赠母乳，最后是市售的人工合成的配方奶。[3] 如果你的奶量充足，但是宝宝很难吸出，那么你可以通过吸奶来提供他所需的全部奶量。如果吸出的奶量不够宝宝吃，则首先提供你吸出的奶，多少都可以，然后再进行补充喂养。将你的母乳和补充的奶分开喂给宝宝。如果两者混合在一起，一旦宝宝吃不完，你的母乳就被浪费了。

捐赠母乳来自母乳库或同伴捐赠。母乳库的奶来自接受过医学筛查的捐赠者。每批奶都来自三到五位捐赠者，经过巴氏消毒，然后进行最高级别的安全测试。因为捐赠母乳常常供不应求，所以会优先提供给病情严重和最需要帮助的宝宝。在美国，捐赠母乳的成本约为每 30 ml 3 ~ 5 美元，患病宝宝可以使用多种保险来支付（译者注：目前中国大约有 20 家母乳库，全部为公益性质）。

　　健康的宝宝获取捐赠母乳很困难，也常常负担不起，因此许多妈妈转向非正式的"同伴"母乳共享，这是过去尊崇的"奶妈"喂养的现代版。妈妈必须考虑的风险包括：捐赠者的健康状况、捐赠者的药物使用情况（可能正在服用西药或中草药）、环境和收集设备的清洁度以及母乳储存流程。如果适当地筛选了捐献者并将风险降到最低，那么以社区为基础的本地母乳捐献可能是一个不错的选择。[4, 5] 大多数母乳共享都是在妈妈之间非正式地进行流转，但美国威斯康星州的母乳联盟是有组织的社区母乳共享新模式的一个范本。捐助者在向固定地点提供母乳之前要经过实验室的检测，接受者的家庭可以选择不做任何处理或者在家中对捐赠母乳进行巴氏消毒后再使用。

　　如果你想了解有关母乳共享的更多信息，EatsonFeets.org 详细介绍了母乳共享的优缺点、如何进行母乳共享以及如何使用巴氏杀菌法。"为宝宝提供母乳"网站 hm4hb.net 是另一个极好的资源。妈妈母乳联盟（Mother's Milk Alliance）提供了有关快速巴氏灭菌法（bit.ly/MMM-Pasteurize）的简单的逐步操作说明。在决定是否选择捐赠母乳前，请务必咨询宝宝的医护人员。

　　如果捐赠者要求你为她的母乳付费，请当心。这种情况会有额外的风险。为了增加奶量和获取利润，你不知道她们会做些什么。一项研究发现，网上购买的母乳样本中，细菌数量很高。另一项研究发现，网上购买的母乳样本中混有牛奶。[7, 8] 我们听说过宝宝吃了买来的母乳后生病的案例。这些买来的母乳掺入了水、牛奶或配方奶。使用这样的母乳会给宝宝的健康带来巨大风险。

　　如果无法获得母乳，婴儿配方奶是一个不得已的选择。儿科医生可以帮助你为宝宝选择合适的配方奶。不建议使用自制配方奶和山羊奶，因为它们不能包含宝宝生长所需的必需营养成分。

　　如果你的宝宝接近添加固体食物的月龄（通常为 6 个月左右，但有些宝宝要稍早一些），用固体食物来代替补充喂养奶类食物，可能是弥补母乳不足

安全的母乳共享四原则[6]

1. 知情选择
- 了解所有婴幼儿喂养的可选方式，包括其风险和益处。

2. 捐助者筛查
- 捐助者自我排查，或就医学或社会普遍担心的风险进行声明。
- 就捐助者的生活方式和习惯进行沟通。
- 筛查 HIV-1 和 HIV-2 型病毒，人类嗜 T 细胞病毒（HTLV），乙肝病毒，丙肝病毒，梅毒螺旋体和风疹病毒。

3. 安全处理
- 检查并保持皮肤、手和设备的清洁。
- 正确处理、储存、转移和运输母乳。

4. 家庭巴氏杀菌
- 应用热处理以杀灭传染性疾病病原体。
- 告知被捐助者未经灭菌处理的母乳的风险，即使捐赠者符合捐赠的基本条件。

资料来源：bit.ly/MMM-Safe 和 http://eatsonfeets.org/docs/TheFourPillars.pdf

---

的一个不错的选择。请选择热量较高的食物，例如牛油果，而不是婴儿米粉，因为米粉的热量较低。

提供补充喂养的最佳方式

有许多装置可用于补充喂养，包括哺乳辅助器、奶瓶、手指喂食器、杯子、滴管、吸管和注射器。每种方法都有其优缺点。随着情况的变化，你可以在不同的阶段选择不同的工具。有时，如果有一个专业的泌乳顾问来教你一些必备的小窍门，就会让你避开一些可能阻止你成功的陷阱，让这些装置发挥出最大的功效。不管选择何种补充喂养装置，你都应该尽可能多地在乳房上喂养，以便最大限度地移出乳汁，最小限度地降低宝宝的流量偏好（宝宝喜欢流得更快的奶水）并保持他对乳房的熟悉程度。

用乳旁加奶来补充喂养

这种补充喂养方式是指使用哺乳辅助器——用小瓶子或袋子以及塑料管将补充的奶输送到你的乳头处，宝宝在乳房上吃奶的同时，可以吃到补充的奶。在过去十年中，哺乳辅助器在技术上没有太大变化。当妈妈由于身体原因导致奶少时，乳旁加奶特别适用，并具有在喂养宝宝的同时刺激乳汁分泌的双重好处。如果是由于宝宝的问题导致妈妈产奶少，只要宝宝能够在合适的时间范围内吸出足够的奶，也可以使用哺乳辅助器。哺乳辅助器有市售产品如 Lact-Aid® 哺乳辅助器和美德乐 SNS™（哺乳辅助器）。你也可以自制：使用 3.5 或 5 号胃管（French gavage tube），将其连接到注射器上或插入普通奶瓶的出奶孔中，然后将管的末端浸入奶中，即可使用。

对于含乳困难的新生儿，哺乳辅助器可能使用不便。我们可以将牙医常用的 Monoject 412 牙周注射器作为替代用品。该注射器的尖端是弯曲的而且很硬（可搜索医疗、牙科和兽医用品在线购买）。妈妈先让宝宝含乳，然后将注射器的塑料尖端轻轻地滑入宝宝嘴角，进深约 6 mm。当宝宝吸吮时，只要他的下巴下落，喂养者小幅度压下注射器的活塞，就能送出少量的奶。每次喂养时可以多准备几个注射器，这样可以轻松切换注射器，以保持稳定的流量。这种注射器容量很小（约 30 ml），每个只能使用一周左右，因此长期使用可能不太现实。

乳旁加奶是保护母乳喂养的理想选择，但它也有些麻烦且耗时，尤其对于初学者。与使用普通的奶瓶相比，准备、组装和清洁器具需要更多的精力，并且妈妈可能需要几天甚至几周的时间来学习"放入、拿出"，直到感觉使用起来很舒适。如果组装不对，哺乳辅助器可能会漏奶，而且对于在公共场合哺乳而言，并不总是很隐蔽。然而，当克服了这些挑战后，妈妈就可以享受跟宝宝亲密的哺乳时光了。

哺乳辅助器使用小技巧

□ 导管应靠近乳头顶端，否则可能阻碍乳汁流出。

□ 找到导管进入宝宝口腔的合适位置，通常建议在上唇的中间部位（12点钟方向）。其他位置如10点钟或2点钟的方向可能会降低导管进入宝宝口腔时碰到上唇的风险，也是可以的。或者尝试在下唇6点钟的方向进入。

□ 找到导管进入宝宝口腔的合适位置后，请使用1～2个中小号黏性绷带将导管固定在乳房上。黏性绷带可以放置一整天，而纸胶带必须在每次喂奶时更换。

□ 如果你更喜欢纸胶带，但每天多次粘上并撕下会刺激皮肤，可以尝试将其留在原处，每次往上贴一层。一天结束后，在淋浴时或用湿毛巾去除胶带痕迹。

□ 有些妈妈发现，先让宝宝含乳，然后偷偷把导管塞进宝宝口腔里比较容易。

□ 尝试将导管从侧方或者下方塞入哺乳文胸中，以免宝宝的小手碰到导管。

□ 与其将容器系在妈妈的脖子上，不如用胸罩带将其固定。

□ 也可以在容器外面绑上橡皮筋，然后用夹子别在妈妈的衣服上。

□ 如果感觉导管有点堵了，可能是因为里面有残留的奶。将导管浸泡一下然后彻底冲洗。

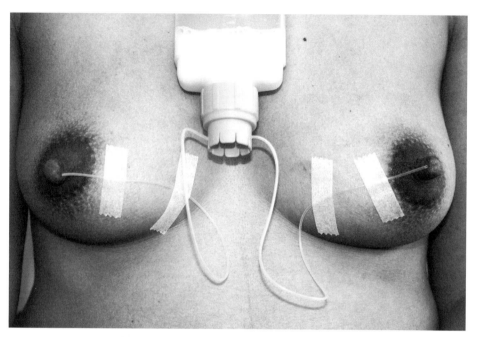

该补充喂养管放置于宝宝口腔下部的位置，末端略低于乳头平面，所以宝宝不会只吸导管，而是会含住很多乳房组织

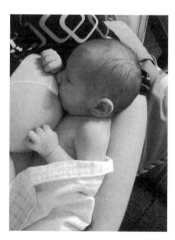

使用创可贴将导管固定在适当的位置［照片由苏·斯蒂弗（Sue Stuever）提供］

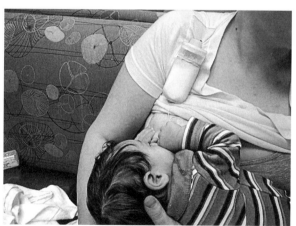

用"Hazelbaker喂养装置"进行乳旁加奶［照片由琳·沃尔夫（Lynn Wolf）提供］

贝基的奶量很少，她想亲喂宝宝，但努力后效果不佳，宝宝每次都要吃很久，导致她的前两个孩子母乳喂养时间都不长。下面是她的第 3 个孩子的喂养情况。

在喂养我最小的宝宝时，我尝试每天只使用一次乳旁加奶（其他时间使用奶瓶来补充喂养），之后我每周增加一次乳旁加奶。如果某天我感到焦虑或母乳不足，我允许自己休息一天，不去追赶实现乳房喂养的进度。我最后一次从奶瓶喂养转到乳房喂养，是在某一次夜间喂养时。大约经过了两个月，我们实现了完全使用 Lact-Aid® 在乳房上喂养。这消除了我很多的压力，减少了我对奶量不足的担忧。在喂养老大和老二时，仅仅几个月我就放弃了乳房喂养，但老三一直在乳房上吃奶到接近 3 岁。

贝基一开始尝试了其他品牌的设备，最后发现 Lact-Aid® 最适合她。她说："我花了很多时间学习如何放置和清洁 Lact-Aid®，一旦掌握了这些技巧，我闭着眼睛都能做好。因为它不是靠重力将奶水滴出，而是靠宝宝的吸吮来喂养，这也大大减少了混乱。"

查找更多信息，请参见 bit.ly/MMM–Supplementer 和 bit.ly/MMM–SNS。

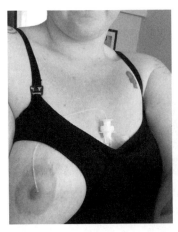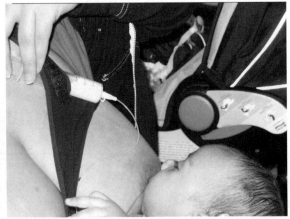

不用胶带放置 Lact-Aid® 导管的方法——用胸罩肩带固定加奶的注射器

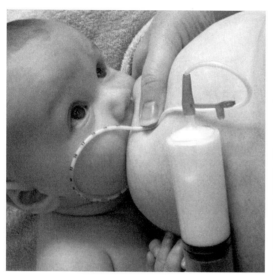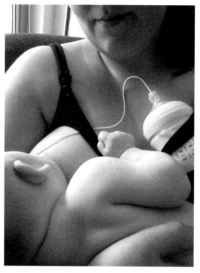

用带喂养管的注射器乳旁加奶　　　　奶瓶与喂养管结合的乳旁加奶

奶瓶喂养

使用奶瓶的好处是简单、方便且被妈妈们广泛接受。但需要注意，奶瓶的使用必须恰当，以强化良好的母乳喂养技巧，保护母乳喂养关系。那么，使用奶瓶有什么坏处吗？究竟是影响宝宝的吸吮模式，还是容易过度喂养呢？西雅图的泌乳顾问、婴儿喂养专家琳·沃尔夫（Lynn Wolf）和罗宾·格拉斯（Robin Glass）解释说，最适合宝宝的是能够支持宝宝顺利回到乳房哺乳的奶瓶。以下是她们的一些建议。

● 根据乳头情况选择奶嘴

尽管奶瓶广告大肆宣传，但没有所谓"最接近乳头"的人工奶嘴。乳房和乳头有各种形状和大小。而且，对一个宝宝合适的选择并不一定适合另一个宝宝。不过，你可以观察一下它们的特点。

在为奶瓶喂养宝宝选择人工奶嘴时，首先应该寻找可以支持母乳亲喂的奶嘴形状，以利于宝宝含得更深，可以伸长舌头并裹住奶嘴，同时嘴唇放松。研究表明，顶端为圆形、底座较宽的奶嘴有助于宝宝的这种口腔运动。[9] 当今的许多奶瓶厂商声称，他们的产品可以模仿母乳喂养，但他们的奶嘴底座太

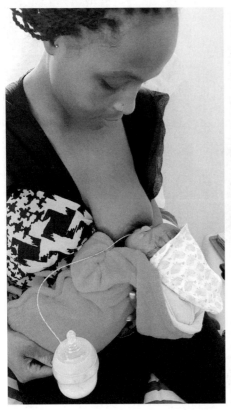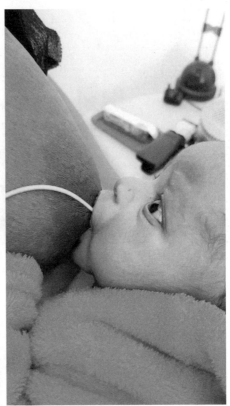

喂养管和奶瓶结合的乳旁加奶［照片由佐伊·马陶雷（Zoe Mataure）提供］

宽，从底座到橡胶奶嘴的弧度急转 90°，而奶嘴部分又太细。宝宝很难正确地含住这种形状的奶嘴并形成密封，从而使得他们仅在奶嘴较窄的顶端部分浅浅地含乳。有舌系带等吸吮问题的宝宝尤其如此。

你需要寻找一个从顶端到底部弧度自然过渡的奶嘴。你要观察宝宝是否能含得更深，能否伸长舌头并且嘴唇放松地形成良好密封。他看起来是舒服的，还是会经常扭动或重新调节含乳姿势？宝宝吃奶时，不应该沿着奶嘴上下滑动，也不应该有奶水漏出。如果他不能很好地张大嘴巴，请考虑使用球形的奶嘴，以鼓励宝宝张大嘴巴进食。虽然多数宝宝偏好中等底座宽度的奶嘴，但一些有吸吮问题的宝宝可能需要底座较窄的奶嘴才能含乳成功。

另外，奶嘴的硬度和质地也很重要。有些奶嘴偏硬，有些奶嘴偏软。嘴巴张不大的宝宝或偏好挤压奶嘴的宝宝最好使用较硬的奶嘴。如果你的乳房组织非常柔软，请考虑选择像你的乳房一样柔软的奶嘴。

奶嘴的形状

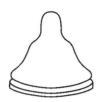

最佳：奶嘴底座较宽且从顶端到底座弧度自然过渡，
可以鼓励宝宝张大嘴巴，更利于母乳喂养

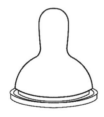 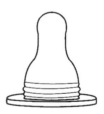

中等：较窄底座的奶嘴也是可以接受的，无需鼓励
宝宝张大嘴巴来吸吮

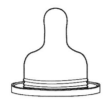 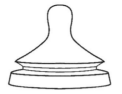 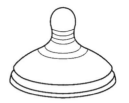

较差：这些奶嘴的顶端窄，并且底部突然变宽。这样的奶嘴
会让大多数宝宝张嘴幅度很小，只吸吮奶嘴顶部，
这会破坏宝宝在乳房上吃奶的吸吮能力
［照片由查图里·苏甘迪卡（Chathuri Sugandhika）提供］

● 奶瓶流速

使用奶瓶进行补充喂养的最大挑战是，哪种方式奶水流速最快，宝宝通常就会喜欢哪种，而这容易给乳房喂养带来困难。为了避免他们偏好奶瓶喂养，你需要选择流速不会太快的奶嘴，并使用恰当的奶瓶喂养技巧来模仿母乳亲喂的模式。

除非宝宝有明显的吸吮问题，不然最好使用流速较慢的奶嘴。奶嘴的流速没有统一的标准，而且一个所谓的"流速慢"的品牌可能比另一个品牌的流速更快，我们不能仅看商品标签上的备注。实际上，同一批产品的奶嘴，流速也会有所不同，因此在尝试时要仔细观察。[10] 奶嘴的延展度也会随时间而变化，开始流速慢的奶嘴在使用一段时间后流速可能会变快，所以也要注意这一点。不要让宝宝吃奶太快或太慢。小宝宝通常会在 10 ~ 20 分钟内吃下 60 ~ 90 ml 的奶，而大一些的宝宝则在 10 ~ 15 分钟内吃下 90 ~ 150 ml 的奶。不论哪种情况，每次奶瓶喂养的时间都不应超过 30 分钟。

除了奶瓶本身，你使用奶瓶的方式也会影响流量。当宝宝躺着，奶瓶高高地位于他的正上方，由于重力的作用，这种喂养方式的奶水流速是最快的。但是，如果你把宝宝直立地抱起，让奶瓶在他的前方，几乎与地板保持水平，那么奶水流速就不会那么快。对于很小的宝宝，较适合的喂养姿势是帮助他们"侧坐"在你的大腿上，奶瓶尽量水平放置，但奶嘴里充满奶水。

如果找不到形状、流速都适合的奶嘴，请首先选择形状最适合宝宝的奶嘴然后使用正确的瓶喂技巧来控制流量。

● 使奶瓶喂养更像亲喂

宝宝使用奶瓶的体验与母乳喂养越接近，他越有可能保留或学习良好的母乳喂养技巧并接受乳房。

尽可能将宝宝靠在你的身上，面对你，头高于腿。如果可能的话，将奶瓶放到靠近你胸部的位置，甚至将它塞到腋下。请记住，母乳喂养通常由宝宝主导，请勿将奶嘴"戳"入他的嘴里。正确的做法是，将奶嘴竖直放在宝宝的上下嘴唇中间，使奶嘴顶端接触到宝宝上唇上方，然后等待他张大嘴巴并"想要"吃奶。喂养者不要急于旋转手和移动奶嘴，除非宝宝没有任何回应。当宝宝张开嘴时——你可能需要耐心等待——将奶瓶平稳而深深地放入他的嘴中。

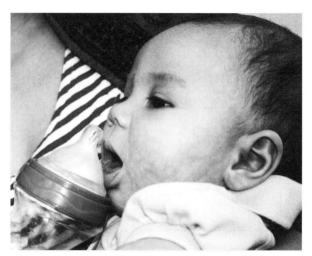

协助宝宝深深地含上奶嘴：先用奶嘴轻触宝宝的上唇，
使宝宝嘴巴张大以形成更深的含乳

有的宝宝在吃奶时，如果妈妈的乳房没有立即流淌出乳汁，他就会感到沮丧。针对这样的宝宝，在开始奶瓶喂养时，请尝试将奶瓶倾斜到一定的角度，使奶嘴中没有奶水，他必须吸吮 10 秒或 15 秒，然后再将奶嘴抬到足够的高度，让奶水开始流动。这模仿了正常的母乳亲喂——在奶阵下来前是没有乳汁的，并教会宝宝，如果持续吸吮，奶水终将流出。（如果宝宝在乳房上吃奶，妈妈可以在哺乳前先按摩乳房，让乳汁开始流动，然后再让宝宝含乳，这样在乳房上吃奶就更像通过奶瓶吃奶了。不妨尝试一下吧！）

如果你的宝宝一含上奶嘴就立即开始狼吞虎咽，那表明奶嘴的流速过快。你可以通过"平拿奶瓶"来让流速变缓。几次快速吞咽后，将奶瓶底向下倾斜或将宝宝向前倾斜，直到奶嘴中的奶水流尽，但无须将奶嘴从宝宝嘴里拔出，然后等待宝宝停止吸吮。短暂的停顿后，宝宝会重新开始吸吮，你就可以再次将奶瓶翘起。继续重复该过程，直到宝宝吃奶恢复到一个适中的节奏（请参阅 lowmilksupply.org/paced-feeding）。这项技术不仅有助于防止因宝宝进食过快而导致过度喂养，还可以模仿母乳亲喂的正常流量和一次喷乳反射过后奶水流量减少的现象，从而为回归母乳亲喂架起一座桥梁。妈妈经常担心宝宝会吃到空气，但是在空的奶嘴上吸吮就像在安抚奶嘴上吸吮一样，宝宝不会吞咽，除非他的嘴里确实有东西。

● **何时是提供奶瓶的最佳时间**

传统观念认为，应该先哺乳，再给宝宝提供奶瓶，这样他才能在乳房上积极吸吮并移出最多的奶。但是，饥饿的宝宝对奶量不足的乳房没有那么多耐心，即使乳房里还有奶，他也常常不再努力吸吮了。这就好像他们知道奶瓶要来了，只是在乳房上"应付"一下。这样造成的结果是，宝宝从奶瓶摄入的奶量不断增加，母乳产量逐渐减少，进而需要更多的补充喂养。这种恶性循环就是奶瓶补充喂养声誉不佳的原因。

母乳喂养专家蒂娜·雪米莉（Tina Smillie）医生提出了一种替代方法，她称其为"在乳房上结束喂养"的奶瓶补充喂养法。在实践中，她观察到，先通过奶瓶喂养消除了宝宝最初的饥饿感，然后宝宝就会对母乳喂养更有耐心。于是她建议妈妈在母乳喂养之前，先用奶瓶给宝宝补充少量奶，这样即使母乳的流速很慢，宝宝也会在乳房上吃得更久，从而移出更多的乳汁，并促进妈妈的奶量增加。对于奶少的妈妈蒂法尼来说，掌握这项技术是一个转折点："我觉得这种方法让宝宝与母乳亲喂建立了积极的连接，宝宝吃奶时会更舒适、饱足。我还发现，经常进行少量的奶瓶喂养，然后再进行母乳亲喂可以减轻我的压力并让我对哺乳的体验更好。当然，它也帮助我提升了奶量，让我们最终能够停止补充喂养。"

"在乳房上结束喂养"的奶瓶补充喂养法的另一个好处是，宝宝学会将饱足感与乳房而不是奶瓶相关联。当你看到宝宝满足地在乳房上睡着了，你也会感到心满意足。即使你的宝宝看起来只是在乳房上得到安抚，这种方法也能给你带来舒适感，并在你和宝宝之间建立起情感的纽带，同时为你的乳房提供额外的刺激以提升产奶量。相反，如果先亲喂再喂奶瓶，可能会令人沮丧，破坏你的自信心，导致母乳喂养的次数越来越少。

这项技术的关键是，每次用奶瓶补充的奶量比宝宝通常需要摄入的量少

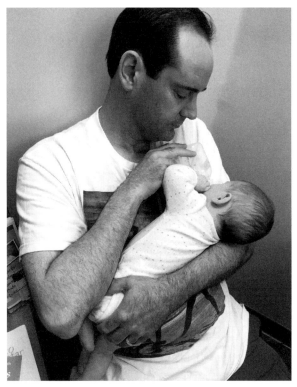

让宝宝面朝你进行奶瓶喂养，可以强化良好的
母乳喂养技能

7 ~ 15 ml。如果用奶瓶喂得太多，宝宝就不饿了，无法在乳房上好好吃奶或吃得时间足够长。如果奶瓶补充喂养的奶量太少，宝宝可能没有耐心在乳房上吃奶。当宝宝看上去很放松或快要吃完奶瓶里的奶时，请立即切换到乳房喂奶。如果他表现出很烦躁，并且在母乳亲喂后仍然想要补充更多的奶，请再次将奶瓶给他，但是请确保宝宝最后还是回到乳房上结束喂养，哪怕只是短暂的一两分钟。你需要几天的反复尝试和试错，才能确定最佳的奶瓶补充喂养量。

　　注意宝宝的身体语言，保持一定的灵活性，这样你就可以在白天和夜里对正常的奶量波动做出反应。例如，你可能发现晚上和早上亲喂之前可以少补充一些奶（或一点都不补充），但是在傍晚可能需要补充更多。根据奶量的正常波动（译者注：24 小时内，妈妈的奶量是变化的，有时候多一些，有时候少一些，这很正常）来决定补充喂养的奶量。随着你奶量的增加，你将能够逐渐减少在亲喂前用奶瓶补充的奶量。这种方法能在多大程度上提升妈妈的产奶量取决于最初妈妈奶少的原因。如果导致奶少的原因是次要因素（译者：参见第1章介绍的奶量公式），而非主要因素，那这种方法的效果会更好。但是无论是哪种原因导致的奶少，这种方法都可以很好地鼓励宝宝在乳房上吃得更久、更有效。

● 如何应对宝宝拒绝妈妈的乳房

如果你的宝宝表现出拒绝乳房的迹象，请尽量不要放在心上。他不是在拒绝妈妈，这仅仅意味着我们需要做出更多的调整，以让宝宝在乳房上吃奶的体验更好。如果用奶瓶吃奶比较轻松，即使妈妈的奶量有所提升，他也可能不再信任乳房。从宝宝的角度来看，奶瓶可以快速满足需求，那为什么要改变呢？增加妈妈的奶量和提高妈妈的乳汁流速是有作用的，但是重新获得宝宝的信任需要花费一些时间，吸引宝宝回到乳房也要颇费心思。温和的方法胜过试图强行解决问题。你需要慢慢尝试，并帮助他逐步过渡。如前所述，将用奶瓶吃奶的宝宝转向妈妈的乳房，让他的脸颊贴在妈妈裸露的胸前，有助于建立更积极的连接。你也可以尝试将奶瓶夹在腋下，最好裸露同侧乳房，这样宝宝从奶瓶中吃奶时会像在乳房上吃奶一样，充分地与你的肌肤接触。在宝宝困倦时提供乳房，并让他趴在你身上进行肌肤接触，以触发其吃奶的本能，这样也可以帮助宝宝克服对乳房的抵抗。

对于布里奇特来说，采用"先提供奶瓶进行补充喂养"的方法是扭转他们糟糕状况的关键："这就是我让偏爱奶瓶的宝宝回到乳房的方式。我们很早就用奶瓶进行补充喂养了，随后发现宝宝开始在饥饿的时候拒绝在乳房上吃奶。后来我改为先用奶瓶喂大约一半的奶，然后让宝宝回到乳房上吃奶，如果还不够，就再用奶瓶喂奶。"

一旦你的宝宝开始含乳，他将逐渐学会在几次喂奶或几天后再次信任妈妈的乳房，喂奶将成为他的愉快体验。艾米·皮特森（Amy Peterson）和明迪·哈默（Mindy Harmer）的"找到乳房和奶瓶的平衡"是一个很好的关于使用奶瓶进行补充喂养的资源（breastandbottlefeeding.com）。如果任何方法都不奏效，请不要犹豫，泌乳顾问可能会有更多方法来让宝宝重启他应有的本能反射。

手指喂养

如果你的宝宝无法在乳房上吃奶，并且你也不想使用奶瓶，那你可以选择手指喂养。手指喂养可以避免使用人工奶嘴，尤其适用于有吸吮问题的宝宝。你可以使用前文中提到的哺乳辅助器，在家中自制手指喂养器。Hazelbaker FingerFeeder™（fingerfeeder.com）是一种市售的手指喂养装置。你也可以像往常一样，将哺乳辅助器夹在衣服上或挂在脖子上，然后将喂养管连接到手指上。

与奶瓶喂养的要求一样，手指喂养的要点之一，是在提供手指之前鼓励宝宝张大嘴巴，以便他学习与母乳喂养相同的技能。一些泌乳顾问还建议喂养者使用最接近乳头直径的手指进行手指喂养。

手指喂养除了使用喂养管，也可以使用具有弯曲的硬头而不是针头的Monoject 412 牙周注射器。它可以容纳 10 ~ 15 ml 的液体，而且价格不高（约1 美元，请参阅哺乳辅助器的相关内容）。那些容量较大的注射器，即使轻轻一推，也会有过多的奶水涌出，而太小的针管可能根本无法容纳足够的奶水。用注射器进行手指喂养是"父母主导"的，而不是"宝宝主导"的，这使你可以更好地控制奶水的流量。对于无法将奶水从喂养管中吸出的宝宝来说，这个方法会更适合。滴管也可用于手指喂养，但不能很好地控制出奶量。

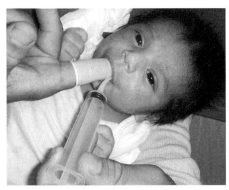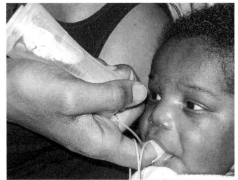

用牙周注射器和 Hazelbaker 喂食器（手套可选）进行手指喂养

在适合的情况下，手指喂养是很好的选择。积极的一面是，你可以控制奶水的流速，还可以将这个方法用于吸吮训练。但宝宝可能会像对奶瓶喂养一样，对手指喂养产生偏好。为了获得最佳效果，请有经验的泌乳顾问对你进行指导和观察并获取他们的建议，这是非常必要的。

杯喂

你可能会认为，用杯子喝奶是一项超越宝宝能力的高级技能。实际上，孕 30 周出生的宝宝已经可以成功地杯喂了，尽管他们还不能有效地进行母乳亲喂或奶瓶喂养。杯喂可避免乳头混淆或者流量混淆，有助于发展宝宝的母乳喂养技能。但是，杯喂容易大量洒奶，这会令人沮丧，并且代价昂贵（如果里面装的是珍贵的母乳）。

几乎所有干净的小塑料杯、玻璃杯或碗都可以用来进行杯喂，一次性纸杯除外，因为其含有对身体健康有害的塑料涂层。也有专门设计的用于喂养小宝宝的杯子，例如美德乐（Medela）的 Soft-Feeder™ 和 Baby Cup Feeder™、阿美达（Ameda）的 Baby Cup™ 和福利（Foley）的 Cup Feeder。美德乐的 Soft-Feeder™ 和福利的喂杯尤其好用，因为它们带有一个小的自动填充储奶器，可以控制奶水的流速。在欧洲，Drickskål 瑞典杯很受欢迎，而很多国

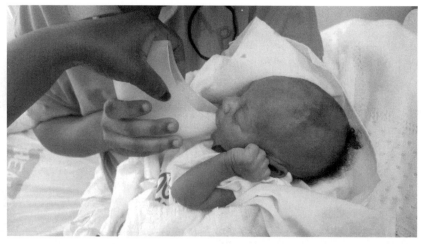

用 kindestCup 进行杯喂［照片由安妮·阿洛伊修斯（Annie Aloysius）提供］

> ## 我可以重复使用吃剩的母乳吗?
>
> 　　困扰妈妈的一个问题是, 如何处理宝宝吃剩的母乳。没有人愿意扔掉来之不易的母乳。母乳喂养医学会(ABM)建议, 如果剩余在奶瓶或其他任何容器中的母乳接触过宝宝的口腔, 那么在几个小时后, 这样的母乳必须丢弃。[11] 其他的初步研究表明, 这样的母乳可能是安全的, 但在更改指南之前还需要进行进一步的研究。[12] 有两个因素会影响到母乳的保质期: 一个是吸奶设备的清洁程度, 另一个是奶瓶和奶嘴的清洁程度, 因为它们是主要的加速腐败的细菌繁殖基地。保持良好的清洁习惯将延长母乳的"保质期"。同时, 如果宝宝经常吃不完你用奶瓶提供的母乳, 下一次请减少放入奶瓶的奶量。当然, 你也可以随时根据需要增加奶瓶中的奶量。

家都在使用的 kindestCup 既可以用来收集妈妈的奶水, 又能直接给宝宝喂奶(kindestcup.com)。有关杯喂的更多信息, 请参见 bit.ly/MMM-Cup。

如何停止补充喂养

　　如果你的奶量显著增加, 你的宝宝在增重良好的同时开始不断拒绝补充喂养, 那么是时候停止补充喂养了。喂奶前后的体重测量可以确定他是否获得了所需的奶量, 或者你可以监测他的大小便和定期的体重增长情况。

　　如果宝宝尚未拒绝补充喂养, 但你的奶量似乎正在增加, 或者他开始比正常标准增重得更快, 请尝试每隔几天就将每顿的补充喂养量减少 7 ~ 15 ml。有时候, 你可能需要慢慢来, 因为补充喂养的奶量暂时降不下来。如果你的奶量没有充足到可以替代补充喂养, 切勿突然停止补充喂养。

用固体食物来补充喂养

在宝宝半岁左右引入固体食物是一个重要的里程碑。开始时，宝宝吃固体食物的量通常很少，每餐约 1 茶匙（5 ml）。固体食物的引入标志着宝宝对母乳或配方奶的营养的完全依赖已经结束。此时，父母通常可以逐步用固体食物代替补充喂养。但是，请确保是用固体食物代替补充的奶量，而不是你的母乳。

第 5 章

顺利开启乳汁生产

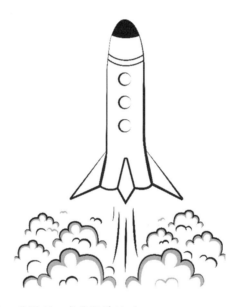

［图片由曼珠拉·桑帕斯·塞纳拉特纳（Manjula Sampath Senaratna）提供］

如果你怀孕了，你可能会因为曾经的奶量问题、乳房手术、激素问题、泌乳问题或家族病史等而担心自己没有足够的奶。但是，在深入探讨如何增加奶量之前，让我们先谈谈如何为"母乳工厂"的顺利启动奠定基础。如果你的宝宝已经出生，那本章能为你揭开当初开局不顺的谜底。

泌乳曲线

在乳制品行业中，如何让奶牛大量产奶是一门科学。农民会谈论奶牛的"泌乳曲线"，泌乳曲线揭示了奶牛的产奶量会随时间的不同而变化。[1]这条曲线是如何变化的呢？是一开始很高，然后下降到较低的水平吗？还是开始时较低，然后逐渐升高？或者一直保持不变？由于奶牛的产奶量与利润直接相关，农民密切关注所有影响奶牛泌乳能力的因素。

让我们用一个比喻来更好地理解泌乳曲线。女性在产后开始哺乳就像发射一枚火箭。要使火箭顺利发射，你需要尺寸合适、功能良好的发动机（你的乳房）和大量燃料（激素和刺激），以使其克服重力作用而离开发射平台。你需要给火箭设定一个航线，使它向上和向下的力量达到平衡（频繁、有效的哺乳），以确保火箭到达既定轨道。如果火箭加速度不够，重力可能会将其比原计划更早地拉回地球。对于母乳喂养而言，频繁、高质量的哺乳会提供泌乳的动力，以实现母乳喂养的既定目标。

泌乳的最初目标是全面启动并达到最大产能，之后维持奶量以满足宝宝的需求，并随着宝宝的长大而逐渐减产。乳汁的生产依靠充足的乳腺组织、大量的激素分泌以及对乳房的频繁刺激和乳汁的及时移出。所有这些因素共同作用，协助火箭成功发射并顺利进入外太空。火箭的燃料量有限，它需要上升到足够的高度才能进入重力较低的大气层，之后只需较少的动力就能继续运行，直到完成任务为止。

想象一下，如果在火箭达到既定轨道之前燃料供应量减少会发生什么？如果燃料从一开始就不充足怎么办？火箭会被重力拉回地球，并且可能永远不能抵达目的地。此外，火箭如果想在较低高度的轨道运行，难度更大，因为越靠近地面，重力就会越强，并且燃料的供应是有限的。

人体激素会启动火箭发射的倒计时和升空过程，然后频繁、有效哺乳，会进一步促使乳房（发动机）运转加速。[2] 宝宝出生后立即进行频繁有效的喂养（或吸奶），会让泌乳素水平激增，并刺激发育出更多的泌乳素受体，使乳房这一发动机能够更好地运行。[1] 各种因素相配合可确保你的火箭从地面顺利发射并迅速进入轨道。当泌乳素水平开始正常下降时，已经就位的大量受体可确保泌乳维持在足够的量，满足宝宝的需求。

发射是成功完成任务的最关键阶段。如果一开始出现问题，则任务受阻的可能性更大。这就是为什么我们专门用一整章来讲解如何让哺乳有一个良好的开端。我们知道，对于某些读者来说，母乳喂养的开启阶段已经过去了，她们可能面临着其他问题。现在的重点是，请不要惊慌，要相信大自然给予人类母婴的力量，我们是有办法最大程度地发挥这种能力的。并非所有的火箭发射都能按计划顺利进行，如果中途有变，后方的火箭科学家会被要求进行快速的远程调整以弥补损失（也被称为"B 计划"）。如果你正是这种情况，在阅读下一章之前，你仍会在本章中找到有用的方法。

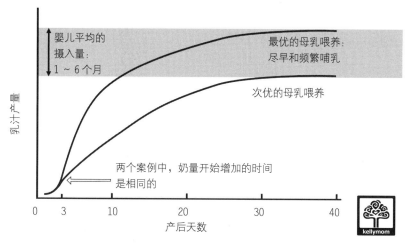

产后头几天尽早和频繁的母乳喂养对乳汁产量的影响示例
（由 © Kelly Mom and Kelly Bonyata 授权使用）

产前学会手挤奶

关于分娩，有很多事情是你无法掌控的，但挤奶这件事你可以说了算！如果你怀疑宝宝是否在有效吸吮、是否吃到了足够的奶，"用手挤出初乳"将向你的身体发出"开始行动"的信号，以发射产奶"火箭"，从而进一步为宝宝提供富含乳糖的乳汁。

只要你没有早产的高风险（如果有的话，应禁止性生活），产前挤奶是非常安全的；跟孕期、哺乳期的手挤奶相比，刺激也更小。[3]你可以从大约孕36周开始练习，练习产前挤奶的最佳时间是在洗澡之后，这时更容易挤出初乳。你的目标不是非要挤出很多乳汁，而是要找到自己乳房上的"最佳位置"来高效挤奶。如果你能挤出一两滴，那就太好了。如果你可以轻松挤出很多并想要保存起来，这也很好。在产前练习挤奶，要比在产后倍感压力的情况下容易得多。第 13 章介绍了手挤奶的所有操作细节。如果你自己很难掌握如何有效挤奶，请考虑预约一位 IBCLC 做产前的哺乳咨询。不是每个人都擅长于此，专业人士自有其价值！曾经有过奶量不足问题的妈妈也可以看看第 19 章中的扩展讨论。

寻找支持母乳喂养的儿科医生

谈到哺乳支持，宝宝的医护人员对你的帮助可能很大，也可能不大，而你的确需要协助。大多数人都是根据朋友的反馈来选择儿科医生的，这个方法不错。但是医生们真的支持母乳喂养吗？许多人说他们支持，但他们的实际做法并非如此。他们如何应对宝宝的生理性减重或增重缓慢？他们对宝宝吸吮问题（例如由舌系带异常引起的母乳喂养问题）有多了解？对于处理舌系带问题，他们是支持还是反对？他们是否会与泌乳顾问合作并转介？他们是否会建议妈妈通过吸奶来提供补充喂养，还是在母乳喂养进展不顺利的情况下习惯用配方奶来解决问题？他们对宝宝黄疸或吐奶有何建议？他们是否期待宝宝到了一定的月龄就必须睡整觉？他们如何看待 1 岁以上宝宝的母乳喂养？一些妈妈可能还想知道宝宝的医护人员对使用捐赠母乳的态度。

医患之间能否良好地沟通是我们要考虑的重要方面。如果医护人员愿意倾听你的担忧并接纳新的资讯，那他们并不需要知道所有问题的正确答案。对于那些看起来无所不知，但是没时间倾听你需求的医护人员，请慎重选择。只有当你深入了解之后，才能找到合适的人。如果你对事情的进展感到不满意，你可以考虑更换医生。

制订有利于母乳喂养的分娩计划

分娩经历本身为母乳喂养的开启奠定了基础。现在的妈妈比之前的任何一代都更可能经历多种分娩干预措施：接受技术催产或药物催产、被给予镇痛药、接受剖宫产，这些都会影响你的母乳喂养能力。[4] 如果你的宝宝还没有出生，请从现在开始为分娩做好准备，避免不必要的干预程序如择期引产，尽量减少使用催产药物，按照你的个人意愿提前做好规划。

国际拉玛泽协会对于如何使分娩和母乳喂养有良好开端的 6 个建议[5] 是：

1. 让分娩自然发动。

2. 产妇在整个分娩期间可自由移动。

3. 给予持续的分娩支持。

4. 避免不必要的干预。

5. 产妇直立或利用重力将宝宝自然向下推。

6. 母婴不分离，母乳喂养和肌肤接触的机会不受限。

科学研究不断证明自然分娩的方式才是最好的！如果你在医院分娩，那些被定为"爱婴医院"和那些在 mPINC（新生儿营养和照护的产科实践）上得分较高的医院更可能支持这些做法，并且母乳喂养率更高。[6, 7]

如果实施了剖宫产怎么办

大多数剖宫产宝宝也可以顺利开启母乳喂养。但如果你在分娩过程中使用了一段时间的药物或接受了全身麻醉，你的宝宝可能会更困，对吃奶的兴趣也不高。如果你知道自己将要接受剖宫产，那么积极主动地提前做些准备可以帮助你顺利开启哺乳。看看是否能等到分娩自行发动（而非人工干预），这样胎儿已经足够成熟，并且在没有医疗指征时不要使用静脉输液。提前了解一下你选择的医院的情况，询问医护人员是否可以让你在产后立即与宝宝进行肌肤接触，并在脐带自行停止搏动之后再剪断脐带。新生儿通常会被带到保温台上，但研究表明，在妈妈的胸口进行肌肤接触可以让他们的生理体征更稳定，也能减少妈妈的焦虑及术后镇痛药的使用，并有助于开启母乳喂养。[8-10] 如果宝宝准备好了吃奶，请妈妈不要犹豫，要立即寻求帮助，协助宝宝含乳。记住，主动寻求帮助的人得到的帮助更多，要勇于提出自己的需求！

在产后"黄金一小时"开始哺乳

产后的第一个小时，被称为"黄金一小时"，是妈妈开启泌乳的最佳时间，就像火箭准备点火发射。理想情况下，妈妈应该在宝宝准备好后立即开始哺乳。当大多数的新生儿被放在妈妈的胸前时，他们会找到乳房并在头一个小时内开始吸吮。[11] 在这个黄金一小时内，触发分娩的催产素会促使初乳分泌更加顺畅，从而更容易被吸出，因此宝宝们也能够吃到更多的初乳。错过此窗口期的宝宝可能会进入休息期，在接下来的数小时内因过度困倦而无法尝试吃奶，而初乳会再次退回到乳腺管内。宝宝延迟吃奶会增加其低血糖的发生风险，随后可能会被建议以某种方式进行补充喂养（此时可能是你第一次会用到手挤奶这个技能）。产后黄金一小时如此重要，这也正是我们建议晚断脐、尽早让母婴肌肤接触的原因。一些非紧急的任务，如给宝宝洗澡和称重，可以稍后进行。[12] 只要宝宝健康，无须做任何医疗处置，就让他尽量待在妈妈身上并遵循他的吃奶节奏，这将有助于"母乳工厂"早日开工。也

宝宝出生后应该立即洗澡吗？

产后将赤裸的宝宝（或只穿着尿布）放在妈妈的胸口，宝宝会将他身上的羊水带到妈妈的乳房上。羊水的气味会像跟踪信号一样，将宝宝吸引至妈妈的乳房，并触发其自然的寻乳本能。[13] 如果宝宝在出生后立即洗澡，这种熟悉的气味就会消失，会让宝宝的寻乳反射变得迟钝。研究表明，仅将第一次洗澡推迟至少 12 ~ 24 小时，即可提高母乳喂养的成功率。[14]（请参阅 bit.ly/MMM-Bath 上的精彩讨论。）如果你还可以晚点擦洗自己的乳房——仅仅稍微调整下这些产后的常规操作，就会让宝宝更好地发挥其自然本能，寻找到乳房并且吃上奶，这是让产后哺乳自然开启的最好方式！

许不同的医院会有不同的做法，请妈妈保持微笑、礼貌和坚定。这是你的孩子，而不是医院的，你的选择很重要！

如果你错过了产后黄金一小时怎么办

如果你没有实现理想的分娩呢？如果有分娩并发症，你的产后第一个小时可能会面临母婴分离。即使你和宝宝在一起，也并不是所有的宝宝都能在分娩后立即顺利含乳。不能在出生后立即哺乳，并不代表母乳喂养注定失败。这仅意味着我们需要做更多的事以开启母乳喂养和乳汁生产。

如果你和宝宝产后分离，无法实现母乳亲喂，或者你怀疑宝宝不能很好地吃到初乳，那么你能做的最重要的事就是频繁挤出初乳，从而快速启动泌乳。[15] 请尝试至少每 3 小时挤一次奶，直到自己宝宝能够开始吃奶。斯坦福大学医院的简·莫顿（Jane Morton）博士大力倡导，在产后头 3 天，如果宝宝无法吃奶或吃得不好，妈妈应该使用手挤奶。她与许多妈妈和早产儿密切合作。她的研究发现，频繁手挤奶（每天 5 次或更多），再加上吸奶器吸奶，会

肌肤接触：作用强大的方法

让宝宝待在你裸露的胸前，会带给你很多惊喜。当宝宝听到妈妈的心跳，他的呼吸会变得有节律。当他吸收到妈妈身上的热量时，他的体温就会稳定下来。当宝宝闻到羊水（或是之后的母乳）的气味并感受到妈妈的皮肤时，寻乳反射会被触发。[17] 即使分娩不顺利的宝宝也会寻找乳房，许多宝宝第一次趴在妈妈胸前就开始含乳了。肌肤接触，也称为袋鼠式育儿，有助于妈妈增加奶量。[17-19] 最重要的是，宝宝来到"餐厅"并闻到你的奶味时，才更有可能开始吃奶。[13, 20] 因此，如果有人已经把宝宝包裹起来了，请放心地帮宝宝解开吧。如果需要保暖，你可以用毯子把你和宝宝都盖上。

让妈妈之后产奶更多。[16] 移出初乳对你的母乳喂养开端影响深远，我们希望你能花点时间观看莫顿博士的有关手挤奶（bit.ly/MMM–HandExpress）和产后1小时内母乳喂养（bit.ly/MMM–FirstHour）的视频，你会收获良多。

良好的含乳是保证最佳奶量的关键

道理非常简单：宝宝良好的含乳，可以保证他从乳房摄取到更多的奶，并刺激乳房的泌乳量达到最高水平。近年来，关于如何实现最佳含乳的观念不断发展，其基本目标是使乳头及乳房被宝宝含在口腔深处。就在几年前，母乳喂养书籍还会教导母乳喂养的"正确方法"，并附有分步说明，就像食谱书一样。现在我们变得越来越灵活，因为我们逐渐了解到，含住乳房没有唯一正确的方法，只要我们不去全权代劳，而是让宝宝主导整个过程，含乳就会变得效果更好，也更容易。如果你还从来没尝试过，试试向后半斜靠着的"后躺式"哺乳姿势。宝宝趴在妈妈裸露的胸前，就会自动开启他的寻乳本能，以自然的方式自行找到乳房。有些宝宝似乎不愿意张大嘴巴，但当他们开始含乳时，会本能地尽力而为。无论做什么，达到良好含乳的最基本措施是你和宝宝都保持舒适状态，这样乳汁才能被高效移出。

当宝宝含乳时，请密切关注你的感受。哺乳初期，你的乳头有些敏感很正常，但是如果真的很痛，可能是宝宝含得太浅了。改变你的哺乳姿势，或者改变宝宝含上乳头的方式（译者注：比如从妈妈把乳房塞给宝宝，变成让宝宝自主含乳），可以帮助宝宝含乳更深。请记住肌肤接触和后躺式哺乳的"魔力"。如果妈妈乳头疼痛持续存在，且无论从外观看起来宝宝含乳有多完美，都有可能出现问题。此时要寻求帮助，但不是求助于那些告诉你"就这样继续忍痛坚持"的人。

与此同时，让你的乳汁流动起来，不要仅仅依靠吸奶器，因为在乳房开始大量产奶之前，用手挤奶通常比吸奶器能挤出更多的奶。[21] 此外，吸奶器将奶水吸出的同时，会使妈妈的乳头变大，导致宝宝含乳更加困难。你可以换个方式，尝试用手挤出几滴初乳，用塑料勺子接住，让其他人喂给宝宝，你

前 3 天频繁吃奶是宝宝没有吃饱的信号吗？

在出生后的前 3 天，许多宝宝吃奶都是永不满足，会一直持续到妈妈的乳汁开始大量分泌为止。宝宝好像在进行一场马拉松比赛，会断断续续地一吃就是好几个小时，吃奶时间没有明确的开始或结束，你甚至会怀疑宝宝有没有停下来呼吸！但这并不意味着目前你的奶量满足不了他的需求。对于正在适应子宫外新生活的宝宝而言，哺乳令他安心。除此之外，新生儿出生时胃容量很小，随着乳汁的大量分泌，他的胃在第一周也会逐渐延展变大。宝宝频繁吃奶，是在努力帮助你加快乳汁的分泌，当妈妈的奶水开始大量分泌，宝宝的吃奶间隔也会逐渐拉长。

则继续进行手挤奶，并用第二个勺子接住挤出的奶。如果你不能挤出很多初乳，也并不意味着你没有奶。产后体内水分滞留会导致妈妈的乳房组织肿胀，使乳汁在最初几天难以挤出来，而且手挤奶是一项需要练习的技能，一开始你可能还不熟练。幸运的是，宝宝一开始需要的奶量并不多。他们在头 24 小时平均每顿需要摄取的奶量约为 1/2 ~ 2 茶匙（2.5 ~ 10 ml），在 24 ~ 48 小时内平均每顿需要摄取的奶量为 1 ~ 3 茶匙（5 ~ 15 ml），在 48 ~ 72 小时内平均每顿摄取的奶量为 1 ~ 3 汤匙（15 ~ 45 ml）。[22] 新生儿每次对奶的需求量差异很大，无论你能挤出多少，每一滴乳汁都是弥足珍贵的。

有一种方法可以软化妈妈的乳晕，这样既可以帮助宝宝含乳，又可以让妈妈更容易挤出初乳，这种方法被称为反向按压软化法（Reverse Pressure Softening，RPS）。你只需要向后靠着坐，将 2 根或 3 根手指放在乳头根部的左右两侧，稍微用力下压，按住约 30 秒钟，然后将手指移动到乳头根部的上下两侧，并重复上述动作。持续的压力会将乳晕处的液体向后推，使该区域变软并让乳汁流动起来。你可以在 bit.ly/MMM–RPS 上了解更多有关 RPS 的信息。

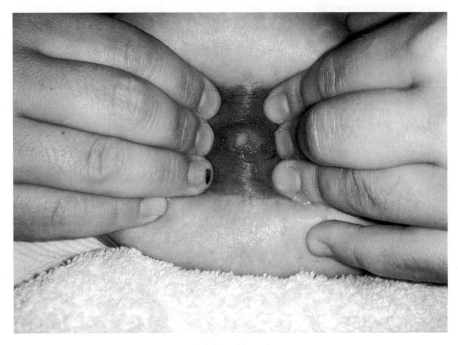

反向按压软化法

　　有时，因为身体摄入了大量多余的液体，或者因为生理性问题，乳房严重水肿，无法排出任何一滴奶。泌乳顾问玛雅·博尔曼（Maya Bolman）传授了治疗性的乳房按摩法（Therapeutic Breastfeeding Massage for Lactation，TBML），以减少乳房的水肿并触发喷乳反射。[23] 你可以从 vimeo.com/65196007 学到相关内容。

优化乳汁的移出

按摩和挤压乳房

　　当你的宝宝含乳良好时，最大限度地排空乳房有助于强化"需要制造更多乳汁"的信号。在喷乳反射过程中乳汁向外喷出，宝宝可以吸吮最多的乳汁。但是，母乳不足时喷乳反射会较弱（乳房内部压力较小），因此宝宝可能无法完全（通过吸吮）排空妈妈的乳房。为了帮助宝宝吃到更多的奶，妈妈在喂奶之前和喂奶期间都可以轻轻按摩乳房。[24, 25]

　　哺乳妈妈还可以采用挤压乳房的方式，即用手在乳房外部施加压力，将剩余的乳汁推向乳头。具体的做法是：用一只手的拇指按住乳房一侧，而其他手指放在另一侧，远离乳晕，全部手指配合握住乳房。拇指和其他手指一起相对用力，轻柔而有力地按压乳房组织（不应弄疼或挤压到乳腺管），保持这个手法（译者注：不用来回挤压），并轻轻向前推。如果你感觉到有任何发硬或块状区域，应集中向这个区域用力，因为那里可能有大量的乳汁积聚。通过这种方式，宝宝通常会开始更快地吞咽。当他的吃奶速度开始变慢时，将你的手指轻轻松开，并转移到乳房上另一处坚实的区域，重复上述过程。

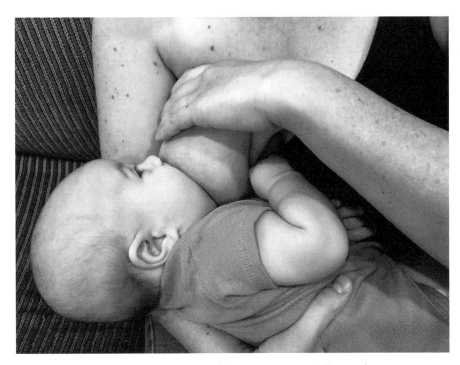

在哺乳时，你可以用能够自由移动的那只手挤压乳房，
以帮助宝宝吃到更多的奶

担心成为"人肉安抚奶嘴"？

宝宝吃奶不仅是为了获取食物，这样的说法没有错。频繁哺乳不会让宝宝养成不良习惯或对妈妈的乳房产生不健康的依赖。乳房给宝宝天然的安抚，而安抚奶嘴只是乳房的人工替代品。宝宝吃奶除了因为饥饿，还有许多其他原因：缓解疼痛、安抚情绪、帮助入眠或者仅仅是因为在你的怀抱里感受良好。宝宝想要吃奶总是有原因的。数十年的婴幼儿发展研究表明，当宝宝的需求得到满足时，他们才能学会信任他人并获得安全感。但是，如果你怀疑宝宝吃奶的状况确实不正常，请遵从你的直觉并给宝宝做进一步的检查。在某些情况下，宝宝确实是因为吃不饱而一直"挂"在你的胸前。

母婴亲密接触和频繁哺乳

研究表明，没有特殊情况不应该将健康的母婴分开。事实上，当母婴在一起时，他们的压力水平较低，[26]这就是为什么母婴同室和母婴共同照护成为当今医院的标准做法。产后母婴彼此靠近，会刺激宝宝更加频繁地吃奶，有助于妈妈观察并及时回应宝宝的饥饿信号。只要妈妈感觉宝宝的含乳是舒适的，宝宝也愿意，请确保 24 小时内至少哺乳 8 次。要知道，在产后初期妈妈频繁哺乳是正常的，尤其对于那些有奶量不足风险的人。为了达到最佳产奶量，频繁哺乳是必不可少的。这样还有助于增加乳房的储存容量，让你可以一次为宝宝储存更多的奶。总体来说，想要产奶更多的最佳方法就是移出更多的奶。

克服"访客综合征"

每个人都想见见你的新生宝宝，但这可能会让你付出代价。一些妈妈在医院里给宝宝用奶瓶喂奶，是因为她们觉得在他人面前哺乳或吸奶很不舒服，或者她们会等他人离开才给宝宝哺乳。当你和宝宝从医院回到家中，朋友和亲戚来看望新生宝宝时，你可能会继续经历"访客综合征"。如果客人远道而来，你会觉得必须要陪一陪。实际上，你真的需要偷偷溜走，以获得一些私密时间来哺乳或休息。更糟糕的是，好心的亲朋好友会要求用奶瓶给宝宝喂奶；或暗示宝宝还不饿，只需要抱抱即可；或建议给宝宝一个安抚奶嘴；或认为抱着宝宝走一走就好；或催促你给宝宝拍个嗝……他们会做出各种解读，但就是不认为宝宝需要回到妈妈的乳房上，因为宝宝已经吃得"太频繁了"。当所有客人都离开后，你会精疲力尽，宝宝也很累。更得不偿失的是，你的奶量开始减少。[27] 如果拒绝访客，你担心会伤害他人的感情，但是，目前建立奶量对你来说真的非常重要。这真是一个两难的处境。试一试这种做法吧，提前主动给客人发送友善的短信："我们很希望您和我们的宝贝见面，但我们自己先需要一段时间熟悉宝宝。感谢您的理解，等我们准备好了，会第一时间联系您！"

哺乳后要额外挤奶吗

产后的头几周是最大化提升奶量的黄金时间，有的哺乳妈妈会问："我是否应该从一开始就在哺乳后额外吸奶？"

如果你的宝宝吃奶良好且频繁，并且你没有任何奶量不足的风险，那么在哺乳后再额外挤奶会增加你的工作量和压力，这么做弊大于利。如果你曾经历过奶量不足，很担心会重蹈覆辙，或者你有其他奶量不足的风险，那么在增加哺乳次数的同时，从产后第 4 天开始，请使用高质量的吸奶器（参见第 13 章）吸奶。这是利大于弊的。这样做的目的是确保哺乳后乳房能够被充分排空，以便将母乳产量提升到最高水平。记得照顾好自己，在挤奶与休息之间寻求一个平衡。额外挤奶应该助力于你的母乳喂养，而不是给你带来沉重的负担。当你知道自己的奶已经足够时，就可以逐渐停止吸奶了。

不要跳过夜间哺乳

大多数妈妈白天都给宝宝按需喂养，但她们却渴望在夜间的睡眠不被打扰。事实上，新生儿通常在白天睡得更长一些，在晚上则要吃得更多。你常常会希望，如果有人能在你睡觉的时候代替你来喂奶该有多好。但是，你需要了解的是：长时间不喂奶，意味着减少了乳汁移出，这会向"母乳工厂"发送"让生产线慢下来"的信息。夜间睡眠时，你的泌乳素水平较高，泌乳素对宝宝吸吮的反应也比白天更强。[28, 29] 同时，你在夜间睡得好，又非常放松，能让乳汁更容易流动。这些神奇的机制联合起来，将极大地提高你的奶量。

实现在宁静的夜间哺乳的第一个关键，是采取一个适合你和宝宝躺在床上的哺乳姿势（而不是躺在躺椅或沙发上，这会大大增加宝宝窒息的风险）。尽管这对于某些人来说很容易实现，但对于另一些人来说，需要时间和反复尝试才能成功。一旦你掌握了夜间哺乳的技巧，你会发现自己可以边哺乳边打盹，尤其是在你的宝宝大一点并且学会轻松地自主含乳时。美国儿科学会建议，在夜间妈妈与宝宝可以同室但不能同床睡眠，但是他们承认，当你在夜间哺乳时，不可避免地会有"睡着的时候"。他们只是建议你在醒来后将宝宝移至与大床相连的婴儿床或独立的婴儿床上。[30] 即使你会在哺乳时睡着，在你已经为夜间哺乳做好准备的床上进行哺乳，也要比在沙发或扶手椅上边哺乳边入睡更加安全。

其次，妈妈白天至少要小睡一两次。时间不必很长，但是一旦宝宝入睡，你就闭上眼睛，迷迷糊糊地睡上一会儿。你应该随着宝宝的睡眠模式安排自己的生活。你会惊讶地发现，一次额外的小睡会让你受益良多。即使是小睡片刻，也会让妈妈体内的泌乳素水平升高。如果你还有其他年幼的孩子需要照顾，抽不出时间安排小睡，是时候向家人和朋友寻求帮助了，这样你就可以小憩片刻了。

最后一个关键要素是心态平和，在夜间休息良好的妈妈认为这一点至关重要。那些只看到目前的压力并讨厌夜间哺乳的人，通常会在夜间醒来时感

同床共眠有多危险？

在世界各地，妈妈与宝宝同睡并在夜间哺乳已经有悠久的历史了，为什么现在我们认为父母和宝宝同睡这件很自然的事是很危险的呢？是大自然改变了预先的设定吗？原因是，人们担心宝宝因与父母同睡而发生新生儿猝死综合征（Sudden Infant Death Syndrome, SIDS）或窒息，但如果你遵循"安全同睡七原则"（llli.org/the-safe-sleep-seven），则这两种风险都不会发生。以下是"安全同睡七原则"的具体内容：

（1）跟宝宝同睡的人在家里或外面都不吸烟。

（2）父母神智清醒（未饮酒或服用使人昏昏欲睡的药物）。

（3）昼夜均坚持母乳亲喂。

（4）宝宝是健康足月儿。

（5）宝宝仰卧睡觉。

（6）宝宝衣着轻便，未被包裹。

（7）睡在安全的平面上。这一条是指床垫硬实，没有额外的枕头、玩具，也没有厚重的被褥，用毛巾或毯子填好床边的缝隙，并让宝宝的头部露在被褥外面。[31, 32]

有关安全同睡的更多信息，我们推荐阅读国际母乳会的书籍《甜睡：母乳喂养家庭的夜间和小睡策略》（Sweet Sleep: Nighttime and Naptime Strategies for the Breastfeeding Family）。这本书的内容是以大量研究为依据的。

到疲倦、脾气暴躁和易怒。那些愿意满足宝宝暂时的夜晚需求的妈妈，会将其看作是育儿的过渡阶段，或馈赠给宝宝的礼物。她们通常夜间休息得不错，生活也能正常运转。实际上，她们甚至都不记得自己的宝宝在晚上到底吃过多少次奶。用积极的态度看待夜间哺乳、尽力安排白天的小睡，以及夜间尽早入睡，这些做法一定可以让你更加精力充沛。

话虽如此，有时候妈妈会感觉筋疲力尽，这也会给奶量造成负面影响。任何规则都有例外，你可能需要在下午或晚上放个假，让其他人照看宝宝，这样你可以睡到自然醒。通常，经过这样的调整，减少的奶量会回升。只要这种休假情况不是经常发生，你的奶量也就不会有问题。

当心过紧的文胸

如果你平时穿文胸，那需要选择尺寸合适的。在这一点上，你可以为自己做适当的投资。文胸过紧会减少乳房"仓库"的储存空间并限制你能够储存的奶量，最终迫使"母乳工厂"放慢生产速度。你是否听过，那些不想哺乳的女性会通过束胸来抑制泌乳？请确保你的文胸有足够的空间来适应乳房的胀满，以便你的乳房可以储存所有制造出的乳汁。

总结：哺乳良好开端的基本要素

想要让你的乳汁生产顺利开启，要从宝宝出生起就频繁、彻底地移出乳汁。调整好宝宝的含乳姿势，宝宝就会竭尽全力地吸吮乳汁。你需要做的是，由宝宝来主导。任何时候，只要宝宝想吃奶，就让他吃。你要对全新的育儿生活抱有切合实际的期待，并且好好照顾自己。这些也将有助于你在这段时间内适应甚至胜任新手妈妈的角色。提前做好准备，将宝宝的需求放在第一位，可以最大程度地帮助你发挥产奶潜能，并消除可能造成奶量不足的常见因素。

第三部分

找出奶量不足的原因

罗西奥的故事

　　当我第一次带女儿苏菲亚去体检时，发现她的体重增长情况不好，我怀疑这是我的奶量不足导致的。苏菲亚夜以继日地吃奶，但好像永不满足。针对奶少的问题，我首先采取的干预措施是在喂奶后用吸奶器排空乳房，同时每天服用胡芦巴和燕麦片。如此坚持了一个月，但是我的奶量并没有增加，每天只能吸出总共30 ml的母乳。于是，我开始喝催乳茶，然后尝试服用甲氧氯普胺一个星期。产后两个月时，一名泌乳顾问建议我与医生讨论是否可以服用二甲双胍，因为我患有多囊卵巢综合征。每天服用1500 mg二甲双胍后，我的奶量增加到每次能吸出45 ml母乳了。为了产更多的奶，我又每天增加服用80 mg的多潘立酮，于是奶量增至每次能吸出105 ml。但是，尽管我的奶量已经增加很多，苏菲亚还是吃不够。每次喂完奶后，我能感受到我的乳房内还有乳汁，但苏菲亚不愿意再吃了，而且仍然烦躁不安，一副没吃饱的样子。

　　苏菲亚6个月时，我们终于发现，她不能很好地吸出乳汁、造成喂奶艰难的原因竟然是——舌系带过紧。于是苏菲亚接受了松解舌系带的小手术，手术很成功。我的乳头痛的问题也得到了解决，苏菲亚能更好地吸空我的乳房了。接下来，我停止服用二甲双胍，之后又停了多潘立酮，仅使用一种催乳酊剂来维持奶量。当苏菲亚一岁时，我终于停止了吸奶，只进行亲喂。现在回想起来，我们经历了许多艰难的时刻，包括好心的亲朋好友建议我放弃时、当我为了保持奶量而在凌晨3点醒来吸奶时、苏菲亚在手术后连续两天拒绝吃奶时……在这些时刻，我都觉得很累，能坚持下来真是太不容易了。这期间离不开我丈夫的支持，我们的问题终于得到了解决。

第6章
我的做法有什么问题吗

在接下来的 7 章中，我们将探究导致哺乳妈妈奶量下降的各种原因。这是解决问题过程中很重要的一部分，因为只有找到目前问题的症结所在，才能针对性地制订有效策略，从而尽可能地提升奶量。只有当你能清楚地看到一切时，才能更准确地直击问题的靶心。

找出奶量不足的原因

当你开始探究原因时，请先回顾一下："我是否曾经感觉到自己的奶很多？"假如你能回想起产后第一周的某一天感到乳房很充盈、温暖甚至发硬，那么你的"母乳工厂"刚开工时是运转良好的，只是发生了一些事，破坏了乳汁生产而已。如果是这样，你很有可能在本章或后面三章提到的奶量公式中的"次要因素"中找到你的问题所在。如果你的奶量从一开始就很少，或者尽管你和宝宝在每个方面都做得很好，但奶量却下降了，那么第 10 ~ 12 章奶量公式中提到的"主要因素"即源于你身体的问题，可能就是答案。然而，你的奶量不足也可能是多种原因导致的，这比单一因素对奶量的影响更大。当你看到这些可能性时，试着保持开放的心态，因为答案可能是你原本意想不到的。

奶量公式中的"次要因素"可能跟哺乳管理、妈妈的饮食、怀孕 / 分娩经历及宝宝自身情况等因素相关。这些问题导致奶量不足往往比"主要因素"

带来的问题更容易解决。我们将从你能把控的原因开始着手，比如你喂养宝宝的频率和时间、你的哺乳姿势、你的饮食以及中草药和西药可能对你的奶量造成的影响等。这些问题大部分都很容易得到解决。

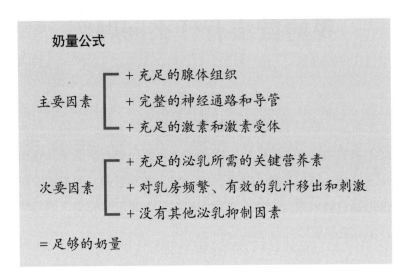

含乳问题

产后头几周奶量不足的一个常见原因是宝宝含乳不良。当宝宝含得太浅时，他的嘴没有含入足够的乳房组织以有效地吸出乳汁，有点像喝水的时候咬着吸管。乳汁移出变少，带来的直接后果就是妈妈的奶量下降。

含乳不良通常表现得很明显——妈妈的乳房在哺乳结束后没有变软，即乳汁没有被有效移出。由于宝宝含乳浅，乳头容易被摩擦，就会引起妈妈的乳头疼痛和损伤（这是不正常的）。当含乳不良的情况变得更糟时，宝宝会在乳房上表现得很烦躁，比如其嘴巴容易从乳头上脱落，或者很快在乳房上睡着。严重时，会导致宝宝大小便减少、体重增加不良。此时如果宝宝出现黄疸，即使妈妈的乳汁已经大量下来，但由于宝宝含乳不良导致摄入不足，宝宝黄疸的情况也不会好转。（译者注：新生儿需要摄入充足的母乳，排出足够量的大便，从而从大肠有效排出胆红素，让黄疸值能够自然下降。）虽然在哺乳初期，妈妈的乳房比较充盈，但越往后，如果宝宝不能有效移出乳汁，妈妈就越会感觉到乳房很软、空空荡荡的，没有什么奶水。

一些出于善意但认知错误的医护人员，会建议妈妈限制宝宝在每侧乳房的吃奶时间，以预防或应对妈妈的乳头疼痛。然而，引起妈妈乳头疼痛的原因不是宝宝在乳房上待得时间长，而是含乳和吸吮的方式不佳。限制宝宝在每侧乳房的时间而不纠正根本的问题，会使妈妈的乳汁移出变少，最终必然导致奶量下降。正确的策略应该是，弄清楚妈妈哺乳疼痛的真正原因并积极解决问题。

纠正含乳不良引起的奶量下降，往往是相对容易的。网络上有很多关于如何让宝宝深含乳的文章和视频，你可以试着自己学习并解决看看。如果你尝试过之后，宝宝的含乳问题依然没有改善，那可能与宝宝的有效吸吮能力相关（参见第 9 章），此时，你就需要泌乳顾问的帮助了。

哺乳管理

新生儿必须经常吃奶才能健康成长，并使你的"母乳工厂"正常生产和运行。你的工作是确保宝宝只要想吃就有机会吃。哺乳管理不佳是奶量下降的首要原因，如果没有及早发现，会干扰产奶过程并破坏你的"母乳工厂"。

昏昏欲睡或无需求的宝宝

有句老话说："别自找麻烦。"这听起来是个好主意。当你被告知要按需哺乳，而宝宝此刻没有"提要求"，是不是就不用喂奶了呢？对于体重增长良好、月龄稍大一点的宝宝来说，这是合适的建议，但对于有黄疸、嗜睡或体重增长不良等情况的新生儿来说，这个建议就不合适了。

宝宝嗜睡可能有以下几个原因：

● 分娩过程中妈妈使用了某些药物。药物对宝宝的影响可能是短暂的，但也可能会持续几天。

● 单纯的奶量摄入不足。这种情况也会让宝宝很难醒过来。当宝宝好不容易才醒过来，并发出明显的饥饿信号，如果此时妈妈的乳汁流速不够快，或者宝宝没有足够的体力来吸吮，几分钟后他又会在乳房上睡着。为了储存能量，宝宝可能会睡得更久。在妈妈奶量增加之前，宝宝需要补充喂养来获取能量，才能在乳房上好好吃奶。吃奶时非常容易疲劳或很快入睡，也可能是宝宝的吸吮问题或疾病造成的，这些将在第 9 章中讨论。与此同时，多进行肌肤接触可以刺激宝宝，激发他的吃奶本能。

●黄疸。正常的生理性黄疸是由于血液中胆红素水平升高引起的，是宝宝过渡到子宫外生活的一种正常反应。尽早和频繁哺乳可以刺激宝宝排出大便，以排出胆红素，从而最大程度地减轻黄疸。给宝宝喝水对于减轻黄疸起不到任何作用，因为尿液无法带走胆红素。如果在分娩后的最初几天，宝宝胆红素水平显著上升，那引导宝宝吃奶就更具挑战性了，因为胆红素会让宝宝昏昏欲睡。虽然宝宝需要进食来排出胆红素，但昏昏欲睡的宝宝可能很难积极吃奶。对于黄疸宝宝，我们需要至少每 2 ~ 3 小时就唤醒他来吃奶，直到他能自己在合适的时间主动醒来。你可以使用一些温柔的方法来唤醒宝宝进而鼓励他进食，比如把宝宝直立着抱起来、按摩他的身体、和他说话、给他脱衣服或换尿布。如果亲喂效果不佳，妈妈要用手挤奶或用吸奶器吸奶，然后把挤出的乳汁喂给宝宝。

应对黄疸，宝宝通常需要摄入更多的母乳。给宝宝补充大量的配方奶会让他睡太久，进而降低你的奶量。为了帮助宝宝获得足够的奶水，同时也保证你的奶量充足，一个较好的策略是：在每次喂奶之前或之后补充添加少量（2 ~ 3 茶匙或 10 ~ 15 ml）的奶（可以是挤出的母乳或配方奶）。如果宝宝的胆红素水平非常高，常规应对措施效果不好，那他需要补充更多的奶或暂停母乳亲喂（通常是 24 ~ 48 小时）。[1] 不能给宝宝进行母乳喂养时，妈妈要确保频繁挤奶，直到宝宝可以重新回到乳房吃奶。

不要按时哺乳，要按需哺乳

你每天都是在相同的时间吃饭吗？每次吃饭需要的时间总是一样多吗？答案一般是否定的，但新手妈妈却经常被告知，宝宝应该固定隔几个小时就吃一次奶，甚至每次每侧乳房要吃多长时间也是固定的。

过去的人们认为，只要宝宝有需求就应该给他喂奶，他想吃多久就喂多久，喂奶的频率和时长会因为每个宝宝在特定时间里的情感和身体需求不同而有所不同。但在现代社会中，人们倾向于认为宝宝吃奶只是为了获得营养。妈妈经常被敦促，尽快让宝宝按照时间表生活，或者进行"睡眠训练"，以培养他早期的纪律性，便于让宝宝融入家庭生活，从而使生活更有规律。无论父母是出于担忧还是其他动机，以上通常都被视为重要的育儿目标。然而，这些做法是有风险的，尤其是在母乳喂养初期，妈妈要建立充足的奶量以确保宝宝获得足够的能量时。

制订时间表似乎对妈妈很有帮助，但并不总能满足妈妈和宝宝的需求。依照时间表来决定何时喂奶，而不是遵循大自然的设计——让宝宝来做主，对于奶量充足的妈妈和积极吃奶的宝宝来说也许可以，但对于那些奶量不足的妈妈或吃奶有问题的宝宝而言往往就不合适。即使母乳喂养已经有了一个很好的开始，按照时间表哺乳也会破坏已经建立的奶量，你可能不得不再次重建"母乳工厂"。大一点的宝宝如果继续按时喂养，智商水平也会相对较低，将来的学业成绩也不如按需喂养的宝宝。[2]请记住：顺应自然规律才是最好的。关于什么时候该喂宝宝，如果有人提出的建议违背你的本能，那么也会破坏你的奶量，影响孩子的发育。

单侧喂奶

有哺乳问题的妈妈经常会在网络上寻求各种小窍门。你可能读过这样的文章：如果没有很好地排空乳房，会导致宝宝在喂养结束时吃不到乳汁中足够丰富的、更令人满意的脂肪，这被称为摄入的前后奶不平衡。为了消除这种担忧，有人建议在换边哺乳前要确保先喂的这侧乳房已经被彻底排空。原则上这是没错的，但有些人对此理解得太过片面，并据此建议妈妈每次哺乳只喂一侧乳房。奶多的妈妈能做到这一点，但大多数人做不到。长此以往，宝宝会因为没有吃到足够的奶而导致体重下降，妈妈的奶量也随之下降，因为两侧乳房没有被频繁排空。曾经有泌乳顾问遇到过这样的案例：妈妈用一侧乳房喂宝宝，而把另一侧的乳汁吸出来储存以备不时之需，这导致了宝宝的体重增长不好。解决方法其实很简单——每次都用双侧乳房哺乳。挤压乳房以帮助宝宝从一侧乳房获得尽可能多的乳汁，然后切换到另一侧。如果宝宝看起来已经吃饱了，不想再吃另一侧，那也没关系。如果想收集更多的乳汁，可以在用另一侧乳房喂宝宝的时候，将开始哺喂的那侧乳房中剩下的乳汁吸出来。

有时，"单侧哺乳"（即在一段时间内用同一侧乳房进行一次或多次喂奶）被认为是应对奶量过多的做法。这是一种有效的应对技巧，但使用时必须小心谨慎。这个策略的目的是降低妈妈的奶量，从而恢复双侧哺乳。如果你发现你的奶量从太多变成太少，就要和泌乳顾问谈谈了，请她为你的情况量身制订具体的调整方案。

安抚奶嘴

安抚奶嘴很容易安抚宝宝，从而掩盖了宝宝发出的饥饿信号。人们通常认为，宝宝在哺乳了这么长时间后已经吃饱了，应该在一段时间内表现得很满足，进而给宝宝使用安抚奶嘴，不再喂奶。实际上，一个尚未被满足的"有主见"的宝宝，会把大人给他的安抚奶嘴吐出来，并坚持要吃更多的奶。但是一个性格随和的宝宝则会放弃坚持，继而接受安抚奶嘴。这会强行拉长喂奶间隔，破坏宝宝主导的产奶过程，最终导致妈妈的奶量下降。

有些宝宝会表现为在吃饱以后，如果妈妈没空提供额外的吸吮，就会烦躁，难以安定下来。如果这种情况经常发生，你会想探究为什么宝宝虽然吃得很好，但还是会感到不舒服，以及是否有方法可以帮到他。不管怎样，请记住一点，不要在宝宝需要的时候用安抚奶嘴代替哺乳。

忙，忙，忙

既要照顾孩子，又要应对忙碌的生活，这是极具挑战性的。当你满脑子都是"让我再多做一件事"的时候，可能会无意识地推迟了给宝宝的喂奶。如果你还有年长一点的孩子，而且需要带着孩子们四处奔波，那么你会更强烈地想要推迟给小宝宝哺乳。

在忙乱的生活中，你可能很容易忘记曾经花费多长时间坐下来哺乳第一个孩子。仔细回想一下，是否因为现在的做法和以前有所不同，从而导致了你目前面临的哺乳问题？虽然很难，但是让生活节奏一点点慢下来至关重要。记住，孩子的成长只有一次，没有机会重来。用一个柔软的宝宝背带背着他，可以帮助你在忙碌时也能和宝宝"保持连接"——能及时发现他早期的吃奶信号（寻找乳房、拍打、吸吮拳头）。与此同时，不要害怕寻求帮助。如果有人可以帮忙接送大孩子或者帮你拿些东西，那就愉快地接受吧！我们不能独自完成所有的任务。

我需要睡觉

很多新手爸妈都特别想要好好睡上一觉，因为实在太难实现了。睡眠不足会让我们非常绝望，而小宝宝昼夜不停的需求也似乎永远无法被满足。在传统文化中，父母往往会对宝宝的夜间需求淡然处之。但现代生活充满了各种日程安排和约会（这样的生活方式并不总是适合宝宝），难怪我们会因为睡眠不足而感到紧张，担心人生的这一阶段永无止境。残酷的事实是，自石器时代以来，宝宝的需求并没有改变，我们却要求他们去适应一个快节奏、被科技驱动的社会，而不是我们去适应他们的需求。这对宝宝来说该有多难啊！[3]

在夜间用奶瓶喂养宝宝来代替亲喂最常见的原因是，妈妈想要获得更多的睡眠时间。但是当你睡得很沉，错过了一次哺乳，你就错过了一次分泌乳汁的机会，奶量也会相应减少。如果你想追回这次的奶量，你就要在同样的时间段吸出等量的乳汁。但如果这样做的话，就没必要在夜间进行奶瓶喂养了。妈妈对育儿有合理的预期很重要。如果你的新生儿一天吃 10 次奶，而你想让他晚上连睡 8 个小时，以便你可以有一段很长的不被打扰的睡眠，那如何来安排喂奶呢？扣除睡眠的 8 个小时，宝宝还剩下 16 个小时，这意味着他需要每隔 1.5 ~ 2 小时吃一次奶。要实现这一目标的前提是妈妈的乳房有足够的储存能力，并且经过夜间长时间的"休息"之后，妈妈产奶的速度快于宝宝吃奶的速度。你真的能适应这样的状况吗？这样对比看来，也许让宝宝昼夜都能吃奶，会更现实，也更正常。

如果宝宝和你同床睡眠，或者就睡在你的床边，夜间喂奶会更容易。妈妈与孩子同睡是一个历史悠久的传统。但不幸的是，这一传统遭到了抨击，因为报纸上报导的那些悲剧事件激起了妈妈们担心在睡眠中压到宝宝的恐惧。不过，杜伦大学（Durham University）亲子睡眠实验室（Infant - parent Sleep Lab）的海伦·鲍尔（Helen Ball）博士和她的研究团队，以及其他婴儿睡眠研究人员已经明确地指出，宝宝和妈妈天生就应该睡在一起，这会让他们彼此获得更多的休息时间，也让母乳喂养更成功。这不仅能让你的宝宝更容易地吃到奶（而无须通过哭闹来引起你的注意），而且对你的奶量也有好处。你的身体按照昼夜节律来运转，这是人体本该有的 24 小时的生命节奏。原本泌乳素的分泌在夜间就会自然上升，而夜间哺乳会促进泌乳素水平的激增，从而帮助"母乳工厂"补充动力。[4]泌乳素也会让你昏昏欲睡，从而帮助你重新入睡。

如果你选择亲子同床睡眠，一定要以安全的方式进行，就像要安全使用婴儿床一样重要。国际母乳会的《甜睡：母乳喂养家庭的夜间和小睡策略》（*Sweet Sleep：Nigkttime and Naptime Strategies for the Breastfeeding Family*）一书，是获取最新信息和全面解释睡眠安全问题的重要参考。

不必要的补充喂养

当宝宝没有获得充足的乳汁时，进行补充喂养是必需且合理的。但也有一些时候，不必要的补充喂养会减少妈妈的乳汁移出，延长喂奶间隔，从而破坏妈妈的奶量。圣塔巴巴拉母乳喂养联盟（Santa Barbara County Breastfeeding Coalition）调查了妈妈们在产后 12 个月内停止母乳喂养的原因。他们发现，妈妈们通常在奶量出现问题之前就开始使用奶瓶，且很少会注意奶瓶的介入与最终的奶量不足有关。奶量不足的问题往往始于"每天只补充一瓶奶"或"每周只补充几瓶奶"。随着时间的推移，补充喂养的量越多，宝宝就越喜欢奶瓶喂养。逐渐地，妈妈的乳汁不被移出，乳房就不再产奶了。

无理由的补充喂养开始时或许只是"偶尔发生",但它是因母乳喂养管理不佳导致奶量不足的最隐秘的原因。

奶瓶真的有必要吗

即使妈妈和宝宝并不需要常常分开,妈妈们也总是想尝试使用奶瓶,因为担心宝宝以后会完全拒绝用奶瓶吃奶。确实,在出生后的前 3 个月里,宝宝更容易接受奶瓶。但如果你不会经常离开宝宝,那就没有必要这么早开始使用奶瓶。在紧急情况下,可以用杯子、勺子或其他工具喂宝宝吃奶,保证宝宝能够吃饱。仅仅为了将来有可能出现的母婴分离而让宝宝过早使用奶瓶,是没有必要的,这样做还会破坏你的奶量。对奶瓶喂养的妈妈来说,应该要想尽办法让宝宝愿意在妈妈的乳房上吃奶,以防一时之间买不到配方奶,这才是更重要的!

人们经常使用奶瓶的另一个原因是让妈妈以外的人有机会与宝宝建立连接。这是一个巨大的误解。事实是,宝宝可以与那些经常拥抱、抚摸和爱他的人建立连接,而不仅仅是喂养他的人。抚摸是促进人们产生连接的神奇方式。帮助家人找到其他方式——比如给宝宝拍嗝、洗澡和按摩——来与宝宝建立连接,比让他们与你抢着喂奶要好得多。即使是用奶瓶喂母乳,也会影响早期的母婴连接,导致宝宝更喜欢奶瓶,尤其是在母乳喂养已经遇到困难的情况下。

外部干扰

一些哺乳妈妈原本一路"航行"顺畅,直到一些糟糕的建议让她们"翻船"。这通常发生在她们去看病、用药或住院治疗时。一些不了解母乳喂养最新资讯的医务人员,会告知妈妈要在一段时间内中断哺乳。更糟糕的是,几乎没有人指导妈妈如何在中断哺乳时维持奶量。等到再次被"允许"哺乳时,奶量已经被破坏了。多多学习并了解这些事实是你最好的应对策略,而定期规律挤奶是你的备选方案。认真想想,那些告诉你乳汁不安全的人是否精通泌乳原理。在接受暂停哺乳的建议之前,一定要再征求一下哺乳专家的意见。托马斯·黑尔博士（Thomas Hale, PhD）的《药物与母乳喂养》（*Medications and Mothers' Milk*）（每两年更新一次），无论是对父母而言，还是对医疗专业人员来说，都是一个优质又可靠的资讯来源。另外两个信息渠道分别是由美国政府资助的在线资源 LactMed（https://www.ncbi.nlm.nih.gov/books/NBK501922/）和 E-Lactancia（e-lactancia.org）。另外，哺乳妈妈也可以通过 mommymeds.com 的移动应用程序或 InfantRisk 中心的 infantrisk.com 直接获取托马斯·黑尔博士提供的资讯。用知识武装自己，然后和宝宝的医护人员沟通。

乳汁似乎在一夜之间就枯竭了

产后 2 ~ 4 个月，一些哺乳妈妈的奶量会突然下降。她们的宝宝好像总是吃不饱，而妈妈的乳房一直空空的。一种可能的解释是，宝宝正处在猛长期，食欲暂时性地增加了。这其实并不难解决，但如果你开始使用奶瓶补充喂养，就会减少乳汁的移出，进而导致奶量下降。这会导致一个恶性循环：宝宝越来越烦躁，奶瓶喂养越来越多，妈妈的奶量越来越少，直到有一天，你觉得自己真的"没奶了"。

类似的"乳汁枯竭"状况还与按照时间表喂奶有关，即按时（通常是 3 个小时或更长时间）喂养。开始的时候，一切似乎运转正常，直到有一天，妈妈的奶量开始大幅度地下降。最可能的原因是长期、不频繁的哺乳导致泌乳素受体数量减少。一旦泌乳素水平下降，现有的受体就不能再继续维持早期的奶量。更频繁地刺激乳房，奶量可能会有所回升，但有时也很难再恢复到原来的水平。通常更加频繁的喂奶，或许再加上催乳剂的使用（参见第 14 章），是扭转乳汁不足局面的最佳策略。

乳汁似乎消失不见的另一个可能的原因是某种抑制物质的存在，你将在下面的内容中了解更多。还有一种更罕见的情况——尽管有频繁和有效的喂养，但由于激素水平的异常变化，这种现象还是会发生（参见第 11 章）。专业的泌乳顾问可以帮助你回顾病史，分析你在读完本书后收集到的线索，并为你的下一步追奶行动提供指导。

"卑鄙的破坏者"：导致泌乳量下降的常见物质

催乳剂能够刺激泌乳，而催乳素抑制剂是指导致泌乳量下降的物质。一旦你发现并去除了这一令人厌恶的物质，奶量通常会自行提升。接下来介绍的是最常见的催乳素抑制剂，如果你想了解更多，请参考药剂师菲尔·安德森（Phil Anderson）的文章《抑制泌乳的药物》（*Drugs That Suppress Lactation*）。[5]

激素类药物

哺乳妈妈体内的某些激素如雌激素、黄体酮和睾酮水平过高，或者妈妈在哺乳期错误使用了某些人工合成的激素，就会抑制泌乳。人们早就认识到，含有雌激素和黄体酮的"复合"避孕药会大幅度地降低奶量。一种"迷你药片"（单一黄体酮成分的避孕药）不含雌激素，更适合哺乳妈妈。但仍有少数人在使用该药物时奶量有所下降，停药后奶量才得以恢复。虽然没有具体的研究来证实这个观点，但类似的问题已经被报道过了。例如，避孕贴片、皮下植入避孕药和宫内节育器会改变哺乳妈妈体内的激素水平，从而造成奶量下降。

去除以上避孕措施会有助于提升哺乳妈妈的奶量，但许多医护人员不愿意这样做。醋酸甲羟孕酮注射液是一种长效注射型激素节育药物，会带来更严重的问题，因为它的药效会持续 3 个月且无法逆转。最好的选择是使用催乳剂来对抗其药效（参见第 14 章）。[6-9]

激素避孕在产后的最初几周更有可能造成问题，因为产后初期，孕激素和雌激素的受体数量充足，随着时间的推移，它们的数量会减少，激素对奶量的影响也就会相应减弱。许多医生认为，在产后 6 周复查时开始使用这些避孕方法是安全的，但仍有人的奶量因此会受到影响。等待 3 个月或更长的时间后再避孕可以降低奶量减少的风险。除此之外，你还有其他选择，如在一段时间内使用无激素节育器或屏障避孕。

其他药物和维生素

我们已经知道有些药物会抑制泌乳。溴麦角环肽（溴隐亭）曾被用来让不想哺乳的妈妈回奶，现在仍被用于治疗泌乳素水平过高。另一种泌乳素抑制剂——卡麦角林则更常用，因为它更安全，但是它的药效比溴隐亭更持久。有报道称，安非他酮、阿立哌唑和异丙嗪会对某些女性的奶量产生负面影响。[10] 在速达菲（与速达菲 PE 不同）和许多其他治疗过敏、感冒的药物中发现的伪麻黄碱也会降低妈妈的奶量，尤其是在哺乳后期。[11] 在过去的几年里，抗组胺药一直被怀疑可能会降低哺乳妈妈的奶量，不过哺乳妈妈可以选择使用一些新的对奶量没有明显影响的药物（如非索非那定、氯雷他定）。[5]

麦角类生物碱如马来酸甲基麦角新碱（甲基麦角新碱，参见第 8 章）和多巴胺受体激动剂也会降低哺乳妈妈的奶量。据报道，局部注射高剂量的皮质类固醇（曲安奈德酮、德宝甲基强的松龙）导致了 3 名妇女的奶量急剧下降。她们从注射后 1 ~ 3 天开始奶量大减，后来花了 1 个月的时间才使奶量完全恢复。[5]（注：如口服正常剂量的皮质类固醇则不会有此负面影响。）

吡哆醇通常被称为维生素 B_6，高剂量（每天 450 ~ 600 mg）使用对泌乳素和乳汁生成有抑制作用。

佐伊的家族中有很多人都出现过雷诺综合征的表现。当她出现乳头的雷诺现象（灼烧感）时，助产士建议她每天服用 3 次、每次 200 mg 的高剂量维生素 B_6。这种方法很大程度地缓解了她的症状，但她觉得她就要"没奶了"，再频繁地哺乳或使用催乳剂也无济于事。她的伴侣偶然发现，维生素 B_6 曾经被用于抑制泌乳的测试，佐伊使用的药量恰巧在抑制泌乳的测试剂量范围内。[12] 当佐伊停止服用维生素 B_6，她的奶量又恢复了。虽然少量含维生素 B_6 的复合维生素不会降低奶量，[5] 但一篇较早的研究建议，体内维生素水平正常的哺乳妈妈避免服用添加了维生素 B_6 的复合维生素是明智的选择。[13] 你需要维生素 B_6，只是不需要那么多。

酒精

酒精（乙醇）对哺乳的影响已经被广泛讨论。长期以来，在西方国家，很多人建议哺乳妈妈可以喝点啤酒或葡萄酒来放松，同时让乳汁流动起来。啤酒可以提升奶量确实是有记载的，不过更有可能的是，啤酒中的大麦刺激了乳汁的分泌，因为高品质的无醇啤酒也有同样的效果。酒精本身可以刺激泌乳素的分泌，但当血液中的酒精含量升高时，也会抑制催产素和喷乳反射。[14]只要酒精还在你的身体里，它的负面影响就会持续。如果你感到晕晕的，你的乳汁也会对宝宝产生同样的作用。当你不再有醉酒的反应、变得清醒时，酒精就已经从乳汁中消除了。（注：此时吸奶并丢弃乳汁是不必要的，反而会浪费珍贵的乳汁，因为当血液中的酒精含量下降了，母乳中的酒精含量也就下降了。[15, 16]）一般来说，偶尔喝一小杯啤酒或葡萄酒不是问题，长期饮酒才有可能降低奶量。[17]

这里有一个鲜为人知的事实：有家族酗酒史（不是个人酗酒史）的女性，吸奶时身体对泌乳素的反应比那些没有家族酗酒史的女性要弱。她们的宝宝吃奶会更频繁，可能是为了弥补乳汁摄入的不足。如果在喝酒后吸奶，这一差异就更明显了。[18] 你不能改变你的家族史，但请记住，酒精对有家族酗酒史的人的负面影响可能比那些没有家族酗酒史的人更大。

大麻

吸食大麻既可能引起泌乳素水平过高，也可能让泌乳素水平过低。[19, 20] 2018 年的一项研究发现，妈妈在怀孕期间吸食过大麻，宝宝出生体重过低的概率为 50%。与那些未曾吸食大麻的妈妈相比，吸食过大麻的妈妈在分娩 9 周后仍然继续母乳喂养的可能性更小。[21] 在此项研究中，我们不知道有多少妈妈在孕期和哺乳期都吸食大麻，或是否还吸食了其他物质（如烟草），也不知道妈妈不再继续哺乳是否都是因为奶量问题。这些都是影响研究结果的因素。不管怎样，研究结果确实证实了，妈妈吸食大麻会影响宝宝的体重和妈妈的奶量。这让人非常担忧。[19]

香烟

一项全面的研究证实了我们长期以来的认识：吸烟的哺乳妈妈奶量较少，断奶也更早。尼古丁会降低泌乳素的水平，同时影响催产素水平和喷乳反射。[22, 23] 一项研究发现，吸烟女性的乳汁中的脂肪含量比不吸烟者少 20%。

这意味着宝宝要吃更多的乳汁来弥补热量摄入的不足，以满足自身的生长发育。[24] 现在我们发现二手烟也是一个问题：与吸烟成员同住的不吸烟的哺乳妈妈，比家里无烟民的哺乳妈妈的哺乳时间要短。这可能是由于她们的奶量受到了二手烟的影响。[25] 如果家庭成员在家里吸烟，这个问题很难解决。但是如果他（们）在远离你的室外吸烟，那二手烟就不会影响你的奶量。

草药

有些草药会增加奶量，有些草药则会降低奶量。一位泌乳顾问曾拜访她的朋友，朋友说她的每个宝宝在刚出生时，自己的奶水都很充足，但很快奶水就又没了。泌乳顾问看着她的朋友端上了一碗热气腾腾的鸡汤，里面加入了大量的鼠尾草——一种众所周知可以降低奶量的草药。这位妈妈自豪地分享说，她特别爱帮忙的伴侣在每个宝宝出生后都会为她做这个汤！当她停止喝这种汤后，她第一次实现了纯母乳喂养。

另一种在大量食用后会抑制泌乳的可食用草本植物是欧芹。一位妈妈吃了好几份含有欧芹的塔博勒沙拉，结果奶量大幅下降。同样地，虽然食物中含适量的牛至精油并没有什么问题，但泌乳顾问遇到过，当哺乳妈妈使用牛至精油治疗感冒时，奶量会随之下降。另外，茉莉花提取物会降低体内泌乳素的水平，已经被用于抑制泌乳。[5]

大量食用薄荷或者食用浓缩薄荷汁，也会减少哺乳妈妈的奶量。薄荷茶已经被用来应对奶量过多的问题。经常使用含有真正薄荷油的牙膏刷牙，甚至是食用强力薄荷糖，也会影响一些哺乳妈妈的奶量。泌乳顾问简·巴格尔（Jan Barger）讲述了一个妈妈的故事。圣诞节前后，这位妈妈打来电话向简抱怨自己的奶量突然骤减。原来，她一直在吃含有薄荷的拐杖糖（译者注：一种圣诞节的特殊糖果）。当她不再吃这种糖时，奶量就回升了。

除非你经常或大量食用上述草药，否则大多数情况下这些草药是不会有什么问题的。偶尔吃些薄荷糖、拐杖糖，或感恩节火鸡填料中含有的适量鼠尾草，应该都是可以的。

再次怀孕

如果你的奶量突然下降了，而此时你的乳头再次变得敏感，且你有过性生活史，那你可能再次怀孕了！当你的身体为新生宝宝做准备时，体内激素水平就会改变，哺乳不再是首要任务了。在怀孕的最初几周内，你通常会注意到自己的奶量开始下降。许多还在吃奶的大宝宝也会反馈，妈妈乳汁的量和味道都发生了改变。

正常怀孕下的孕期哺乳并不会危及新生儿或引发早产。[26, 27]但有一个因素确实值得考虑，即你怀孕时还在吃奶的孩子的年龄。因为三分之二的准妈妈在孕中期奶量会有所下降。[28]此外，成熟乳在孕晚期会转变为初乳。[29]如果目前正在哺乳的宝宝还很小，可能就需要补充喂养了。

在孕期，有哪些方法可以帮助你提高奶量呢？这真的有点困难，因为这与自然规律相悖，就像你在逆流而上。因为你的身体会把重心转移到为孕育新生儿做准备上。更频繁的哺乳可能会有帮助，但许多妈妈无法忍受，因为怀孕使乳头变得很敏感。使用草药催乳剂是另一种选择，但必须谨慎对待，因为有些草药可能会刺激子宫或对怀孕产生其他影响（参见第 14 章）。

我们从乳制品行业了解到，有这样一个现象：在孕晚期，如果母牛的产奶量几近枯竭，那么在新小牛出生后，母牛的奶量又会非常充沛；相反，孕晚期奶量较多的母牛，产后的奶水却比较少。在孕期刺激奶量增加，会影响新宝宝出生后的奶量吗？虽然这个问题还没有得到正式的探讨，但人类泌乳专家彼得·哈特曼（Peter Hartmann）建议，对此有所担心的妈妈可以从孕晚期开始，只用一侧乳房喂养她的大宝宝，这样另一侧乳房就可以转为只分泌初乳。这是一个折中的方案，既能继续喂养大宝宝，又能让妈妈在分娩后的奶量最大化。[30]尽管许多妈妈在整个孕期都成功地用双侧乳房进行哺乳，但这个建议也许对那些曾经奶量不足的妈妈有所帮助。

第 7 章
是我的饮食在影响奶量吗

"我是否吃错了什么？"这是妈妈们经常会问的问题。当她们在排查影响奶量的各种因素时，首先考虑的就是饮食对自己奶量的影响。一百多年前，那时候的哺乳妈妈、助产士和医生面对这个问题时的答案都是："是，那当然是可能的！"英国医生爱德华·劳斯（Edward Routh）于 1879 年写道："食物不足必然导致母乳不足。"[1]饮食对母乳喂养的影响至关重要，这已经成为数百年来世界饮食文化的智慧。

具有讽刺意味的是，这种"智慧"在过去的几十年中被摒弃了。人们经常指出，在食品供应不足的国家，妈妈们似乎仍然能够产出足够的母乳来哺育宝宝。但是，如果你仔细阅读研究报告会发现，并非所有这些宝宝都能发挥其最大的生长发育潜能。如果妈妈摄入的营养不足以支撑母乳分泌和自身身体需要，那妈妈的健康可能会受到影响。除非妈妈的生存受到了威胁，否则与妈妈的需求相比，宝宝的生存是大自然设定的需要被优先满足的。[2]在大多数的人类历史中，充足的食物都是无法保证的。我们一直在探寻，即如果不能满足妈妈全部的营养需求，母乳分泌的全部潜能就会受到影响？在粮食供应充足的现代国家中，是否也是如此？

虽然专家们都说，妈妈的营养摄入情况几乎不会影响泌乳，但有些家庭的经历正好相反。"克服母乳喂养问题的妈妈"在线小组（Mothers Overcoming Breastfeeding Issues, MOBI）自 1998 年以来一直在收集有关饮食影响哺乳的故事并分享经验。希拉里·雅各布森（Hilary Jacobson）是其中一位小组成员，她发现，在她努力为宝宝提供足够母乳的过程中，某些食物起到了重要作用。雅各布森对此做了深入研究，并最终将研究结果编入了她的书籍《妈妈的饮食》（*Mother Food*）。[3]

在乳制品行业，奶牛的营养摄入对产奶至关重要。奶农们了解到，母牛的饮食会影响其肠道健康，进而影响对于产奶至关重要的营养成分的吸收。当奶牛肠道健康状况不佳时，也更容易受到感染，尤其易患乳腺炎，这是牛奶产量减少的主要原因。这也是为什么当牛奶产量下降时，调查饲料是否缺乏营养元素是首先需要排查的，特别要排查的营养元素包括蛋白质、锌、硒、铁、铜和纤维素。[4] 虽然这些是在奶牛身上发现的，但乳制品行业的研究可能也适用于人类。正如在一项开创性的科学评论中所阐述的那样，饮食对我们的影响可能远超我们的想象，尽管这一结论与主流观念不同。[5]

如果你对此感到恐慌，或因为需要把自己的饮食放在一切之上而感到沮丧，先别着急。这些信息可能适用于你，也可能不适用于你。如果适用，你的身体会感激你所做出的饮食调整，你的奶量也会相应增加。就把它当作你要好好照顾自己的提醒吧！

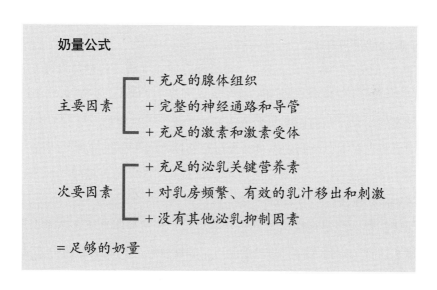

奶量公式

主要因素 ⎰
+ 充足的腺体组织
+ 完整的神经通路和导管
+ 充足的激素和激素受体

次要因素 ⎰
+ 充足的泌乳关键营养素
+ 对乳房频繁、有效的乳汁移出和刺激
+ 没有其他泌乳抑制因素

= 足够的奶量

谈到营养和母乳喂养的关系，有两个问题要考虑：热量和营养素。让我们逐一来了解一下这些因素。本章末尾的表格列出了能够提供你所需营养素的健康的食物来源。

热量和节食

乳汁的分泌与热量密切相关——你燃烧热量以分泌乳汁，你的乳汁富含热量。泌乳对人体来说是一个巨大的能量消耗过程。在大多数历史时期中，人们都无法保证有稳定的食物来源。因此，大自然明智地设定了你的身体在怀孕期间要储存能量（例如，怀孕时我们的臀部会积聚额外的、珍贵的脂肪），以便在食物不足时维持母乳的分泌。如果有足够的食物，燃烧掉额外的脂肪会花费更长的时间。许多妈妈希望在宝宝出生后快速减重，但我们了解到，过度节食（长期每天摄入低于 1500 千卡的热量）会减少产奶量。[6] 如果你希望减轻体重，请保持耐心，缓慢并逐步减重。

不管你是否相信，一些哺乳妈妈发现，她们必须增加饮食中的热量和脂肪含量（当然是对健康有益的脂肪）才能满足宝宝的奶量需求。在一项非正式的在线调查中，有一位妈妈写道："迅速降低大量的热量摄入会对我的奶量产生负面影响。"另一位妈妈评论说："我发现，在我通过节食来减肥的那些日子，我的奶量下降了。"

早在 1975 年，一位医生对一小部分哺乳妈妈进行了观察后发现，乳汁分泌"最成功"的妈妈的饮食量比其他人多 50%；并且一位每天要摄取 1950 千卡热量的妈妈，在追奶期间必须将其饮食的摄入量增加 1 倍。[7, 8] 一项来自泰国的研究也显示，妈妈的热量摄入与产奶量之间存在联系。[9] 大多数哺乳妈妈不需要额外摄入过多热量，但是对于少数人来说，是否增加热量摄入对奶量的影响差别巨大。

如何获取这些热量也很重要。当两组妇女在"高脂低碳水饮食"和"低脂高碳水饮食"中摄入相同的热量时，高脂饮食组的妈妈的母乳中热量更多，宝宝体重增长也更多，即使两组宝宝摄入的母乳量几乎是相同的。[10] 我们倾向于关注母乳量，但是如果你的母乳热量很高，那么就不需要产太多奶，也可以使你的宝宝精神愉悦、生长发育良好！

营养素

你也许还记得在第 1 章中提到的激素在泌乳过程中发挥的重要作用。许多营养素不仅是母乳的重要成分，而且也有助于泌乳。请记住，我们的目标是从日常食物中获取这些基本营养素，但短期内服用补充剂也会有所帮助。

蛋白质

虽然在发达国家人们蛋白质的摄入量应该不是问题，但触手可及的高碳水化合物食品和零食常常代替了我们本应摄入的富含蛋白质的食品。人们已经观察到蛋白质摄入过少与哺乳时长较短之间存在"微弱但重要"的联系。[11] 泰国的研究人员测试了用鸡蛋、牛奶或使用两者同时给新妈妈补充营养的效果，并发现使用了这些补充食物的妈妈能吸出更多的母乳。这些妈妈奶量的增加归功于食品中的蛋白质。虽然人们也承认，可能原本这些妈妈就需要摄入额外的热量。[12] 在尼日利亚，当一小群营养不良的妇女将每天所摄入的蛋白质从大约 28 g 增加到 50 g 再到 100 g 时，她们的母乳量也在增加。[13] 基于这些研究，每天蛋白质的摄入量最低为 65 g、最高 100 g，这是哺乳妈妈的最佳选择。

维生素 B_{12}（钴胺素）

关于维生素 B_{12} 缺乏对哺乳妈妈奶量影响的具体信息很有限。一项有关大鼠的研究发现，缺乏维生素 B_{12} 会导致哺乳大鼠的奶量下降[14]。研究者在奶牛身上也发现了相似的研究结果。[4] 在一些民间流传的故事中发现，缺乏维生素 B_{12} 的状况得到改善后，哺乳妈妈的奶量就增加了，这也从侧面说明维生素 B_{12} 的重要性。一项研究支持了这一结论：俄罗斯的某些哺乳妈妈在产后前 2 周注射了维生素 B_{12}，与未进行注射的妈妈相比，前者产后第 1 周的奶量更多。[15] 就像任何有消化或吸收问题的人（如克罗氏病患者）一样，纯素食主义者、蛋奶素食者和接受过胃旁路手术的患者极易缺乏维生素 B_{12}。某些药物如二甲双胍、某些消炎药如氢化可的松、抗生素药物如阿莫西林，会影响身

体对维生素 B_{12} 的吸收。与短时间内少量服用这些药物相比，长期服用具有更大的风险。将维生素 B_{12} 与 omega-3 脂肪酸一起服用效果最好，并且很显然，食用富含这两种营养素的食物，能够更快地提升奶量。美国建议哺乳妈妈每天补充维生素 B_{12} 的限额为 2.8 μg。KellyMom 网站上还对哪些人需要补充维生素 B_{12} 进行了很好的总结，详情可查看 https://kellymom.com/nutrition/vitamins/vitamin-b12。

钙

钙对于人体的许多生理过程而言都是必不可少的，包括泌乳素的释放。[16] 哺乳妈妈体内的钙有相当一部分会通过乳汁进入宝宝体内，其中一部分来源于妈妈的骨骼。一些科学家认为，当哺乳妈妈体内的钙含量过低时，乳汁的分泌会减少，以保护妈妈免受低钙血症的困扰。[17] 低钙饮食可能会影响哺乳动物的产奶量 [4]。一项研究发现，低钙饮食会导致大鼠的奶量较少 [18]。

乳制品中的钙含量很高，但在人体中的吸收率却很低。对于某些母乳喂养的宝宝来说，牛奶蛋白既是常见的过敏原，又是导致他们烦躁的原因。这让许多妈妈在母乳喂养时都会尽量减少或避免摄入乳制品。如果你是这种情况，请确保你正在食用足够的其他种类的高钙食物，例如坚果、绿叶蔬菜和骨头汤等，以便达到每天 1000 mg 钙的推荐摄入量。[19] 如果你必须服用钙补充剂，可以选择钙镁合剂，因为镁可以帮助你更好地吸收钙。

维生素 D

你的身体需要维生素 D 的协助来吸收钙，这对骨骼健康至关重要。最新的研究表明，维生素在维持女性生殖力 [20] 和发挥免疫系统功能方面也起着重要作用。当身体缺乏维生素 D 时，自身免疫就更容易出问题。[21] 20 世纪 80 年代的研究发现，缺乏维生素 D 的大鼠的产奶量较少，人类是否也是如此呢？这需要进一步的研究。[5, 22] 尽管缺乏证据，但一些认为维生素 D 与奶量可能相关的泌乳专业人士已经开始监测哺乳妈妈体内的维生素 D 水平了。

当你沐浴阳光时，你的身体就能合成维生素 D。但是许多人可能存在维生素 D 缺乏的情况，尤其是那些皮肤黝黑、生活在阳光照射较少的地区的人，或者夏天在户外时经常穿长袖衣服、使用防晒霜的人。维生素 D₃ 形式的补充剂、某些食物（例如蘑菇、蛋黄、脂肪含量高的鱼类、牛肝）和食品营养强化剂，也可以提供维生素 D。

体内拥有足够的维生素 D 很重要。根据美国医学研究所（Institute of Medicine, IOM）的规定，人体的血液维生素 D 水平应高于 50 nmol/L（20 ng/ml）、低于 125 nmol/L（50 ng/ml）。有关妊娠期维生素 D 需求的新的研究发现，当血液维生素 D 水平至少为 100 nmol/L（4 0 ng/ml）时，对孕妈妈会更好。所以这是一个很好的最低目标。[23] IOM 建议哺乳妈妈每天服用 600 IU（15 mcg）的维生素 D，这样才能维持良好的维生素 D 水平。[24] 但是在美国纽约和南卡罗来纳州进行的一项关于哺乳期维生素 D 的研究表明，更高的剂量（每天 6400 IU）才能为母乳提供足够的维生素 D，且无须再给宝宝服用单独的维生素补充剂。[25] 最重要的是，有些哺乳妈妈需要补充的维生素 D 比我们通常认为的剂量更大，才能满足她们自己和宝宝的需求。

铁

体内缺铁和由此造成的贫血通常是（尽管并非总是如此）造成哺乳妈妈奶量不足的风险因素。[26, 27] 缺铁的常见表现为易疲劳、呼吸急促，尤其在运动时。轻度贫血通常在怀孕期间发生，一般问题不大，但如果在分娩中失血过多，贫血就会发展或加重。睡眠不足的新手妈妈可能不容易意识到是贫血导致了她们的疲劳。[28]

在一项研究中发现，血红蛋白水平低是妈妈产后泌乳延迟的危险因素。[29] 另一项研究发现，血红蛋白水平低于 95 g/L 的妈妈母乳喂养的时长短于那些血红蛋白水平更高的。[26] 有趣的是，研究人员发现，奶量较少的女性，即使血红蛋白水平正常，其铁含量可能仍然很低。[30] 在一项大鼠实验中，铁缺乏会导致哺乳大鼠的乳汁的脂肪含量降低、奶量减少。[31] 这样看起来，铁对于分泌大量优质母乳来说至关重要。许多妈妈在怀孕期间会贫血，为了你的整体健康，增加高铁食物的摄入是明智之举。为了更好地促进铁的吸收，可将铁和维生素 C 含量都较高的食物一同食用，并避免与乳制品一同食用，因为乳制品会降低铁的吸收率。你还应该注意，一些具有催奶效果的草药，铁含量也很高（参见第 14 章）。

锌

锌的重要性是近十年来令人惊奇的发现之一。现在我们知道，女性泌乳的各个阶段都需要锌的参与：从怀孕期间建立"母乳工厂"到产后开始建立奶量，锌作为乳汁中的基本成分，可以保证"母乳工厂"的"开张"，并一直影响至母乳之旅快结束时"工厂"的逐步"减产"。[32] 在所有这些过程中必须有足够的锌可用，否则就会影响泌乳。轻度缺锌的老鼠分泌的母乳较少。[33] 在一项研究中发现，缺锌的哺乳妈妈比锌充足的哺乳妈妈更容易母乳不足。[34] 缺锌还会增加体内的氧化应激反应（请参阅抗氧化食物部分内容）。锌缺乏处于临界水平的育龄妇女比我们之前认为的要更加普遍。[34] 我们同时发现，一些妇女虽然体内锌含量充足，但由于将锌运送到乳房各处的系统存在缺陷而无法充分利用它。[35] 对于该转运缺陷，目前尚无有效的检测或解决方案。但不管如何，至少你可以做到摄入足够的锌。

碘

甲状腺是"母乳工厂"的重要支持者，"工厂"需要碘才能正常运作。[36] 在怀孕和哺乳期间，由于宝宝和妈妈的需求增加，碘的需求量几乎翻了一番，从每天 150 μg 增加到了每天 250 ~ 290 μg。[37] 但是，许多妈妈根本没有摄入足够的碘，[36] 这使得她们容易面临甲状腺功能减退和奶量不足的风险。你需要确保自己摄入了足够的碘，也要当心不能过量。喂食过量碘的老鼠的甲状腺功能和催乳素水平都受到了抑制。[38] 大量食用含碘海藻的日本成年人的甲状腺功能也受到了抑制。[39]

碘盐是西方饮食中碘的主要来源。如果你使用天然的非加碘盐，那么，除非你正在食用充足的其他富含碘的天然食物，否则你可能会有碘摄入不足。对于处于甲状腺功能减退临界水平的人，是否需要补碘绝对是你需要好好考虑的问题。

Omega-3 脂肪酸和健康脂肪

健康的脂肪提供必需脂肪酸和热量。你的饮食中需要平衡不同种类的脂肪酸，其中 omega-3 尤为重要。在一项研究中发现，给低维生素 B_{12} 饮食的大鼠补充 omega-3，有助于增加它的奶量。[14] 关于脂肪的另一面，我们知道反式脂肪酸（简称 TFA）是不利于健康的。它在很多氢化油产品中都有，比如人造黄油、起酥油以及任何含有这些成分的食物。对于比较瘦的女性，食用这类食物会使得乳汁中的总脂肪含量降低。[40] 如果母乳中脂肪含量较少，那宝宝只有摄入更多的乳汁才能获取足够的热量。如本章开头所述，一些哺乳妈妈发现，她们需要补充更多健康的脂肪才能顺利完成母乳喂养。

膳食纤维

在乳制品行业中，众所周知，膳食纤维对于肠道健康很重要，而肠道健康又对运转良好的免疫系统和营养的吸收至关重要。如果摄入的营养素无法吸收，那就成问题了。而且，如果你的免疫系统功能较弱，那就更容易受到感染。乳腺炎是奶牛产奶的一种风险因素，当奶牛因免疫系统功能较弱而受到感染进而促发乳腺炎时，奶牛产奶量会下降，因此调整奶牛的饮食是亟需解决的问题。[4] 奶农还会调整奶牛摄入的膳食纤维的种类和数量，以优化牛奶产量。他们甚至已经尝试通过减少奶牛饮食中的膳食纤维的量以直接获得低脂牛奶。

几年前，一名在线支持小组中的妈妈一直在努力尝试本书中的所有方法，但收效甚微。她开始比较那些需要给宝宝补充喂养和无须补充喂养的日子到底有什么不同，从而发现了线索。当她喝了 Metamucil® （车前子纤维饮料）治疗便秘时，无须补充喂养的美好时光就出现了。在她忘记喝这种饮料的日子里，她发现必须给宝宝补充喂养。后来她注意到，吃豆类也有同样的效果。从此以后，她给该小组中所有新手妈妈宣传膳食纤维的好处。还记得那项显示蛋白质缺乏与哺乳时长存在"微弱但重要"的关联的研究吗？现在他们发现饮食中的膳食纤维含量低也与哺乳时长存在同样的关联。[11] 这不一定能解决所有人的问题，但是尝试一下对你来说并没有任何损失。

抗氧化食物

你可能听说过"自由基"，这种不稳定的分子会损害我们的细胞并加速其衰老，我们称其为氧化应激。一项针对乳腺癌女性的研究表明，氧化应激反应也会影响乳房，[41] 而且它在哺乳快结束、"母乳工厂"即将解散时，即离乳期，也发挥了一定的作用。[42, 43] 抗氧化剂是个好东西，可以抑制自由基的产生并清除自由基，有助于恢复机体平衡并保持细胞健康。目前尚无直接将氧化应激与泌乳联系起来的研究，但是它可能会影响"母乳工厂"的运作状况，这是有一定道理的。乌克兰的一项研究，建议将使用抗氧化剂作为应对奶量过少（泌乳不足）的营养策略的一部分。[44] 幸运的是，自然界为我们提供了丰富的抗氧化食物，例如各类浆果（译者注：如蓝莓、蔓越莓等）。这些食物对你的乳房有益，同时也对你的健康有益！

可能影响营养素摄入的情况

蛋奶素食和纯素食饮食

如果你遵循蛋奶素食或纯素食饮食，则可能会有维生素 B_{12} 摄入不足的风险，因为植物中不含维生素 B_{12}。[45] 这种缺乏会影响怀孕期间胎儿的发育，而吃母乳的宝宝身上则表现为食欲不振和嗜睡，同时还有可能降低你的"母乳工厂"的生产速度。支持母乳喂养的医生安妮·英格拉斯（Anne Eglash）建议，保险起见，哺乳妈妈应该每天服用 $100 \sim 250\ \mu g$ 的维生素 B_{12}；也强烈建议哺乳妈妈检查一下自己体内维生素 B_{12} 的水平，因为如果维生素 B_{12} 的水平过低，则无法短期内迅速提高。在怀孕和哺乳期的一些蛋奶素食和纯素食的饮食方案也会导致妈妈体内蛋白质、钙、铁或健康脂肪含量不足，因此请确保你充分摄取了所有这些重要的营养素。[19] 研究表明，为怀孕和哺乳所需，蛋奶素食或纯素食的妈妈可能需要比非素食的妈妈每天多摄取 20% 的钙，即每天需要摄入总共 1200 ~ 1500 mg 的钙，或 8 份富含钙的食物，以保持妈妈的自身健康和充足泌乳。1.5 杯（90 g）的熟扁豆或 2.5 杯（约 600 ml）的豆浆可以提供 25 g 蛋白质。[45]

特殊饮食

各种流行的饮食观念会随着时间而变化。有些人呼吁大幅度减少热量的摄入，而另一些人则强调必须重视某些食物而禁食其他食物。"Whole 30" 和 "原始人" 饮食法提倡多吃富含蛋白质的食物，加强蔬菜和水果的摄入，同时避免糖、谷物、豆类、乳制品和添加剂的摄入。生酮饮食在强调低碳水化合物方面与上述两种饮食法相似。我们听说，一位妈妈尝试节食时，泌乳量翻了一番，而另一位妈妈的奶量却下降了，后者发现她需要一些健康的碳水化合物来维持奶量。如果生酮饮食使奶量下降，请尝试每餐添加 1 ~ 2 份全谷类食品，例如藜麦、糙米或全麦面包，以帮助你的奶量回升。不同的结果很可能是由不同的潜在问题引起的。特殊饮食使一些哺乳妈妈的问题得到改善，却导致了另一些哺乳妈妈缺乏某些营养素。当你的宝宝还很小的时候，这些只是为了减轻体重的特殊饮食可能对你的奶量很不利。但是，如果你打算让新陈代谢问题如胰岛素抵抗等得到纠正，这些饮食则可能会有所帮助。请提前做好功课，并确保你选择的饮食方式能让你获得关键的营养素和热量。

饮食失调症

有饮食失调症病史的哺乳妈妈也能成功实现母乳喂养。但研究表明，如果她们早期给宝宝进行补充喂养，则过早断奶的风险较高，这与她们对奶量的担忧有关。[46 ~ 49] 神经性厌食症导致脂肪的储存和营养素的摄入不足，进而导致妈妈制造乳汁时必需的营养素的不足。如果该疾病是在青春期之前或青春期开始的，那可能还会影响女性的乳房发育，因为没有足够的脂肪垫使乳腺管生长发育并为 "母乳工厂" 打下坚实的基础。[50] 引起暴饮暴食的贪食症是通过另外的方式影响女性泌乳的——它会影响夜间泌乳素水平的正常上升，也会影响身体对必需营养素的吸收。如果你在母乳喂养时遇到饮食失调的困扰，请考虑咨询营养专家，他们可以帮助你最大限度地摄取营养素。

胃旁路手术

胃旁路手术通过减少摄入的食物量和可消化食物的百分比来协助减肥。术后通常需要终身服用营养补充剂，因为术后就很难从正常的食物中吸收人体所需的所有营养素了。[19, 51]

如果你接受了胃旁路手术，你有可能面临体内钙、维生素 B_{12}、维生素 D、铁、锌和蛋白质缺乏的风险，这些营养素对你的"母乳工厂"都很重要。[51, 52] 一位妈妈说，她的泌乳存在严重的问题，直到她发现体内的锌含量很低、维生素 B_{12} 的含量也"明显低于正常水平"。当她开始同时服用这两种营养素的补充剂时，她的奶量就稳定了。验血可以提示你是否摄取到了足够的营养素。一些专家建议应该每 3 个月化验一次，以提前了解情况。[49]

医生通常建议接受过胃旁路手术的女性不要在手术后的头两年内怀孕，因为她们的身体还处于康复期，也正在经历最快速的减肥期。在此期间，她们会消耗大量的脂肪以提供热量，并且因为摄入的热量较低，使其难以摄取足够的必需营养素来充分支持妊娠与哺乳。一旦度过了这段时期，做过该手术的哺乳妈妈需要每天摄入至少 65 g 的蛋白质，[53] 加上维生素补充剂（特别是维生素 B_{12}），才有更多机会制造足够的母乳。

需要注意的是，有些哺乳妈妈的奶量不足是由之前引起肥胖问题的激素水平异常导致的，而不是因为胃旁路手术本身（参见第 11 章）。

液体摄入的影响：陈旧的观念

在许多文化中，人们普遍有这样一个误区——哺乳妈妈饮水不足就会导致泌乳不足。[54] 确实，产妇严重的脱水会导致泌乳量下降，但大多数人只是轻度脱水，这并不会影响奶量。一项 1940 年的研究报告指出，即使哺乳妈妈一天的饮水量比推荐量少 1000 ml，仍然能够分泌大量乳汁。[55]

　　由于前面提到的错误认知，很多人认为哺乳妈妈喝越多的水，分泌的乳汁就会越多。实际上，喝过多的水会减少而不是增加奶量。[56] 如果摄入过多水分（远远不是为了解渴而喝），身体会将多余的液体通过尿液排出，以保持体内的电解质平衡。[57] 水被排出体外，而非输送给乳房，这可能会导致奶量下降。儿科医生蒂娜·史密里（Tina Smillie）解释了原因：奶量较大的女性会因为口渴想喝水，以补充她们分泌乳汁时消耗的液体；当妈妈的泌乳量下降时，她们就不需要像之前一样喝那么多的水了。除非宝宝对奶量的需求有所增加，想要刺激妈妈分泌更多的乳汁，否则，强制性摄入的过多液体将被浪费掉，只会让妈妈排尿更多。 PumpingPal®（译者注：一家生产吸奶器及其配件的公司）的老板乔恩·吉兰（Jon Gillan）也认为，过量饮水会导致乳头和乳晕组织肿胀，从而压迫乳头中的乳腺管并阻碍乳汁流动。最恰当的做法是，哺乳妈妈只要渴了就喝水，保持尿液呈浅黄色，这样你的饮水量就正好适合你的产奶需求了。

吃胎盘有用吗

　　自 20 世纪 70 年代以来，在某些圈子中，越来越多的妈妈会选择食用自己的胎盘。据称，这有助于预防产后抑郁症，并有助于产奶。[58] 许多助产士和机构提供这样的服务：将生胎盘或煮熟的胎盘烘干并制成胶囊给产妇吃。也有一些哺乳妈妈只是简单地生吃胎盘（例如放在冰沙中），或像烹饪其他内脏一样煮熟后食用。但这真的有帮助吗？这是个好问题。我们从一些泌乳顾问那里得知，她们见过有些哺乳妈妈吃了胎盘后，产出了大量的母乳。我们也从其他人那里听说，一些哺乳妈妈在食用胎盘后，奶量跌至谷底。到底哪个才是真相？

　　许多哺乳动物在幼崽出生后确实会吃掉自己的胎盘，原因尚不明确。但是历史上，人类食用胎盘的先例很少，而且很难找到实行这种做法的文化，[59] 尽管传统中医确实有常规的胎盘疗法。20 世纪初期，一些缺乏充足科学论证的研究表明，食用胎盘后，妈妈的奶量有所增加。2013 年，一项类似的调查也报告了食用胎盘对增加奶量的积极影响。[60]另一方面，一些泌乳顾问报道了多个哺乳妈妈泌乳量不足的案例，她们认为哺乳妈妈奶量的减少与食用胎盘有关，停止服用后奶量得到了改善。这又引发我们的再次思考，到底真相是什么？

众所周知，胎盘组织中含有雌二醇、孕酮和铁。如果你大量摄入前两种物质，就会抑制泌乳。其他要考虑的因素还有：胎盘的加工方式，胎盘的食用总量、食用频率和单次的剂量以及开始食用的时间。哺乳妈妈是只食用一次，还是持续食用几天甚至几周？显然，我们需要更多的研究来回答这些问题。目前，这些均尚未有定论。所以，如果要食用胎盘，请自行承担风险。如果你食用后发现奶量有所下降，则应立即停止。[61]

你的营养状况

你确定自己需要改善哪些营养素的摄入状况了吗？确定之后，下一步就是找到你喜欢的食物，这些食物富含你所需的营养素。下页表格可供参考。一些食物比较适合直接作为零食，另一些食物需要加工处理后才能食用。如果对你来说，摄入营养补充剂是最好的形式，那么请选择品质有保证的产品。

本章着重介绍了女性在哺乳期的营养需求，同时我们也提到，有些食物似乎具有增加奶量的作用，但可能会对你的整体健康带来负面影响。你将在第 14 章中读到更多有关催乳食物的信息。不要直接跳到那里开始阅读，先找到所有可能存在的问题，这很重要，接下来的几章将帮助你做到这一点。

对泌乳起关键作用的营养素的食物来源

维生素 B₁₂ [1]	钙 [2]（非奶制品来源）	蛋白质 [3]	铁 [4]（与富含维生素 C 的食物一起吃吸收更好）	锌 [5]	碘 [6, 7]	纤维素 [8]	Omega-3 [9,10]	健康脂肪 [11]	抗氧化剂 [12,13]
• 贝类，如蛤蜊，贻贝、牡蛎、螃蟹 • 金枪鱼 • 牛肉 • 动物肝脏 • 牛奶 • 酸奶 • 鸡蛋 • 营养丰富的啤酒酵母	• 白豆 • 罐装鲑鱼或沙丁鱼（带骨） • 无花果干 • 黑糖 • 羽衣甘蓝 • 黑眼豆 • 芝麻籽 • 扁桃仁 • 鸡肉汤（带骨） • 油菜 • 萝卜 • 花椰菜 • 海藻 • 橙子	• 家禽 • 瘦牛肉 • 鱼类 • 猪肉 • 牛奶 • 希腊酸奶 • 鸡蛋 • 扁豆 • 鹰嘴豆 • 花生和花生油 • 燕麦 • 藜麦 • 鹰嘴豆泥 • 扁桃仁 • 各类种子 • 豆制品	• 瘦牛肉 • 牡蛎 • 鸡肉 • 火鸡肉 • 鲜扁豆 • 豆腐 • 坚果 • 各类种子 • 红甜菜汁 • 黑糖 • 绿叶蔬菜	• 牡蛎 • 瘦牛肉 • 龙虾 • 猪肉 • 烤豆子 • 红腰豆 • 鹰嘴豆 • 扁桃仁 • 各类种子 • 家禽 • 海产品 • 鸡蛋 • 燕麦 • 南瓜籽 • 芝麻籽 • 菠菜 • 烤小麦胚芽	• 海藻和海菜类，如海带 • 鱼类，特别是鳕鱼、金枪鱼 • 贝类 • 蔓越莓 • 酸奶 • 白腰豆 • 草莓 • 奶酪 • 土豆 • 西梅干 • 喜马拉雅水晶盐 • 碘盐	• 燕麦 • 大麦 • 藜麦 • 小米 • 糙米 • 豆类	• 鲑鱼 • 马鲛鱼 • 牡蛎 • 沙丁鱼 • 鲱鱼 • 凤尾鱼 • 亚麻籽及亚麻籽油 • 菰米 • 奇亚籽 • 核桃 • 鱼油 • 磷虾油 • 鸡蛋 • 黄豆 • 芥花油	• 橄榄和橄榄油 • 亚麻籽及亚麻籽油 • 牛油果 • 坚果，特别是核桃 • 鲑鱼 • 脂肪含量高的鱼 • 花生酱 • 椰子油 • 适量的黄油	• 麸皮 • 莓类 • 西梅 • 苹果 • 葡萄 • 洋蓟 • 羽衣甘蓝 • 花椰菜 • 地瓜 • 核桃 • 红豆

[1] ods.od.nih.gov/factsheets/VitaminB12-HealthProfessional/
[2] ods.od.nih.gov/factsheets/Calcium-HealthProfessional/
[3] healthline.com/nutrition/20-delicious-high-protein-foods
[4] eatright.org/resource/health/wellness/preventing-illness/iron-deficiency
[5] ods.od.nih.gov/factsheets/Zinc-HealthProfessional/
[6] ods.od.nih.gov/factsheets/Iodine-HealthProfessional/
[7] bda.uk.com/foodfacts/Iodine.pdf
[8] health.gov/dietaryguidelines/2015/guidelines/appendix-13/
[9] ods.od.nih.gov/factsheets/Omega3FattyAcids-Consumer/
[10] ods.od.nih.gov/factsheets/Omega3FattyAcids-HealthProfessional/
[11] eatright.org/resource/food/nutrition/dietary-guidelines-and-myplate/choose-healthy-fats
[12] wikipedia.org/wiki/List_of_antioxidants_in_food
[13] ncbi.nlm.nih.gov/pmc/articles/PMC2841576/pdf/1475-2891-9-3.pdf

第 8 章

是我的怀孕或分娩的问题吗

你竭尽全力想拥有最佳的怀孕和分娩体验，但是事情并未如你所愿进行。或者，开始的时候，分娩很顺利，一切都还不错，但后来变样了。你认为你已经掌控了一切，但为什么就是看不到乳汁？没有什么比这更令人沮丧的了。现在，有两个问题关乎成败：一个是"母乳工厂"暂时性的启动延迟，另一个是"母乳工厂"只能产出部分乳汁。在这里，我们将主要探讨第一个问题，并简单涉及第二个问题。在奶量公式中，怀孕和分娩中出现的问题属于最后一项：其他泌乳抑制因素。也就是说，如果在怀孕和分娩的过程中出现特殊情况，就可能给之后的母乳喂养带来负面影响。这就是孕产经历看起来与母乳喂养无关，但其实很重要的原因。

奶量公式

主要因素
+ 充足的腺体组织
+ 完整的神经通路和导管
+ 充足的激素和激素受体

次要因素
+ 充足的泌乳关键营养素
+ 对乳房频繁、有效的乳汁移出和刺激
+ 没有其他泌乳抑制因素

= 足够的奶量

可能影响哺乳的孕期问题

怀孕期间服用药物和营养补充剂

• 宫缩抑制剂

宫缩过早可以使用宫缩抑制剂进行治疗。尽量让宝宝在妈妈肚子里待到离近足月的时间，这对母婴都更好。我们从一项小型研究中获悉，与未接受过这些药物的人相比，那些在怀孕期间使用过此类药物的妈妈，更容易出现奶量不足、母乳喂养持续时间短的情况。[1, 2] 她们的药物使用时间从 1 周到 7 个月不等。但遗憾的是，研究人员没有说明用药时长和母乳喂养结果之间存在的关联。

• 倍他米松

当宝宝即将早产时，倍他米松会被用来促进他的肺部发育成熟。在一项针对 34 周之前分娩的女性的研究中发现，使用药物后 3 ~ 9 天内分娩的女性，在被跟踪调查的头 10 天里，出现了泌乳延迟和总体奶量较低的情况。如果妈妈在接受药物治疗的后 3 天内或超过 10 天后再分娩，则不会影响产奶量。

• 选择性 5- 羟色胺再摄取抑制剂（抗抑郁药）

5- 羟色胺是一种会让人"感觉良好"的激素，它在离乳期即"母乳工厂"的解体过程中也起到重要的作用。[3] 一些在怀孕期间服用了选择性 5- 羟色胺再摄取抑制剂（SSRI）作为抗抑郁药物的妈妈，产奶的速度较慢。你应该把保证你的心理健康放在首位。只是要记得，你需要通过频繁哺乳或挤奶来抵消这类药物可能带来的任何负面影响。[4]

• 胰岛素

在妊娠期间接受胰岛素治疗的患妊娠期糖尿病的女性，可能比未接受该治疗的女性在建立奶量上面临更多的困难。[2] 第 11 章将对此进行更全面的讨论。

• 治疗妊娠剧吐的药物

女性在孕期出现轻度恶心和呕吐很常见。当症状严重到影响孕妈妈的进食、导致孕妈妈脱水甚至体重下降时，称为妊娠剧吐。甲状腺功能亢进症可能是孕妈妈严重呕吐的原因，但很多时候无法找到确切原因。它可能发生在妊娠期的某段时间，或者持续整个妊娠期，很多孕妈妈拼命寻找应对办法以减轻自己的痛苦。

凯莉就遇到了这样的状况。在医护人员的建议下，她在怀孕的头 3 个月服用了剂量极低（每天 6 mg）的吡哆醇（维生素 B$_6$）。产后，她经历了泌乳延迟，但是在"不断地喂奶和吸奶"之后，她逐渐实现了纯母乳喂养。在第二次怀孕期间，她的孕吐更加严重了。为了应对这种情况，她每天服用 50 ~ 100 mg 的维生素 B$_6$ 和 50 ~ 63 mg 的多西拉敏，一直吃了七八个月，直到宝宝出生。在第二次怀孕过程中，因为补铁会使她恶心、呕吐，所以凯莉并没有补铁，因而患了铁缺乏症。在第二个宝宝出生后，凯莉直到产后一周才开始分泌成熟乳。尽管凯莉坚持频繁地哺乳和吸奶，但接下来的 5 个星期里，她每天只能分泌出 30 ~ 40 ml 母乳。为了治疗贫血，她接受了静脉输液补铁，这使她的奶量增加到每天 200 ml，随后趋于平稳。

文献中没有类似的案例，但是凯莉的经历让人印象深刻。我们还听到了其他类似的故事。有些不打算哺乳的妈妈会使用高剂量的吡哆醇（每天 150 ~ 600 mg）来回奶。[5]尽管许多年前，研究者针对该药物是否能够抑制泌乳进行了测试，但结果不一。[6]多西拉敏是一种抗组胺药物，[7]高剂量服用可能会抑制泌乳。凯莉的情况很特殊，因为她在第二次怀孕时长期服用了更高剂量的维生素 B$_6$ 和多西拉敏。女性体内的泌乳素水平通常会在孕期上升，在建立"母乳工厂"中发挥重要作用，并且在产后启动泌乳。凯莉的经历正好说明了这一切。她在怀孕期间所服的药物长期抑制了泌乳素的分泌，影响了正常的乳房发育，并在乳汁生成 II 期抑制泌乳。她在两次怀孕期间药物使用剂量和持续时间的差异，以及她两次产后的奶量差异，表明其药物的使用和泌乳量存在相关性。

Diclectin 和 Diclegis 都是国外医生常常开具的孕期止吐剂，都含有 10 mg 的多西拉敏和吡哆醇，通常需要每天服用 2 ~ 4 片，[8]每天最多服用 8 片。很难说在孕期服用多少剂量的 Diclectin 或 Diclegis 就会干扰泌乳素发挥作用。

如果你在孕期服用了上述任何一种药物或营养补充剂，并认为是它导致了泌乳延迟，那么，现在重要的是要向前看而非向后看，下一步你应该做的就是频繁哺乳或吸奶。

高血压

当人的血压高于正常水平，会被诊断为高血压。怀孕前患高血压，被称作慢性高血压。妊娠 20 周后开始出现的高血压被称为妊娠期高血压疾病。先兆子痫，是一种伴有尿液中出现蛋白和手、脚或脸部突然浮肿的妊娠期高血压。HELLP 综合征（表现为溶血性贫血、肝酶升高和血小板减少）是妊娠期高血压疾病的严重并发症。

无论导致高血压的原因是什么，高血压会增加妈妈产后泌乳延迟和奶量不足的风险。[9-11] 我们不确定为什么高血压有时会导致泌乳延迟和奶量不足，因为并非所有高血压的哺乳妈妈都面临泌乳困难。但我们知道，慢性高血压会影响胎盘状况，[12, 13] 进而影响乳房发育。一项对患有妊娠期高血压的老鼠的研究发现，它们出现了乳腺发育不良、奶量不足的症状。[14] 尽管如此，依然有好消息。在一项研究中，75% 的患有严重先兆子痫并有哺乳意愿的妇女，实现了母乳喂养。[15]

关于在怀孕期间使用硫酸镁之类的药物治疗高血压的做法也引起了人们的质疑。如果产妇在分娩前使用此类药物超过 4 周，则很难在出院前实现纯母乳喂养。[2] 还有一些证据表明，产后开始用硫酸镁治疗高血压的妈妈，除了可能会遭遇高血压带来的风险，还可能会面临泌乳延迟。[16] 一种可能的解释是，镁是一种平滑肌松弛剂，它能使挤压乳腺细胞的肌上皮细胞反应迟钝而干扰喷乳反射。一家医院的泌乳顾问们观察到，使用此类药物后，哺乳妈妈的泌乳启动时间延迟了，宝宝的生理性减重更多，宝宝吃奶不积极并增加了对补充喂养的需求。现在，他们的做法是，向哺乳妈妈解释可能发生的情况，并鼓励她尽早和频繁地刺激乳房。他们还提供捐赠母乳作为临时过渡，直到妈妈的奶量增加。这种积极的做法减轻了妊娠期高血压疾病患者的沮丧感，并增加了她们母乳喂养的成功率。

　　如果你是一名妊娠期高血压患者，并在怀孕期间读到此书，那么你可以通过在孕期最后的 4 ~ 6 周内用手挤出初乳而抢占先机。万一你需要在产后给宝宝提供补充喂养，就可以把事先挤出来的母乳提供给宝宝了。即使你没有挤出太多初乳，你也学会了如何手挤奶。产后如有需要，可以直接上手挤奶，那时挤奶就更容易了。[11]（第 13 章有更详细的说明。）

　　对于有可能奶量不足的高血压产妇，在孕后期或产后立即开始使用催乳剂是合理的辅助策略。菲律宾的一项研究测试了辣木（译者注：一种当地人最喜欢的催乳蔬菜）对高血压母亲开启泌乳和宝宝体重增加的影响。一半的女性在分娩时开始食用辣木，并持续 4 个月。她们比对照组中的女性提早一天大量分泌乳汁。由于乳汁多，宝宝的体重增加也多。[17] 使用催乳剂应与长时间的母婴皮肤接触和频繁的母乳喂养同时进行，并且一定要先与你的医护人员沟通。（参见第 14 章，了解具有降压作用的辣木和其他催乳草药。）

胎盘功能不全

　　杰琳前两个孩子的母乳喂养都很顺利，但是她的第 3 个宝宝由于胎盘剥离而早产，长得也不够壮实。杰琳说她在怀孕期间，乳房并没有发育或变化，尽管在产后哺乳管理很得当，她的乳汁也没有增加太多。

　　损害胎盘功能的任何物质都会影响孕期的乳房发育。胎盘在孕中期开始分泌孕酮，刺激乳房的发育，并使乳房处于只分泌初乳的状态，直至分娩。如果胎盘功能不良，可能导致体内孕酮水平下降，乳房发育可能也会随之减缓。就杰琳而言，当她的宝宝早产时，她的"母乳工厂"状况不佳，因此在泌乳初期，她的奶量低于正常水平。

　　研究人员进行了老鼠胎盘功能不全的实验，他们不仅观察到老鼠体内孕酮水平的下降，还发现这会过早触发母鼠的产前泌乳。老鼠幼崽尚未开始吸吮和移出母鼠的乳汁，乳汁就进入离乳期的状态了，相当于"母乳工厂"在开业之前就开始拆除了！[18, 19] 几例报道显示，有的女性在妊娠期宫缩过早发动，后来宫缩又停止了，随后在孕期就出现了乳房肿胀和漏奶的情况。在宝宝出生后，这类女性则未能分泌任何乳汁。虽然目前尚未进行人体实验，但动物实验表明，老鼠体内孕酮水平的下降与早产相关，一旦发现孕酮下降就立即补充孕酮，也许能带来一些治疗效果（如在针对老鼠的试验中所做的那样），进而促进乳房持续发育并阻止过早开始大量产奶。[20]

慢性胎盘功能不全也会减缓营养物质的流动，从而影响胎儿的生长发育。婴儿出生体重过低（通常指小于胎龄或胎儿宫内生长受限）很常见，这意味着妈妈可能会遭遇胎盘功能不全（参见第 9 章）。

如果宝宝已经出生，而你得出的结论是胎盘问题影响了你或宝宝，那么一切都不晚。上述实验中的母鼠最初的奶量不佳，但是随着幼崽开始吃奶，母鼠的乳腺也在持续发育。胎盘功能不佳导致乳房的腺体组织发育不良确实是一个挑战，但你仍然可以在产后通过频繁哺乳或吸奶来刺激乳房组织进一步发育。使用刺激乳房发育的催乳剂可能也有帮助。

妊娠合并卵巢黄素囊肿

玛雅生了一对双胞胎，这是她的第 4 个和第 5 个宝宝。当她的奶量没有立刻增加时，她并不惊慌，因为她在母乳喂养其他孩子时没有遇到任何问题。她开始吸奶。到第 3 周，玛雅的奶量终于开始上升，直到最终可以满足两个宝宝的需求。在咨询含乳问题时，她提到，做剖宫产手术时，医生说她的卵巢有垒球大小，除此之外并未提及其他情况。

卵巢可以分泌睾丸激素。在孕期形成的卵巢囊肿称为妊娠合并卵巢黄素囊肿（Gestational Ovarian Theca Lutein Cysts, GOTLC），其睾丸激素的分泌量是正常水平的 10 ～ 15 倍，这种情况比较少见。有多囊卵巢综合征（Polycystic Ovarian Syndrome, PCOS）、糖尿病、诱导排卵或多胎妊娠的女性出现这种情况的风险更高。GOTLC 的症状表现为体毛突然显著增多或声音变粗，[21] 但是如果症状轻微或无症状，一般不易被察觉，除非在超声检查或手术中被发现。"治愈" GOTLC 的方法是分娩，此后无须再治疗，睾丸激素水平也会逐渐下降。

我们知道，高水平的睾丸激素会通过干扰泌乳素来抑制乳汁的分泌，但 GOTLC 会干扰泌乳启动的事实直到 2002 年才首次被发现，这对当时来说还是新知。[22, 23] 如果没有人意识到这种可能性，你可能会为时过早地放弃哺乳，因为你会假定"我就是那些无法分泌足够乳汁的人中的一个"（而事实并非如此）。如果找不到其他原因，你最好去检查一下睾丸激素的水平。只要让宝宝或吸奶器持续刺激乳房，当睾丸激素下降到足够低的水平时，乳汁的产量最终会增加。有报告称，在宝宝出生后 2 ~ 4 周，妈妈体内的睾丸激素降至 300 ng/dl 左右时，乳汁就开始分泌了。

分娩问题

催产药物

如今，女性在分娩时使用药物的情况越来越多。这会影响乳汁的分泌吗？在一项研究中发现，使用分娩镇痛药物的妈妈出现泌乳延迟的比例高于未使用该类药物的妈妈。[24] 一项关于硬膜外麻醉的研究发现，催产药物的使用对母乳喂养有负面影响。[25] 而其他研究观察到，使用人工催产素和前列腺素诱导或加速分娩，会导致母乳喂养率降低。[26-28]

关于分娩期间静脉注射催产素的研究结果令人不安。不断注入人体的人工催产素会导致子宫中的催产素受体"疲惫""反应迟钝"，[29] 甚至数量减少。[30] 著名产科医生米歇尔·奥当（Michel Odent）担心乳房上的催产素受体也可能受此影响，从而削弱喷乳反射。[31] 此外，接受人工催产素剂量最高的母亲在产后第二天体内分泌的催产素最低。[32] 这肯定会使宝宝吃到的初乳较少，减少乳汁的移出并抑制泌乳机制的启动。这也解释了，为什么有的宝宝在乳房上非常沮丧，吃不到初乳。催产药物会在短期内从人体中代谢出去，但其对母婴的影响则可能持续更长时间。[31]

催产药物对新生儿吸吮能力的影响已经有了较明确的结论。如果妈妈在分娩过程中使用了大量的芬太尼（经硬膜外）或人工合成催产素，则宝宝在出生后第一个小时内的吸吮反射较差。[33] 一些研究还发现，妈妈在分娩时静脉注射硫酸镁会削弱宝宝的吸吮反射。[2] 在产后的"黄金一小时"，宝宝吸吮力弱且乳汁移出能力差，将不利于母乳喂养的顺利开启。我们不知道这些对宝宝的影响会持续多久，但是可以确定的是，妈妈与宝宝多进行肌肤接触以及频繁用手挤出初乳（然后用勺子或注射器喂给宝宝）是最好的应对策略。

分娩时的精神压力

有大量研究表明，产妇在分娩过程中经历痛苦的体验、感受到压力、精疲力竭或产程过长，均与产后泌乳延迟密切相关。[34, 35] 产妇最重要的是要照顾好自己并在此过程中保持耐心。首先，产妇要持续哺乳（或吸奶）。任何可以缓解压力的方法，例如按摩、针灸、区域反射疗法或其他类似疗法，可能都会有所帮助。洋甘菊茶被全世界许多妈妈所喜爱，它能促进身心放松，甚至可能间接帮助哺乳妈妈产奶。[36]

剖宫产

我们已经知道，经历过剖宫产的妈妈在产后全面启动泌乳可能需要更长的时间。[10, 37] 首先，紧急剖宫产会给产妇带来更大的压力和更长时间的母婴分离。择期剖宫产通常发生在预产期之前，这种情况下，宝宝的成熟度较低，并可能导致妈妈泌乳延迟。[38, 39] 分娩后的疼痛可能会使妈妈无法经常给宝宝哺乳或吸奶。[40]

第二个可能影响剖宫产后启动泌乳的因素是分娩是否为自行发动。在分娩过程中以及产后，妈妈体内的催产素水平都较高，有利于初乳的分泌，以便宝宝在出生后的头一个小时就可以轻松吸吮到乳汁。催产素也能刺激泌乳素的分泌。如果妈妈的分娩不是自行发动的，那么这些孕产有关的激素的水平就不会自然升高。[32]

在一项研究中，我们又发现了剖宫产影响泌乳的第 3 种情况。该研究将阴道分娩和剖宫产分娩的宝宝分为两组，同时监测他们的吸吮强度以及分娩后妈妈乳房明显充盈的时间。研究发现，宝宝的吸吮强度与妈妈开始大量泌乳所需时间存在关联；进一步的研究又发现，通过剖宫产出生的宝宝通常吸吮力较弱。[41]

　　对于那些已经接受了剖宫产手术或者计划选择剖宫产的女性来说，以上情况令人担忧。但剖宫产并不意味着母乳喂养必然失败，只是提醒妈妈们要尽早且频繁哺乳，以及与宝宝进行长时间的肌肤接触。如果感觉宝宝吸吮力较弱，则需要在喂奶后将吸奶器调至中档到高档的吸力水平进行吸奶，以充分刺激乳房。如果你没能在产后第一时间及时哺乳或吸奶，过去的事就让它过去吧，你只需要知道，剖宫产的妈妈需要更加努力才能保证母乳喂养的顺利进行。

水肿

　　在孕晚期，准妈妈体内出现水潴留（称为水肿）是很常见的。大多数在医院分娩的女性都会接受静脉输液。当液体流入的速度比排尿的速度更快时，液体会暂时进入身体组织。人工催产素在化学结构上与抗利尿激素（ADH）相似，可与 ADH 受体结合，或增加 ADH 受体的数量，这些都会加剧准妈妈已有的水肿。[38]

　　有护士和泌乳顾问报告说，许多女性在分娩过程中和产后，水肿现象似乎更加严重了。最常见的是脚踝水肿，还有乳房疼痛和肿胀，这可能引起宝宝的含乳问题。[42]这样的水肿让泌乳启动变慢，[43]直到肿胀消退，乳汁才能开始大量分泌。所有潴留的水分都在挤压乳腺管，导致乳房里没有存储或运输乳汁的空间。

　　很少有人给孕产妇使用利尿剂，因为水肿通常会自行消退。但是在母乳喂养早期，水肿不会很快消失，并有可能影响泌乳。为了加快体内多余水分的代谢，帮助更快地增加泌乳量，哺乳妈妈可以尝试一些具有利尿特性的食物，例如蒲公英嫩叶、蒲公英茶、西瓜、黄瓜、芦笋、卷心菜和芹菜，但需要食用很多才会有效！

胎盘残留

　　一旦宝宝出生、胎盘娩出，妈妈体内的孕酮水平就会迅速下降，乳汁开始大量分泌。在极少数情况下，会出现少量胎盘组织残留在子宫壁上。这通常会导致产妇产后大量出血，甚至引起内出血，因此会被迅速发现并给予积极治疗。但是，如果症状不明显，胎盘一直被残留在产妇体内，那么孕酮就会持续干扰泌乳的启动。有时，奶量过低是发现胎盘残留的第一条线索。在分娩时，如果胎盘娩出过慢，或者助产人员在脐带上施加压力以帮助胎盘娩出，就有可能发生胎盘残留。剖宫产也可能会出现胎盘残留，不过很少见。

吉安娜的前 4 个孩子都是母乳喂养，但是她的第 5 个宝宝在出生后没有得到充足的乳汁，生长发育不佳。吉安娜制订了持续哺乳、吸奶和补充喂养的计划。两个星期后，新生儿突然愉悦地在妈妈的乳房上大口吸吮乳汁。当有人问她那几天是否有什么重大变化时，吉安娜回答说："是的，确实在几天前发生了一件非常奇怪的事情。我频繁宫缩，然后排出了一些大的血块……"这件事发生后不久，吉安娜的奶量开始提升了。她记得在她分娩时，她的产科医生一直在脐带上牵拉，直到胎盘娩出，这可能导致某块胎盘组织脱落并留在体内，而现在问题得到了解决。

当产后出血在正常范围内但泌乳启动缓慢时，产科医生帕梅拉·贝伦斯（Pamela Berens）就会建议通过血液检测人绒毛膜促性腺激素（HCG）水平以排查是否存在胎盘残留，这种由胎盘分泌的激素通常应该在产后迅速消失。另一种筛查方法是经阴道超声检查。阴性结果表示正常，但阳性结果也可能是错误地将产后恶露当做胎盘组织。正如吉安娜的情况那样，残留的胎盘组织可以自行清除，但若较早发现，通常会通过手术将其清除以避免发生产后大出血。乳汁的大量增加通常发生在清除残留胎盘后的 48 小时内。

在极少数情况下，产妇会出现更严重的胎盘残留——胎盘不仅附着在子宫壁上，还会长入内壁，有时甚至穿过子宫壁到达其他器官。这通常会导致内出血，因为这些碎片在分娩后就不容易剥离并脱落了。医生可以尝试手动剥离残留胎盘，并使用诸如马来酸甲麦角新碱或甲氨蝶呤之类的药物剥离胎盘，同时控制出血。这些药物具有抑制或降低奶量的风险，不过短期使用风险较小。

医生与泌乳顾问共同配合，是帮助你解决这一难题的最佳方法。但是，并非所有医护人员都知道胎盘残留与泌乳启动之间的联系，或者他们并不认同这种可能性，因为他们认为这意味着自己的工作出现了错误。如果产妇胎盘残留的症状不明显，则很难进行认真、全面的评估。如果你的医护人员没有与你一起充分探究你的奶量不足是否与胎盘残留相关，你需要听听其他人的意见。

产后大出血与席汉综合征

分娩后严重出血会给泌乳带来两大风险。最明显的是富含铁的红细胞会大量流失，还可能造成贫血。一般来说，阴道分娩最多损失 500 ml 血液，剖宫产术中最多损失 1000 ml 血液。较大的失血量（产后 24 小时内大于 1500 ml 或血红蛋白低于 7 g/dl）与奶量不足相关。[44, 45] 在一项研究中发现，失血少于 2000 ml 的女性中有 70% 在第 1 周就完全实现了母乳喂养，而失血超过 3000 ml 的女性中只有 50% 能在第 1 周实现母乳喂养。部分原因是母乳喂养的开启不佳，这可以理解为，当母亲的健康受到威胁时，母乳喂养就被摆在次要位置了。用于治疗产后出血的必需药物也可能会影响泌乳。[26]

产后出血带来的第二大风险涉及垂体，其在孕期会增大。如果女性产后突然大量失血，垂体可能会萎缩，其功能会减退。轻度至中度的垂体损害被称为垂体功能减退症。如果垂体遭受严重损害，会导致席汉综合征——泌乳失败通常是发现此病症的第一条线索（参见第 11 章）。

在纽约市执业的支持母乳喂养的医生莫娜·加贝（Mona Gabbay）发现，患有产后出血和奶量不足的哺乳妈妈的基础泌乳素水平通常低于 30 ng/ml。这类妈妈也不太可能对催乳剂产生反应。因为垂体已经受损，其反应能力也同样下降了。

尽管患席汉综合征的妈妈情况比较严重，但也并非一定不能实现母乳喂养。一名曾患有席汉综合征且泌乳失败的妈妈在生下另一个宝宝后，实现了母乳喂养。[46] 虽然近三分之一的重度产后出血患者会出现某种程度的垂体功能减退，[47] 但也有很多人在经历了严重出血之后仍然可以成功进行母乳喂养。如果你有可疑的病史并且不太确定，可以按照第 11 章的要求，请医护人员检查你的泌乳素水平。

必要的自我照顾

你在本章中找到一些答案了吗？这可能会让一些人感到释然，并想到提升奶量的方法，但也可能让另一些人非常愤怒或悲伤。接下来，解决你要面临的母乳喂养的实际问题，比面对内心涌动的情绪要容易得多。但是，也请善待自己，给自己一些时间来排解这个过程中出现的负面情绪（参见第 18 章）。要知道你并不孤单，许多妈妈已经成功克服了这些困难。

第9章
是宝宝的问题吗

我们已经探究了分娩和哺乳管理会如何影响奶量，宝宝也是影响奶量的重要因素，但这一点经常容易被人忽略。本章探讨了一些会导致宝宝无法有效吃奶的原因。如果我们不进行干预，问题就不会得到解决，妈妈的奶量就会越来越少。

奶量公式

主要因素
- ＋ 充足的腺体组织
- ＋ 完整的神经通路和导管
- ＋ 充足的激素和激素受体

次要因素
- ＋ 充足的泌乳关键营养素
- ＋ 对乳房频繁、有效的乳汁移出和刺激
- ＋ 没有其他泌乳抑制因素

＝足够的奶量

当我的第 4 个孩子埃里克第一次含乳时，我的第一反应是哪里有点不对劲。他的含乳看起来很不错，而且似乎已经吃上了，但吃奶时他会发出"哒哒"声。当我给其他宝宝哺乳时，如果我需要站起来，他们会像小水蛭一样用小嘴吸住我的乳房。但对埃里克来说，只要我有任何轻微的动作，他就会从乳房上滑落下来。尽管他的体重增长比不上他的兄弟姐妹们，但因为我的奶量很大，前几个月他都长得挺好。有时乳汁还会从他的鼻子里喷出来。在接下来的几个月里，我感到自己的喷乳反射越来越少，但我仍然认为这很正常。我的月经早在产后 4 个月就恢复了。到 6 个月时，埃里克的体重增长开始减慢，此后，仅仅靠吃母乳，他的体重不再增加，甚至开始下降。我的乳房开始变小。儿科医生和我都不知道发生了什么。我们排查了各种原因，并尽可能多地给埃里克增加固体食物的摄入。直到埃里克 3 岁时，我才发现他确实有吸吮问题，并意识到是这个问题导致了我的奶量急剧下降，并一度让他的体重增长停滞不前。

吸吮问题

宝宝的吸吮能力关系到方方面面。吸吮可以将乳汁从乳房中移出，并促进泌乳素和催产素的释放。强健有力的吸吮会刺激泌乳素水平激增，而微弱的吸吮只能激发少量泌乳素的分泌。[1]任何影响宝宝吸吮的因素都会影响妈妈的乳汁分泌。有效的吸吮取决于宝宝能够协调使用舌头、面颊、上腭、下巴、面部肌肉和嘴唇的能力，从而形成必要的密闭真空，以便移出乳汁。宝宝面部或口腔解剖结构的异常或任何类型的神经问题，都可能影响其移出乳汁和刺激乳房的能力。

　　作为新手妈妈，如果你还没有体验过什么是正常的吸吮，那么你可能无法意识到问题的症结在于宝宝的吸吮。但是，即使经验丰富的父母和医生也可能意识不到"与之前的哺乳经验不同"会成为问题。宝宝吸吮问题的一个明显特征是，尽管宝宝含乳"看起来很不错"，但是他吃奶时妈妈的乳头会疼痛；或者哺乳结束后，乳头从宝宝的口腔中出来时是扁平的、楔形的或其他不正常的形状。妈妈乳头可能会出现瘀伤、破裂、出血，或有烧灼感的血管痉挛，并且宝宝很难实现良好的含乳（有关含乳的视频，请参见 bit.ly/MMM-NipplePain）。吸吮力较弱的宝宝无法很好地将乳头吸出，或者不能长时间吸附在乳房上。当他从乳房滑落时，乳头并没有被充分拉伸。宝宝吃奶时发出"哒哒"声是一个强烈的预警信号，这意味着宝宝的舌头不断地从妈妈的乳头上滑落，导致吸吮总是中断，从而阻碍了乳汁的流动，减少了由吸吮引发的泌乳素的释放。

　　如果新生儿总是不能成功地在妈妈的乳房上吃奶，那就会形成不协调的吸吮习惯：刚出生的时候，他们可以很好地吸吮，但是当他们不能有效地移出乳汁时，会拼命尝试使用其他方法从乳房中获取乳汁。宝宝很聪明，当一种方法不起作用时，就会尝试另一种方法。一旦他们在乳房上稍微获得一点成功经验，并发现最有效地移出乳汁的方法，吸吮问题通常会自行得到改善，不用采取任何其他干预措施。

　　即使对于泌乳顾问来说，准确地识别和解决吸吮问题也是极具挑战的。重要的 3 个步骤是：①确保宝宝尽可能深含乳；②在努力解决问题的同时，以支持母乳喂养的方式喂饱宝宝（如乳旁加奶）；③根据需要进行吸奶以维持奶量。做好以上 3 步，再来给宝宝做吸吮训练或采取特殊的喂养方式，鼓励宝宝更有效地移动舌头。你也可以使用哺乳辅助器或特殊的奶嘴。如果这些方法都不见效，则应由解决婴儿喂养问题的专业人士如职业治疗师（Occupational Therapist）或语言治疗师（Speech Therapist）对宝宝进行评估。

大于或小于胎龄儿、早产儿、受药物影响的新生儿

新生儿出生时的胎龄和整体的发育成熟度会影响他在乳房上吃奶的能力，并影响他帮助妈妈建立奶量的能力。早产儿的耐力不足，容易疲惫。他们的肌张力较低，想要有效吸吮就需要付出更多的努力。早期足月儿（37 周 0 天至 38 周加 6 天出生的宝宝）看上去似乎很正常，但还不够成熟，可能无法进行良好的哺乳。大于或小于胎龄的新生儿都会受到子宫环境中某些因素（胎盘问题、妈妈罹患糖尿病等）的影响，进而影响吃奶的能力。

如第 8 章所述，妈妈在分娩过程中使用镇痛药物的剂量越大，宝宝发生吸吮问题的概率就越高，直到药物从宝宝体内清除后，吸吮不良的情况才会得到改善。经剖宫产分娩的宝宝，或在怀孕期间因妊娠期糖尿病接受胰岛素治疗的妈妈所生的宝宝，吸吮力也较弱。在以上这些情况下，明智的做法是，给宝宝哺乳后吸一会儿奶，给奶量"上个保险"，直到你的宝宝吃奶效率足够高，能够靠自己就维持良好的奶量。

斜颈

斜颈宝宝一侧的颈部肌肉会比另一侧更紧，这让他们的头颈总是向同一个方向倾斜。当转向一个方向吃奶时，他们会很舒适；但当他们被迫转到另一个方向如换边吃奶时，进食效果就会较差。斜颈还会造成颈部肌肉力量的失衡，从而影响舌头的运动和吸吮，情况与舌系带过紧类似。同样，斜颈宝宝可能无法很好地移出妈妈的乳汁或有效刺激乳房。当奶量下降时，你会误以为自己的乳房出了毛病。

要想解决问题，就要积极找出原因，并寻求帮助。物理治疗师（Physical Therapist）、正骨医生（Osteopathic Physician）、脊椎矫正专科医生（Chiropractor）和儿科医生都可以提供帮助，还可以教你如何在家给宝宝做运动。"肚皮时间疗法"（译者注：让宝宝肚皮朝下的俯卧训练）是重要的"家庭疗法"，可以帮助宝宝恢复颈部两侧肌肉力量的平衡。

　　同时，哺乳妈妈调整喂奶姿势可以让宝宝吃奶更容易。当宝宝以自己舒适的方向吃完一侧奶后，妈妈可以平行移动宝宝到另一侧乳房继续吃奶，这样宝宝的头转动的方向并没有发生改变。或者让他跨坐在你的腿上，在给宝宝提供足够支撑的同时让他能够根据需要自由转头。[2]

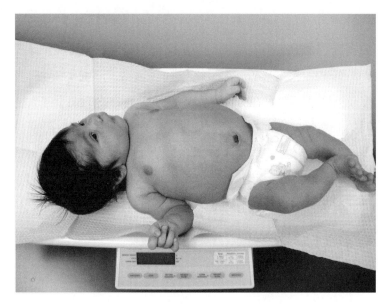

斜颈宝宝

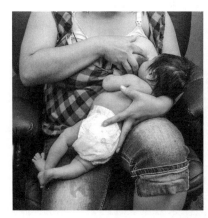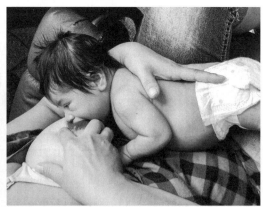

适合斜颈宝宝的哺乳姿势

> ### "肚皮时间疗法"
>
> 　　自从推行仰卧睡眠以来，小宝宝就极少有俯卧的时间了。这不仅增加了宝宝头部变扁的风险，还限制了他的头部及颈部肌肉的运动和发育，涉及的部分肌肉就与宝宝的吃奶能力相关。宝宝需要有机会练习抬头并伸展颈部肌肉以获得更大的灵活性，若他们患有斜颈，向后仰头或吃奶时张大嘴巴都会有困难。"肚皮时间疗法"专家米歇尔·伊曼纽尔（Michelle Emmanuel）建议，宝宝从新生儿起每天应进行 5 次短暂的练习。起初有些宝宝会抗拒，但很快他们就会喜欢上这项活动。每个宝宝都需要"肚皮时间疗法"，尤其是在存在喂养问题的情况下。

舌头活动受限

　　宝宝从乳房移出乳汁的能力取决于他灵活移动舌头的能力。宝宝能将舌头伸出嘴唇外并不意味着他的吸吮就肯定没有问题。他需要在吃奶时让舌头保持良好的延展性，还必须在整个哺乳过程中将舌头卷成杯状并抬高（提升），同时保持良好的密封性，以实现有效吃奶。舌头能够从口腔的一侧横向移动到另一侧，并呈波浪状蠕动的能力也很重要。[3]

　　舌系带连接舌根和口腔底部。正常的舌系带通常具有柔韧性，不会影响舌头的运动。但是，在胎儿发育过程中，当形成系带的组织未能正常凋亡时，就会造成舌系带短缩，通常称为舌系带过紧。宝宝在胎儿期遗留下来的多余的舌系带组织会限制舌头的正常活动，从而干扰吸吮，有时甚至会影响吞咽。[4] 因为与舌头运动受限做斗争需要付出额外的努力，宝宝常常还没有吃饱就已经很疲劳了，这会导致宝宝摄入不足、体重增长缓慢，最终也会让妈妈的奶量下降。[5]

　　活动受限的舌系带可能过短或过紧，外观也有所不同。它看起来或摸起来像是一块薄且富有弹性的网；或者在舌根附近，很粗且呈纤维状。最关键的是，舌系带受限会阻碍舌头的各种活动，从而影响宝宝有效吃奶的能力。如果观察到以下情况（但不限于这些情况），就需要对宝宝的舌系带进行进一步的评估：舌尖处有凹痕，无法将舌头抬高至口腔中线以上（舌头应从底部

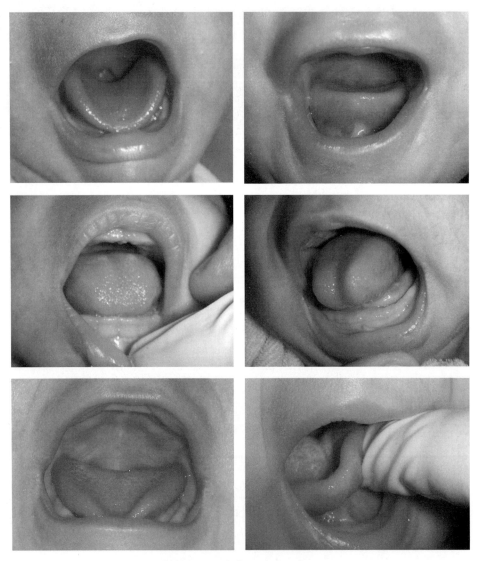

宝宝舌头活动受限的外观表现

整体抬起，而不仅仅是舌头的前半部向上弯曲）；嘴巴张开时舌头被拉紧（看起来又短又肥），无法保持伸展，并且舌头的中央部位被拉扯。[6] 宝宝舌头活动受限的其他提示还包括宝宝含乳困难、难以张大嘴巴、持续的嘴唇干裂或上唇因长期吸吮而磨出水泡、吃奶时发出"哒哒"或"啵啵"声、吃奶引发的频繁呛咳，及妈妈的乳头变扁、乳头破损、乳头出现慢性疼痛。宝宝的吸

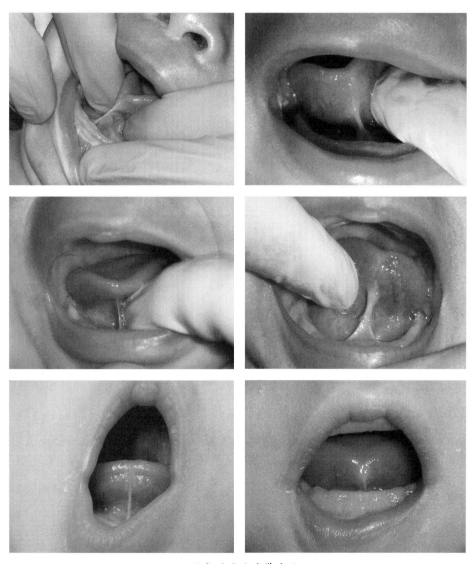

不同类型的舌系带受限

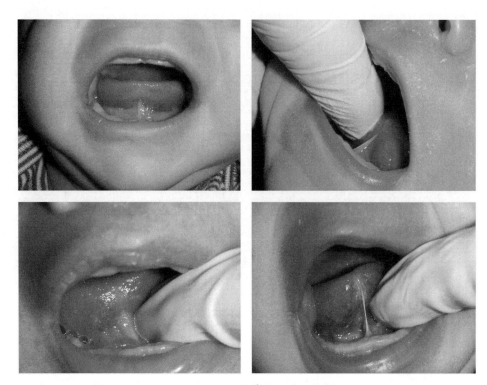

不同类型的舌系带受限（续图）

吮和吞咽问题也会使胃食管反流问题加重。

　　舌系带过紧是最广为人知的系带受限类型，另外，唇系带过紧也会增加宝宝的喂养难度。当唇系带过紧时，宝宝的嘴唇无法大幅度且舒适地外翻，上唇可能内扣，从而导致宝宝含乳较浅。如果宝宝的唇系带很厚，一直延伸至牙龈边缘或者包裹进硬腭中，就会让宝宝在长大后在门牙之间出现缝隙。唇系带过紧也会导致宝宝在哺乳过程中更容易咽下过多的空气。[7]相比单独出现的唇系带受限，唇系带与舌系带受限一同出现的概率会更高。舌系带及唇系带受限通常需要同时治疗，很难证实单独治疗唇系带受限会改善哺乳状况。[8]在一项研究中发现，同时松解舌系带和唇系带，比单独实施一种系带的松解成功率更高。[6]评估唇系带时，其外观会提示一些潜在问题，但决定性因素是，唇系带是否影响了上唇外翻。

　　当宝宝舌系带过紧时，他的含乳会很困难。特殊的喂奶技巧，例如将乳

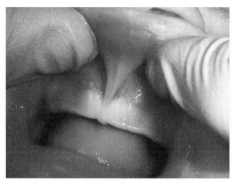
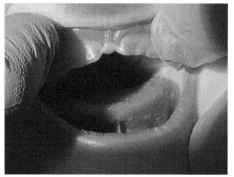

唇系带过紧的外观表现 ［照片由鲍比·加赫里（Bobby Ghaheri）授权］

房挤压成三明治状（参见第 10 章）或使用"乳头上翘"的方法，可以帮助宝宝更深地含乳。身体调理疗法（Bodywork）会帮助那些因系带受限无法张大嘴巴或嘴巴紧抿且吸吮不良的宝宝。如果这些方法效果都不佳，那么治疗舌头或上唇活动受限的最常见方法是系带松解术。这是一种使用手术剪刀或激光就可以快速处理的门诊手术。具体操作方法是，包裹或抱住宝宝以防其乱动，抬起他的舌头或嘴唇，将系带局部麻醉，然后切开限制性组织。术后，宝宝可以立即亲喂或用奶瓶喂养并依偎在妈妈的怀里。由有经验的医护人员进行系带切开术是很安全的，且很少出现并发症。[9] 大部分宝宝只会感到轻微不适，少数宝宝可能会有明显的痛感，在几个小时甚至几天内都吃不了多少

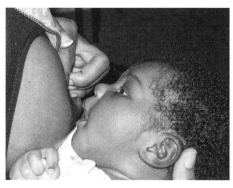
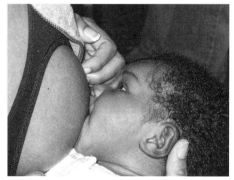

"乳头上翘"的方法：妈妈用手指将乳头上提至宝宝的上嘴唇上方。
当妈妈把宝宝揽向乳房时，松开乳头，让它正好停留在宝宝的舌头上方

奶，这取决于系带松解的程度。很多医护人员（如儿科医生、耳鼻喉科医生、牙医以及其他有资质的医护人员）都可以做系带松解术，但是不同的操作者，技能和经验相差较大。普通医学院和口腔医学院通常不会教授如何做婴儿系带松解术，因此需要选择一位了解系带松解术做到什么程度才算合适（不仅仅从外观来判断），并经常实施这项手术的专业人员。如果怀疑宝宝可能存在系带受限，你的泌乳顾问可以帮你介绍对此经验丰富的医护人员。

宝宝接受手术后，进行特殊的康复训练可以优化其舌头的活动能力和功能，因为仅进行系带松解术，通常无法立即解决所有的喂养问题。[10, 11]与有经验的泌乳顾问保持密切联系，可以帮你制订一个可持续的喂养照护计划，以确保你的宝宝获得充足的乳汁，并在应对与舌系带相关的挑战时维持你的奶量。经验不足的医护人员会建议你继续等待，期待系带会自行拉伸或断开，但这种情况很少见。[12]等待宝宝成长而不做任何干预会损害你的奶量，剥夺你享受正常哺乳的机会。[13]另外，系带受限不仅是涉及母乳喂养，还与宝宝其他方面的问题相关，例如奶瓶喂养、语言发育、消化、胃食管反流、口面部发育（涉及牙齿正畸问题）、气道发育（可能增加打呼噜或睡眠呼吸暂停的概率）、肩颈部肌肉紧张以及进行其他日常活动的能力（如吞咽药丸或舔冰激凌甜筒的能力）。[14-18]

如果你怀疑宝宝的吸吮问题是由舌系带或唇系带过紧导致的，为了最大限度地改善吸吮问题，向经验丰富的专业人员求助非常重要。如果宝宝的医生不愿意转诊，但你认为治疗会让你和宝宝都受益，可以请泌乳顾问推荐转诊渠道，询问其他在系带诊治方面富有经验的专家的意见。

上腭结构异常

正常情况下，吃奶的宝宝可以持续含住妈妈的乳房组织，保持吸力，产生真空并移出乳汁。上腭结构异常可能会影响宝宝保持吸吮的能力。正常的硬腭的解剖结构是逐渐上升，然后从前往后倾斜下降到后部的软腭。上腭两侧较宽，手指肚可以很容易地触到上腭的顶部。

高腭弓

高腭弓宝宝的上腭形状像一个圆顶，侧面陡峭，当宝宝吸吮指肚朝上的手指时，手指不易触摸到上腭顶部。上腭出现较小的手指状缺口，被称为"气泡腭"。"气泡腭"的宝宝在将妈妈的乳房深深吸入口腔时可能会感觉不适，并且容易呕吐。含乳时，宝宝开始时会含得很好，随后会退回到较浅的位置含乳，这样更容易中断吸吮，并伴随着吃奶时的"哒哒"声。

虽然宝宝上腭的某些结构异常可能是遗传性的，或者是由于气管或喂养管插管引起的，但大多数高腭弓是由舌头的活动受限引起的。[3]正常情况下，在胎儿发育过程中，舌头会塑造并拓宽上腭，但是如果舌头活动受限，上腭扩展也会受限。"气泡腭"和舌系带过紧通常会一同出现。

妈妈可以尝试不同的姿势来帮助宝宝含入更多的乳房组织。妈妈仰卧，宝宝趴在妈妈身上，自然地鼓励宝宝伸展头部，将舌骨向前拉以加强宝宝舌头的延展和包裹能力。无论哪种姿势最有效，都要鼓励宝宝张大嘴巴，让他一直贴在妈妈胸前。

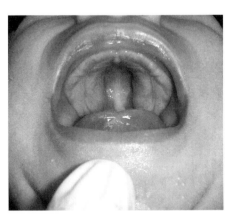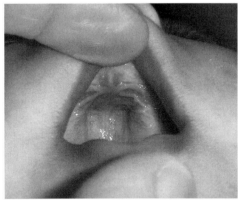

"气泡腭"

唇腭裂

当硬腭上有一个开口时，宝宝几乎不可能在口腔中形成密闭的真空，并将乳房固定在相应的位置，更不用说移出乳汁了。如果宝宝仅仅是唇裂，一且找到合适的哺乳姿势，让妈妈柔软的乳房组织填满唇裂的缝隙，还是可以形成良好的口腔密封的。但是，硬腭裂的宝宝很少能形成有效的口腔密封，即使使用特殊的腭护板（一种定制的可以暂时覆盖腭裂口的器具）。

软腭裂的宝宝也面临类似的问题和挑战。由于软腭裂的裂孔不那么明显，在新生儿早期检查中可能会被忽略，只有在出现明显的喂养问题时才会被发现。

一种细微的、鲜为人知的口腔内结构异常是软腭的黏膜下裂，常伴有悬雍垂裂（分叉）。软腭的表面完好无损，但软腭下方的肌肉有开口，导致软腭的肌肉闭合不充分，从而使得腭咽闭合不全。这样的宝宝在吸吮时难以保持足够的吸力。他的嘴巴可能很难紧紧吸附在妈妈的乳房上，并且在妈妈移动时容易从乳房上滑落。宝宝吃奶时，你会听到因吸吮中断而发出的"哒哒"声，并且当他吃奶或吐奶时，乳汁会从鼻子里涌出来。最能说明问题的是，他的体重增长不好。这些问题不易被察觉，常常在你意识到有问题之前使你的奶量受损。你可以采取一些弥补性措施，例如吸奶以维持奶量或给宝宝进行补充喂养。

还记得宝宝埃里克吗？他是丽莎唯一一个遗传了悬雍垂裂问题的孩子，这是她的家庭遗传病。直到后来，丽莎才知道悬雍垂裂与黏膜下裂的密切联系，并意识到到底发生了什么：埃里克刚开始吃到了足够的乳汁，但他的吸吮力较弱，不能充分刺激妈妈的乳房以维持良好的奶量，因此埃里克摄入的奶量不断下降，体重增长也越来越差。

如果你感觉宝宝的吸吮能力很弱，你和泌乳顾问都无法找出问题所在，可以录制一段简短的宝宝吃奶的视频给医生看看，并请他们检查宝宝的口腔以排除解剖结构上的问题。如果他们无法确定问题的根源，请他们再转介给耳鼻喉专家做更全面的评估。

面部异常和下颌问题

宝宝面部左右不对称，并随着宝宝的长大变得越来越明显，或存在下巴短小的现象，被称为小颌畸形。宝宝的脸颊和下巴从面部的其余部位向后内缩时，舌头的位置也更靠后，这使得舌头更难触碰到妈妈的乳房并有效吸吮。小颌畸形还可能导致宝宝下颌过紧、嘴巴不能张大，有时还会伴随舌系带过紧或斜颈问题。正常情况下，宝宝吃奶时，舌头和下巴会一起下降，以协助口腔形成真空并吸出乳汁。[19] 如果宝宝嘴巴张不大，哺乳就会很困难。

在一些极端案例中，有上述问题的宝宝可能会放弃吸吮，不再吃奶，或者长大后拒绝食用固体食物，因为移动下巴会很痛。这些宝宝可能还存在隐藏的面部神经受损问题，从而影响吸吮。妈妈需要采用特殊的哺乳姿势和协助宝宝含乳的技巧来给宝宝哺乳。颅骶疗法（Cranial sacral Treatment）、整骨疗法（Osteopathic Treatment ）或整脊疗法（Chiropractic treatment）可能会有所帮助。但有时候宝宝只是需要时间去长大，才能更好地吃奶。同时，哺乳妈妈频繁吸奶将有助于维持良好的奶量。

气道问题

有呼吸问题的宝宝，在协调吸吮、吞咽和呼吸时也会有困难，这会影响宝宝获得充足的乳汁，也会影响妈妈维持正常的奶量。有时候问题仅在于鼻腔中的黏液干燥后阻塞了鼻腔通道。此时，可以在宝宝的鼻腔内滴一滴乳汁或无菌生理盐水，软化鼻痂（即已经变干的鼻腔黏液），并在喂奶前轻柔地将其吸出即可。过敏可能导致慢性鼻塞，清除环境或饮食中可能的致敏物质会有所帮助。鼻腔狭窄或其他结构性的鼻腔阻塞会带来更大的挑战性。随着宝宝长大，鼻腔通道通常也会增大。在极少数情况下，可能需要手术治疗。

喉部、咽部或气管的一部分因发育不良而"塌陷"时，就会发生喉软骨软化病（Laryngomalacia）和气管支气管软化症（Tracheobronchomalacia）。当宝宝哭泣或吃奶时，会产生尖尖的、吱吱作响的喘息声，称为喘鸣。有这种问题的宝宝，连续吸吮时间可能很短（仅能持续 3 ~ 5 次），之后需要休息较长时间才能继续。他会在几次吞咽后就屏住呼吸，或者完全松开妈妈的乳房，然后气喘吁吁地重新开始呼吸。因为实在太累了，宝宝常常还没吃饱就不再吃奶了。除非频繁哺乳，否则他会因为摄入不足而导致体重增长不良，长此以往，妈妈的奶量也会受损。严重的病例通常会被及早发现，但只有极少数是通过手术来矫正的。除非出现问题了，否则轻至中度的病例通常会被忽略或不被提及。这些情况通常会在宝宝两岁左右自愈。

对于有呼吸问题的宝宝，最大限度地保持气道通畅至关重要。哺乳妈妈通常喜欢抱住宝宝的头，但这会困住宝宝并阻碍头部的伸展。摇篮式抱法容易让宝宝的下巴内收，也不利于呼吸。试试宝宝直立的哺乳姿势，或有一定角度的摇篮式抱法，让宝宝的头部伸展着靠在妈妈手臂上。最重要的是，允许宝宝短暂、频繁地吃奶。同时，在哺乳变得更轻松之前，妈妈要在喂奶后吸奶，以维持奶量。

心脏问题

为了保证身体获得足够的氧气，患有心脏疾病的宝宝呼吸频率会更快。就像有呼吸问题的宝宝一样，他们很容易疲倦，并且可能在完全吃饱之前就停止进食。有心脏问题的宝宝，需要最合理化的进食方式：用最少的工作量来最大程度地获取乳汁，以节省热量的消耗。与奶瓶喂养相比，奶量充足的哺乳妈妈亲喂宝宝，会让宝宝体内的含氧量更稳定。[20, 21] 妈妈哺乳前对乳房进行按摩、哺乳过程中挤压乳房，可以帮助宝宝消耗更少的能量以获取更多的乳汁。哺乳后，妈妈需要吸奶以维持奶量。许多患有心脏疾病的宝宝使用哺乳辅助器（Nursing Supplementation）可以吃得很好，但另一些宝宝需要使用奶瓶进行补充喂养。在实施外科手术矫正心脏缺陷之前，宝宝通常需要短暂而频繁的喂养。

神经系统问题

神经将有关压力、味觉和温度等感觉的信息传递给大脑,从而指导肌肉的动作,包括那些用于吸吮、吞咽和呼吸的肌肉。遗传性疾病、产前药物暴露(使用毒品或处方药物)、创伤、脑瘫、特发性面神经麻痹或其他医疗状况引起的神经问题,都会影响宝宝吃奶的能力。有些吸吮问题仅仅是由于宝宝发育不成熟而导致的,例如早产。但有些却没有明确的解释。不管是什么原因,要改善这类宝宝的吸吮状况可能要花费一些时间,与此同时,还需要补充喂养。这意味着你需要在喂奶后吸奶,以维持奶量。

肌张力低

肌张力低在唐氏综合征的宝宝中很常见,但也可能伴随其他神经系统疾病而出现。肌张力低的宝宝在含乳和吸吮的细节上会遇到更多困难,比如无法很好地在含乳时形成真空、保持吸力并有效地移动舌头以移出乳汁。宝宝的吸吮能力会很弱。肌张力低的宝宝吃奶时,出现脸颊凹陷是一个红色预警信号。当口腔吸力差时,宝宝很容易从妈妈的乳房上滑落。为了弥补这一缺陷,宝宝可能会绷紧嘴唇周围的肌肉以保持吸力。开始时,他吃得还不错,但是随着肌肉的疲劳,吸出乳汁就会变得越来越困难。肌张力低的宝宝通常会在傍晚和夜里吃得更好,因为在那些时段他们身体的肌张力状况更好。

妈妈可以采取"舞蹈者"手势,即握住乳房的同时支撑好宝宝的下巴和脸颊的一种特殊手势,这会协助宝宝将所有精力都用于吸吮。在摇篮式哺乳姿势中,将对侧的手滑到正在哺乳的这侧乳房下,手掌向上,拇指放在宝宝下颌的一侧,小指放在另一侧,卷起中指,将其轻轻放在宝宝的下巴下(剩余的两只手指在乳房下托住),会协助宝宝更好地吸吮。在采用橄榄球式的哺乳姿势时也可以使用这个手势。另外,一些职能治疗师或物理治疗师在宝宝脸上使用肌内效贴布(一种胶布)(Kinesio Tape)来模拟舞蹈者手势的效果,会比用手势来协助宝宝吸吮更加轻松!

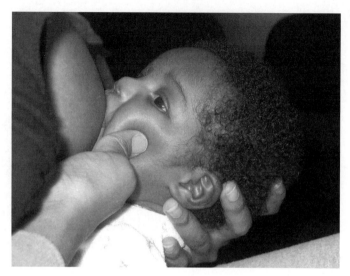

"舞蹈者"手势

肌张力低的宝宝，如果将身体蜷缩在妈妈的身体上，臀部弯曲，但耳朵、肩膀和臀部保持在一条直线上，也可以很好地吸吮乳汁。

肌张力高

肌张力高的宝宝，表现为肌肉非常紧绷、身体十分僵硬，在妈妈的怀抱中也无法自如地弯曲身体、依偎和放松。他们往往存在哺乳问题，可能的表现是吃奶时在妈妈的乳房上撞来撞去，也可能在吃奶时咬紧下巴甚至用牙龈夹住妈妈的乳头。不用说，妈妈的乳头一定会很痛，但乳房仍然无法获得足够的刺激以提升奶量。

真正的肌张力高是一种身体特征，不管宝宝在做什么，大部分时间都是存在的。有些宝宝会用僵硬或拱起的身体语言来表示沮丧或疼痛，但在没有压力的情况下，他们是放松和可爱的。有些宝宝在感觉处理上有问题。如果宝宝的肌张力高仅在吃奶时出现，可能是宝宝在对过往的负面经历做出反应，比如宝宝出生时接受的侵入性抽吸羊水或胎粪；也可能是持续的乳汁移出不良让宝宝感到沮丧；或者是宝宝在哺乳期间或哺乳后出现了令他痛苦的胃食管反流。真正肌张力高的宝宝肌肉会一直处于非常僵硬或紧张的状态，与是否进食无关。

肌张力高的宝宝往往会在深夜和清晨时吃奶吃得比较好，而白天环境中的各种刺激会使他们更加紧张。哺乳前，请尝试将宝宝放在毯子上，抓住四个角，并以从头到脚的方向轻轻摇晃他，以帮助他的身体放松。紧紧抱着宝宝摇摆或走动，甚至是直接的肌肤接触，都可能会有帮助。帮助宝宝的身体蜷缩至中等程度并以襁褓包裹他，可以使他平静下来，并且更加专注。如果宝宝的身材较小且不存在胃食管反流问题，让宝宝保持身体弯曲、双脚朝上的橄榄球式（侧面）哺乳姿势是让他处于蜷缩状态的好方法。虽然在一般情况下，宝宝都是依偎在妈妈怀里吃奶吃得更好，但一些肌张力高的宝宝反而在枕头上吃奶效果更好，因为在枕头上他们会更加伸展和放松。不断反复尝试吧，找出最适合你的宝宝的方法。

感觉加工障碍

感觉加工障碍，也称为感觉统合失调，在婴儿身上很难诊断。人们通常认为有趣或令人愉快的感觉，如手部的轻触、温柔的抚摸带来的感官体验，都会激怒有感觉加工障碍的宝宝，甚至让他们无法忍受。这类宝宝易怒，不能很好地适应周围环境的变化，甚至可能对某些感觉感到惊恐。触觉防御型宝宝很容易被噪声、洗澡和换尿布所困扰。他们似乎渴望移动，需要经常被抱着。这些敏感的宝宝可能无法很好地吃奶，因为他们被来自外界的感官刺激压垮了，会拱起身子离开乳房、哭泣、含乳不佳或经常松开乳房。[22] 一些妈妈误以为这些是奶水过多或过少的信号。[23] 无效的母乳喂养会导致妈妈的奶量随着时间的推移而下降。触觉防御型宝宝通常会更喜欢强有力的抚触、柔软的布料（不带拉链、标签或粗糙的接缝），喜欢喂奶前被包裹着并摆晃，以及在背巾里吃奶，并且在吃奶时需要周围光线很暗、很安静。

与穿上衣服或包在襁褓里相比，一些触觉防御型宝宝在进行直接的皮肤接触时表现得更加平静。而其他一些宝宝反而在更少的身体接触下吃奶吃得更好，也许他们更喜欢你膝盖上垫的枕头，而非被抱在怀里。如果他们含乳很浅，试着把乳头向下对准宝宝的舌头而不是上腭。使用乳头保护罩也会让这类宝宝含乳更容易。

如果你怀疑宝宝可能有感觉加工障碍问题，可以请儿科医生转介你们至职能治疗师那里或参与早期干预项目，对宝宝进行正式的评估。这些专家接受了有关感官问题的特殊培训，可以为你和宝宝提供帮助。有经验的泌乳顾问还有办法帮助宝宝更好地吃奶，并且可以与治疗师共同工作。在此期间，你可能需要吸奶，直到宝宝能够自行吃奶。

感染

一些潜在问题例如尿路感染，可能是导致某些宝宝生长发育不良的罪魁祸首。当宝宝的身体与感染作斗争时，他需要更多的能量摄入，并且生长发育会减慢。如果你的宝宝突然进食不佳或体重增长变缓，请咨询儿科医生并进行全面评估。

胃食管反流

几乎所有的宝宝都会吐奶，只是有些宝宝吐得多一些，有些则吐得少一些。大多数情况下，这基本上只会带来给宝宝清洁衣物的麻烦。但是有些宝宝在吃奶时会出现明显不适甚至痛苦，尤其在吃奶后或两次喂奶之间，会大量吐奶——部分已消化的乳汁会反流至食管，引起烧灼感，有时还会扰乱宝宝的呼吸，弄醒宝宝并使他哭泣和窒息。这通常会被诊断为胃食管反流病（Gastroesophageal Reflux Disease, GERD）。患有 GERD 的宝宝会将吃奶与疼痛联系起来，让他觉得"吃奶后我就会痛"，除非非常饥饿，否则他就会延迟吃奶，从而导致体重增长过缓。或者他会在吃奶时表现出身体僵硬，拱着身子，吃奶效率很低。无论哪种方式，妈妈的奶量都会受到影响。

GERD 通常只是由宝宝发育不成熟导致的，但也可能是由于妈妈的饮食中含有某种蛋白质。这些蛋白质进入了妈妈的乳汁，从而触发了宝宝的过敏。乳制品通常是罪魁祸首（译者注：也就是说，最容易引起宝宝过敏的是牛奶蛋白）。脊柱或颅骨错位 [24] 等人体力学问题、与喉软骨软化相关的吞咽问题 [25]、唇系带或舌系带紧，也都可能导致反流。[7] 不论起因如何，所有患有 GERD 的宝宝都应该更少量、频繁地进食，这对他们有好处。哺乳时让宝宝的头高于臀部，进食后保持直立 20 分钟。如果出现脊柱或颅骨错位等人体力学问题，整骨疗法或整脊疗法可能会有所帮助。如果任何方法都不奏效，宝宝很痛苦，可以请医生开药缓解症状。如果这一切听起来跟你的宝宝的情况很像，请你的儿科医生为宝宝筛查胃食管反流情况，你也需要仔细查找原因。同时，你知道如何在必要时维持奶量，那就是要吸奶！这将为你争取一些时间，直到母乳喂养的情况得到改善。

自我限制饮食的宝宝

饱受痛苦喂养经历的宝宝可能会自行限制吃奶量，以最大程度减少不适感。GERD 通常是诱发该问题的原因，但其他问题也可能会导致这个结果。如果你的宝宝需要更多的热量，但是你却无法让他吃得更多或更频繁，那么请退后一步，看看整体的喂养情况，因为可能需要先解决一些其他问题。

当任何方法都不奏效时

当你想尽办法，对宝宝身体的解剖结构进行了彻底的评估，排除了任何的可能性后，宝宝吃奶的状况仍然没有改善，你可以试试用于治疗神经压迫（Nerve Impingement）的身体调理疗法。语言或职业治疗师针对婴儿的口腔肌肉功能疗法（Oral Motor Function Therapy）会对一部分宝宝有效。整脊疗法也可以有效改善一些宝宝的吸吮问题。[26] 颅骶疗法（Craniosacral Therapy, CST）或整骨疗法也许也能奏效：轻柔地触摸颅骨，释放神经的微弱压力，进而影响肌肉与反射，这可以由 CST 专家、整骨医生或整脊医生来进行。颅骶治疗有效改善了一些宝宝的吸吮问题。[27] 所有这些选择通常都是低风险的，如果能有帮助，那你会很庆幸曾经做过这样的尝试。

第 10 章
是我的乳房的问题吗

女性的乳房像是一家"母乳工厂",内有生产线、仓库和配送系统,而神经系统协助接收和发送订单以响应消费者——你的宝宝。如果"工厂"运行不良,可能是某些重要流程出了问题,这的确让人感到既困惑又沮丧。我们已经探讨了很多暂时性问题——只要持续进行恰当的母乳喂养管理,这些问题就能够得以解决。但是,要解决妈妈乳房结构方面、整体健康状况以及激素水平的问题,需要长期的应对策略。本章将深入研究可能影响妈妈奶量的解剖学因素,下一章则讨论生理因素。如果到目前为止,你所读到的内容还不适用于你的情况,那么下面几章的内容可能会给你一些启发。

奶量公式

主要因素
- + 充足的腺体组织
- + 完整的神经通路和导管
- + 充足的激素和激素受体

次要因素
- + 充足的泌乳关键营养素
- + 对乳房频繁、有效的乳汁移出和刺激
- + 没有其他泌乳抑制因素

= 足够的奶量

你是否存在以下乳房解剖结构方面的风险因素?

□ 接受过乳房或胸部外科手术等治疗，即使是在婴儿期。

□ 在童年或青春期遭受过胸部创伤。

□ 有神经或脊髓损伤史。

□ 乳房或乳头外观异常，如一侧乳房比另一侧小得多、乳头分裂为两部分。

□ 孕期或产后很少或从未感到过乳房压痛或变化。

□ 患有慢性疾病。

乳房解剖结构异常

大自然对人类的塑造并不总是完美的。女性乳房解剖结构的异常可能始于胎儿期，也可能是由于某些意外事故、疾病或手术引起的。无论是什么原因，你的"母乳工厂"和神经传导系统的结构性问题都会影响乳汁的生产。[1]

乳头扁平和内陷

如果妈妈的乳头无法在受到刺激后变得突出，导致宝宝无法顺利含乳，那么奶量也会受到影响。大自然的设计是让宝宝用脸颊去搜寻"山顶"（即乳头）并含上，这就是寻乳反射。不太突出的乳头会让宝宝感到困惑，并且难以被感知。宝宝会用小手揉捏妈妈的乳房，使乳头更加突出（这是不要给宝宝戴手套的重要原因），但是当妈妈的乳头扁平和内陷时，这么做并不奏效。

你的乳头可能一直很平，即使遇到冷刺激也不会变得突出。或者乳头本来是正常的，但分娩时的输液导致你的乳房非常肿胀，因而乳头暂时变得扁平了。对于第二个问题，反向按压软化法（Reverse Pressure Softening，RPS）可以帮助你消除肿胀并软化乳晕，从而使乳头更易于含接（参见第 5 章）。如果你的乳房确实非常肿胀、疼痛，请尝试第 5 章所述的"治疗性乳房按摩"，先将乳汁从乳房中排出。

你可以将拇指放在距离一侧乳头大约 5cm 处，其他手指放在乳头的另一侧，然后轻轻按压，形成与宝宝嘴巴对齐的"三明治"，以帮助宝宝在乳头扁平的情况下含乳，从而顺利哺乳。妈妈继续轻轻握住"三明治"，直到乳房变得柔软。此后，大多数宝宝可以自行含乳，不再需要妈妈的协助了。如果宝宝自己做不到，妈妈可以在整个哺乳过程中一直轻轻地捏住乳房。

大约有 3% 的女性在出生时乳头就是内陷的。当你用手指按压内陷乳头周围任意一处时，乳头会向内陷入乳房或向内回缩。这是由于乳腺管过短或乳头内的肌纤维束过紧，将乳头向内牵拉而导致的。

1 级内陷的乳头很容易在受到刺激后突出，吸吮能力良好的宝宝可以应对这类情况。

2 级内陷的乳头拉出来会有些费劲，放开后很快又会缩进去。这个程度的乳头内缩会使含乳更具挑战性，并使宝宝很受挫。在这种情况下使用乳头保护罩，能够达到较好的效果。

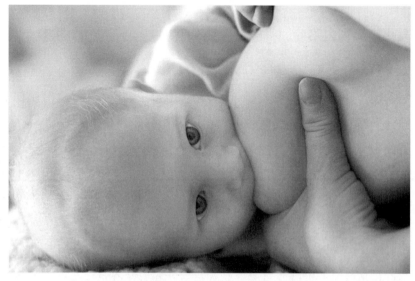

制作"乳房三明治"可以帮助一些宝宝含乳，进而吃到更多的乳汁

3 级内陷的乳头与周边组织是"拴在一起的",很难用手指碰触到乳头周围及后面的组织,更不用说将乳头拉出了。[2] 这种情况下,宝宝含乳几乎是不可能的,用吸奶器效果也很差,乳汁像从打结的软管里冒出的小水滴而不是自由喷洒的奶线。如果宝宝和吸奶器都无法轻松移出乳汁,那么妈妈的奶量会受影响。

乳头内陷可以通过手术解决,当然,要避开孕期或哺乳期。手术后的母乳喂养能力取决于手术时神经或导管的受损程度,以及在愈合期瘢痕组织的生长情况。

如果你已经怀孕了或在两次怀孕之间,则可以选择无需高技术含量的非手术疗法。Avent Niplette™ 是一个小而硬的杯子,可佩戴在胸罩内,一次保持吸力数小时。据报道,这个产品可以纠正所有类型的乳头内陷(改善的程度各不相同),但至少需要使用 1 ~ 3 个月。[3] Supple Cups™ 与之类似,由柔软的硅胶制成,有 4 种尺寸:直径 11 mm(1 号)、12.5 mm(2 号)、14.5 mm(3 号)和 16.5 mm(4 号),较大尺寸的 5 号已停产。两种产品的最佳佩戴时间是在两次怀孕之间,但也可以在怀孕期间(高危妊娠除外)或在喂奶前。[4] 如果你对其他经过测试的应对内陷乳头的创新疗法感兴趣,请查询我们的网站 lowmilksupply.org。

宝宝出生后,你有两个目标:帮助他含乳,保持乳汁流动。看看你是否可以通过将手指(放在乳头根部的周围)向下深压乳房,找到乳头的根部,然后轻轻向外推出乳头。或者,尝试"轻推乳头"手法:将食指向上压入乳房,然后向外推从而将内陷的乳头推出来,再尝试让宝宝含乳。在宝宝吃奶时,你可能需要一直保持这样的手法。

另一个选择是使用 Lansinoh Latch Assist™ 乳头矫正器或 Maternal Concepts 的 Evert-It Nipple Enhancer™ 乳头矫正器吸出内陷的乳头。或者你可以自制乳头矫正器:将注射器的针管从带针头的一端切开,将活塞拔出,然后,将活塞插入切开的这端,将针管光滑的另一端扣在乳头上(译者注:这样做能保证接触妈妈皮肤的针管是未经加工、光滑且安全的),[5] 试着拉一拉活塞,看看能否吸出乳头。用吸奶器吸一两分钟也可以拉出内陷乳头,但可能会导致

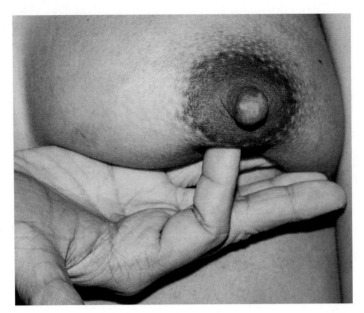

"轻推乳头"可以帮助妈妈将乳头推出，并使宝宝含乳更容易

乳晕肿胀，使其变得又大又圆，增加宝宝的含乳难度。无论你使用哪种方法，一旦停止，乳头通常都会快速回缩，所以，将内陷乳头吸出后必须马上让宝宝含乳。

当所有上述方法都不奏效时，试试乳头保护罩吧。尺寸合适的硅胶保护罩会在你的乳头上形成一个人工乳头，这样就更利于宝宝含住。操作时需要将你的部分乳头组织拉入乳头罩。乳头保护罩对于 1 级和 2 级的乳头内陷效果较好，但对于 3 级的乳头内陷通常效果较差。选择一个足够宽的乳头保护罩，这样可以将内陷乳头的顶部顺利拉入，太小的保护罩会阻碍乳汁的流动。[6, 7] 将保护罩的顶部从内向外翻出一半，然后压住内陷乳头的乳晕边缘，从中心向外，将保护罩展开，并扣在乳头上。保护罩的圆顶应弹出，并将部分乳头组织吸入罩内。在宝宝含乳之前，请用一只手将保护罩固定，并从远离乳头的部位向保护罩的顶部挤压一些乳汁，以鼓励宝宝吸吮（你也可以使用牙周注射器将之前吸出的乳汁从保护罩的小孔中注入保护罩顶部）。确保你的宝宝尽可能深地含住妈妈的乳头和乳晕。最后，你需要在喂奶后吸奶，以确保更好地排空乳房。在宝宝学会如何与妈妈的乳房配合之前，使用乳头保护罩可以作为临时性的过渡手段。

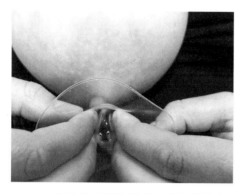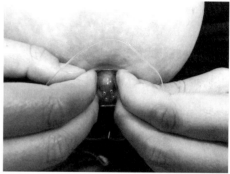

使用乳头保护罩时，首先将罩的顶端向外翻出一半，中央套在乳头上，
然后翻下来，轻轻松开

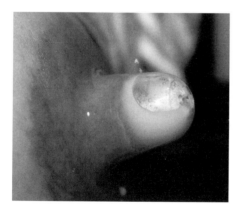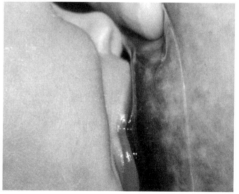

向乳头保护罩中挤一些乳汁，然后帮助宝宝将其深深地含入，要包住顶部
［以上两张照片来自《母乳喂养图解（第 6 版）》（ *The Breastfeeding Atlas, 6th edition* ）一书］

乳头形状异常

乳头通常为圆形，但也可能呈现出不寻常的形状，例如凹凸不平的乳头、长乳头甚至从中间裂成两半的乳头。这些形状异常的乳头，功能大都是正常的，但少数乳头内的乳腺管可能是闭锁的，在乳头上没有出口。如果乳汁没

有出口，则无法被移出，就会不可避免地导致"乳房工厂"停产。值得庆幸的是，如果仅一侧乳房受到影响，作为补偿，另一侧乳房可以加快乳汁分泌的速度。

大乳头

如果妈妈的乳头较大，或经过多年的哺乳后乳头变大，就会让宝宝在含乳时面临巨大的挑战。当妈妈乳头的尺寸明显大于宝宝的口腔时，宝宝就无法将足够的乳房组织吸进口腔以获取乳汁。泌乳顾问简·巴格（Jan Barger）开玩笑地称其为"口腔—乳头比例失调"。解决方案是吸奶——你的吸奶器需要使用更大的喇叭罩，然后用其他方法将吸出的乳汁喂给宝宝，直到宝宝的口腔能够张得足够大为止。经常让宝宝尝试含乳，直到他可以含上并顺利移出乳汁。这可能需要 1 ~ 3 个月的时间。在经历了多次艰难的尝试后，有些宝宝可能会想要放弃。如果是这样，请参阅第 4 章中的"如何应对宝宝拒绝妈妈的乳房"或联系一位泌乳顾问以获得支持。

乳头穿孔

乳头穿孔通常不会影响奶量，如果有影响，是因为在乳头上增加了其他出乳口（在哺乳期间，请去除任何乳环或乳钉）。曾经有过几个案例，妈妈乳头感染或接受过不良穿孔技术，从而造成乳头异常或大面积的瘢痕组织，从而阻碍了乳汁的流动。[8] 如果发生这种情况，你所能做的不多，无法移出乳汁的乳腺小叶最终会枯萎。曾有一位单侧乳房有问题的哺乳妈妈，成功用"健侧"（健康的一侧）乳房对自己的宝宝进行了纯母乳喂养。

乳房基本结构问题

乳房的两个基本结构问题会影响奶量。一是乳腺组织密度，它决定了乳房、乳晕和乳头的相对弹性和可压缩性，有的乳房非常坚硬，有的像果冻一样柔软。二是乳腺发育情况，它决定了乳房泌乳组织的总量。

乳房组织过软

宝宝很难有效含住太过柔软和松弛的乳房组织。在某些情况下，这样的乳房组织上的皮肤太过松散地附着在腺体组织上，以至于哺乳时，宝宝含入嘴里的大部分都是皮肤，无法有效地移出乳汁。给乳房塑形并将其向后压到胸壁上，使皮肤紧贴腺体组织，可以帮助宝宝将嘴巴贴在乳房泌乳组织的周围。你也可以尝试使用本章前面介绍的"轻推乳头"，使乳头和乳晕更加突出。将宝宝抱在身上，双脚指向你的身后，可以使宝宝身体呈一条直线以便更轻松地含乳。挤压乳房（Breast Compression）通常很有必要，可以移出乳房内所有能够挤出的乳汁，并维持你的奶量。

乳腺组织不足

小乳房的妈妈经常会担心自己是否有足够的泌乳组织，而大乳房的妈妈会认为自己的泌乳组织一定很充足。其实，重要的不是乳房的外部尺寸，而是内部腺体组织的数量。大多数情况下，乳房大小的差异，取决于乳房中的脂肪含量，而非腺体组织的数量。

要使"母乳工厂"顺利开工，身体需要在怀孕前就做好准备。乳房内部的构造就像一棵基础良好的大树，当妊娠激素水平在孕期开始提升，它就可以进入新的生长阶段（让泌乳组织得到发育）。如果在孕前，你的乳腺组织数量是正常的，但在怀孕期间无法像果树在春天发芽、开花那样正常发育，你将不能拥有足够的泌乳组织。这并不是因为在孕前乳房没有发育好，而是在孕期乳房对激素没有反应或反应不大。胎盘问题或泌乳素不足是两种可能导致乳房"伪发育不良"的原因。

真正的腺体组织不足（Insufficient Glandular Tissue, IGT）或乳腺发育不良（Mammary Hypoplasia）是指女性在怀孕前部分或全部乳腺组织不全。IGT 的小乳房看起来好像还处于青春期，通常小于 A 罩杯，几乎没有明显的乳腺组织。较大的 IGT 乳房看起来"很瘦"，或呈超长的管状或弓形，同时乳头朝下或远离身体内侧。这通常是由于乳房缺乏支撑组织导致的。两侧乳房的大小可能不对称，一侧明显大于另一侧。这类乳房还可能存在与妊娠或青春期发育无关的妊娠纹，并且乳房上肉眼可见的静脉很少或几乎没有。[9]

乳房上腺体组织较少意味着两侧乳房之间的距离会更大[10]——两胸之间的宽度超过 3.81cm，也意味着发生 IGT 和奶量问题的风险较高[9]。有的妈妈的乳晕大得离谱，并呈"球状"，像是附着在乳房上的独立结构。[11] "管状"乳房也可能是腺体组织发育异常的表现。[12]

乳腺组织不足的女性，在孕期乳房通常没有任何变化，并且在产后很难确认乳房何时开始产奶。[13]但是，产后频繁的乳汁移出和刺激会让更多的乳腺组织开始生长发育。

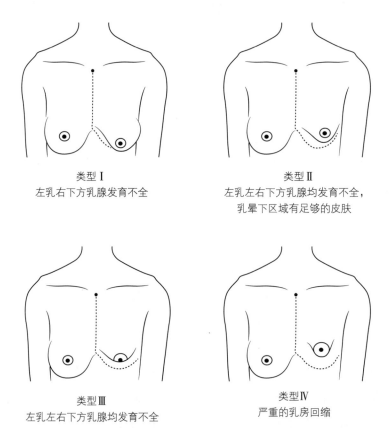

类型 I
左乳右下方乳腺发育不全

类型 II
左乳左右下方乳腺均发育不全，
乳晕下区域有足够的皮肤

类型 III
左乳左右下方乳腺均发育不全

类型 IV
严重的乳房回缩

根据管状乳房发育不良的严重程度进行的整形分级
（来自 von Heimburg, Exner, Kruft and Lemperle, 1996.）[14]

　　乳腺（乳房）发育不良的类型有两种：先天性的（出生时即存在）和后天性的（出生以后发生的状况）。先天性的乳腺发育不良被认为是罕见的，通常是由特纳综合征或波兰氏综合征等引起的。[10] 然而，早在 20 世纪 80 年代，就有人注意到，患有二尖瓣脱垂这样的心脏疾病的女性，更有可能患有乳腺发育不良。从理论上来说，在胎儿发育过程中，乳腺和二尖瓣均从同一组织层中发育出来，因此，如果有任何异常，则两者都会受到影响。[15] 脊柱侧凸的女性似乎也更容易发生乳腺发育不全，脊柱侧凸的情况越严重，乳腺发育不良的情况也越糟。[16]

　　孕妈妈处于高雄性激素（男性激素）环境或在孕期接触过破坏激素的化学物质，也可能会影响胎儿的乳房发育。有一项研究发现，一群在高浓度杀

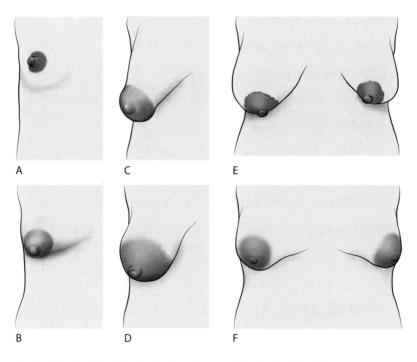

现实生活中的各类乳腺发育不良：A. 青春期前发育不良，乳头突出；B. 乳房上部发育不良，下部组织较少；C. 管状乳房与球状乳晕；D. 轻度的管状长乳房，乳房外扩，乳晕很大；E. 经典的乳房间距过宽，且双侧乳房发育不对称；F. 乳房间距宽，乳腺组织不足

虫剂暴露的农业地区土生土长的青少年中，部分女孩的乳腺发育是异常的。她们的乳房从外观上看很正常，但内部的乳腺组织数量少于正常，[17] 所以可以预测，她们今后可能会在母乳喂养上遇到困难——无法分泌充足的乳汁。[18] 遗憾的是，没有人跟踪随访她们今后的情况。这样的乳房是先天性和后天性两种乳腺发育不良类型的"混合体"，因为胎儿期和青春期的乳腺发育都受到了环境污染的影响，并且，由于乳房外观看起来很正常，问题很难被识别出来。

后天的乳腺发育不良，通常被认为是"特发性"的，即造成乳腺发育不良的原因不明。但到目前为止，已经确认了一些可能的影响因素：

- 青春期前的胸外科手术（如切断了正在萌芽中的乳腺组织）。[19]
- 胸部意外受伤，例如在事故中被烧伤或在车祸中被安全带卡住。[20]
- 婴儿期乳房接受过辐射导致发育不良。[21]
- 单核细胞增多症导致的单侧乳房萎缩（回缩）。[22]
- 婴儿血管瘤导致单侧乳腺发育不良。[23, 24]
- 1 岁时因治疗乳房感染遗留下的瘢痕，造成单侧乳腺发育不良；乳房无法跨越瘢痕组织实现完整发育。[25]
- 曾有报道称，患有贝克痣的女性会出现单侧乳腺发育不良。这些棕色痣通常在青春期的早期开始出现，似乎可以使雄性激素的受体变得高度敏感（译者注：高雄性激素环境会影响乳腺的正常发育）。在一个案例中，接受抗雄性激素药物（如螺内酯）治疗的女性，可以使有痣的患侧乳房得以发育、变大。[26, 27]
- 有激素或卵巢问题的病史。[28-30]
- 青春期接触过破坏激素的化学物质。TCDD（一种有毒的除草剂）和DDE（一种有毒农药）之类的有机氯化合物以及 BPA（双酚 A）和 PCBs（多氯联苯，一种致癌物）之类的物质会阻碍老鼠的乳腺发育。有报告称，生活在这些化学物质高浓度暴露地区的女性，乳腺发育不良和断奶较早的风险较高，而断奶较早很可能是由于奶量过低所致。[31] 乳房中的乳腺组织越少，分泌的乳汁就会越少。[32] 长期暴露于低剂量三氯生（抗菌肥皂中存在）和对羟基苯甲酸甲酯（许多个人护理产品中存在）中，会导致乳房中的脂肪组织更多、乳腺组织更少。青春期是乳腺发育特别容易受到化学物质影响的时期。[33]

除了上述已被报道的原因，还有另外两个警告信号，也提示发生 IGT 的风险会较高：

- 青春期的饮食失调会导致乳房中的脂肪垫不足，而脂肪是青春期乳房生长发育所必需的。

- 青春期的肥胖和胰岛素抵抗会影响乳腺的发育。[34, 35]《发现你的资源：乳腺发育不良下的母乳喂养》(*Finding Sufficiency: Breastfeeding with Insufficient Glandular Tissue*) 的作者戴安娜·卡萨尔·乌尔（Diana Cassar-Uhl）认为，这可能是主要原因。[35, 36]

比安卡的乳腺发育不良，她认为这是由于自己在儿童时期的感染引起的："我 11 岁那年，双侧乳房反复罹患乳腺炎，非常严重，但很长时间内都没有得到治疗，因为我觉得说出来很尴尬。妈妈以为我说的很痛只是正常的生长痛。我觉得我的乳房从 11 岁之后就再也没有发育了，除了在怀孕期间两侧稍稍变大。"有趣的是，一种可以刺激乳腺发育的草药——山羊豆——似乎对比安卡有所帮助。

泌乳顾问和作家南希·莫赫巴克尔（Nancy Mohrbacher）有胸部畸形，这使她的一侧乳房在青春期时发育不良。她在 21 岁时植入了一个乳房假体以使双侧乳房看上去差不多，之后她生了 3 个宝宝，并用双侧乳房进行了母乳喂养。多年后，当南希接受乳房 X 线检查时，发现乳房的植入物已经移入胸部畸形形成的洞内，但她的乳房仍然很丰满！她总共经历了 12 年的哺乳。她认为是多年的哺乳刺激了乳腺组织的生长发育，让乳房在没有假体协助的情况下依旧丰满。你可以通过 bit.ly/MMM-Magical 阅读她的完整故事。

许多妈妈能够通过努力来提升奶量，但有的妈妈却做不到。[9]最大的障碍之一是无法获得足够的刺激。因为当乳汁流速很慢时，并非所有宝宝都会继续用力吸吮。乳旁加奶可以保持良好的母乳喂养关系，是让宝宝持续吸吮并同时喂饱他的好方法。在哺乳的同时挤压乳房，也有助于更充分地移出乳汁。随后进行额外的手挤奶和吸奶器吸奶（参见第 13 章）有助于更好地排空乳房，以刺激更多激素和激素受体的产生。如果你的宝宝在每侧乳房至少积极吸吮15 分钟并能排空乳房，亲喂之后再吸奶只能得到几滴乳汁，那么就不需要额外吸奶了。

催乳剂可能会有用，但在对乳房刺激不足的情况下，效果通常不尽如人意，也可能是因为人们的期望值总是很高。最值得选择的草药是同时具有催乳和刺激乳腺生长双重功效的草药，例如山羊豆（参见第 14 章）。虽然不确定催乳剂是否能帮助妈妈发育出更多的乳腺组织，但是如果它们可以在你已经非常努力的基础上增加助力，那就太好了。医生处方开出的催乳剂也可以刺激现有的乳腺组织更好地发挥作用。不同类型的催乳剂是否能够取得良好的效果，部分取决于目前参与泌乳的腺体组织的数量。

哺乳妈妈在乳腺发育不良情况下的泌乳非常具有挑战性，但是一些通过长期哺乳或吸奶（持续超过 1 年）刺激乳房的妈妈，在哺育下一个宝宝时，腺体组织的生长会更加充分、分泌的乳汁也会更多。所以，你永远都不知道会有什么惊喜发生！

厉害的"伪装者"——乳房看起来很正常，但实际并非如此

这里有几种可能性。一是乳房里大部分都是脂肪组织，仅有少量乳腺组织。[11] 从外形上看，问题并不明显。在孕期和哺乳期，乳房上肉眼可见的静脉很少或几乎没有，这可能是预示乳腺组织不足的线索。二是乳房似乎有很多腺体组织，但运作不佳。这是下一章要讨论的激素问题，但也可能有外部原因。

我们之前提到过，青春期前的胸部放射治疗会阻止乳腺正常发育。青春期发育后的放射治疗，会使乳房的外观可能看起来很正常，但由于细胞已经受损，对孕激素的反应也会较差。一项关于放射治疗的多项研究的回顾发现，虽然 50% 接受过放射治疗的妇女之后也会泌乳，但在哺乳期她们的奶量确实减少了。她们中的许多人也有乳头无法突出的问题，这会导致宝宝含乳困难。[37]

我们已经了解到，破坏激素的化学物质如何对胎儿的乳腺组织造成永久

性损害或影响青春期发育。第三种可能性是乳腺组织正常发育，但后来受到了不利于激素发挥作用的化学物质的影响，如某些化学污染物。孕期乳房没有正常变大和发育，会导致一些妈妈得出这样的结论：我的乳房肯定没有足够的腺体组织。但实际情况是，她们的腺体组织对激素没有反应（译者注：因为腺体组织受到了不利于激素发挥作用的化学物质的影响，所以对激素没有反应）。

虽然有针对体内化学物质水平的血液检测，但它们并非常规检查，所以很难知道你的乳房是否已经受到了化学物质的影响。生活在水或土壤被污染的地区、在职业上接触过有害的化学药品或生活在杀虫剂暴露地区的女性，患病风险会增加。但是，正如前面提到的有关个人护理产品中化学物质的研究所显示的那样，[33] 即使是长时间的低剂量接触，相关化学物质也会破坏激素的功能。[38] 我们当中有多少人可能已经受到影响而不自知？在所有可能导致女性乳房功能异常的原因中，破坏激素功能的化学物质可能是最隐秘的影响因素。从积极的方面来说，如果可以从体内清除有害的化学物质，那么这些负面影响也许是可以被消除的。就像某个案例中，一名男子接触了有害的化学物质后并没有生病，但他一直不能顺利减重，也不能有效控制自己的血糖。后来，他在饮食中加入了蔗糖聚酯——一种脂肪替代品，这帮助他减少了身体对有害化学物质的吸收，并将这些化学物质排出体外，同时成功实现了减重。[39, 40] 如果有害的化学物质确实是影响你的奶量的可能性因素，请与你的医生谈谈如何进行这些化学物质的检测。

乳房手术

大多数（出于美观或医学原因）接受过乳房手术的妈妈都能够分泌一定量的乳汁，因此问题不在于你是否会分泌乳汁，而在于你能够分泌多少乳汁。这取决于手术对乳腺管和神经的损伤程度、手术前乳腺的功能状况、乳腺愈合情况、手术距今的时间，以及手术后的泌乳经历。根据程度的不同，瘢痕或感染的复杂性会对泌乳有额外的影响。

怀孕和哺乳的过程都会刺激乳腺管再生。[41] 如果你能给第一个宝宝提供部分母乳，你会发现，之后分娩的宝宝能够逐渐获得更多的乳汁，有时甚至可以达到全母乳喂养。女性的每个月经周期也会微妙地刺激乳腺管的再生。因此，从这个角度而言，两个宝宝之间的年龄差距越大越好。（译者注：宝宝之间的年龄差距越大，妈妈在两次怀孕期间经历的月经周期就越多，刺激乳腺管再生的机会也就越多。）

每个哺乳妈妈乳头上的乳腺管的开口（出乳孔）数量各不相同。平均数为9个，但可低至4个。[42] 有些妈妈乳头上的出乳孔较多，即使在手术过程中因部分乳腺管被切断，从而损失了一些出乳孔，乳汁仍然可以从其他出乳孔顺利排出。但是，只有4个出乳孔的妈妈就无法承受再失去其中的任何一个了。你很难知道自己到底有多少个出乳孔，因为它们很小，而且不会每次都同时排乳。乳腺管被切断后，后面的乳汁就无法排出进而积聚起来，这又会进一步引发乳汁"停产"，并导致附近区域泌乳细胞退化。同时，只要持续进行乳汁移出，未受影响的乳房区域将继续发挥作用并更加努力地"工作"。

乳腺管可以再生，神经纤维同样也可以。与泌乳相关的最关键的神经是第四肋间神经，位于面向左乳的4点钟位置和面向右乳的8点钟位置附近（译者注：位于乳房外侧）。它是泌乳素和催产素释放到大脑的主要信息载体。当该神经受损时，就不容易发生喷乳反射。[43] 与乳腺管不同，神经再生不受过往或现在泌乳经历的影响，但会在完成初期的修复后，每月持续保持约1 mm的再生速度。[41] 如果乳房开始对触摸和温度有正常反应，那说明，神经网络的功能正在恢复中。神经愈合的程度因人而异。乳头有可能会重新变得非常敏感，因为神经修复得很不错；也有可能将永远无法恢复到之前的敏感程度，再也不能恢复其所有的功能。乳房手术之后的时间越长，关键神经再生以及发挥到最大潜能的机会就越大。第12章讨论了如何刺激或增强喷乳反射的方法。

接受过乳房手术的女性如果想进行正常哺乳，最大限度地移出乳汁是尽可能多地产奶的最佳启动策略。吸奶、使用催乳剂和应用刺激喷乳反射的技术也是必要的。你可以在喂奶前和喂奶时充分按摩乳房，同时挤压乳房，帮助乳汁顺利流经阻塞区域。在吸奶的同时按摩和挤压乳房也很有效。你可以尝试在吸奶时，隔一会儿就俯下身体，让重力来帮助乳汁流动，从而使乳汁更容易被吸出。如果你在胸肌上方有植入物，可以将手放在乳房上方，拇指放在一侧，其他四指放在另一侧，以避免发生植入物破裂的风险。如果由于你的乳晕下的乳腺组织不够饱满而造成宝宝含乳较浅，请尝试在本章前面介绍的"轻推乳头"。

进行诊断性操作

活检取出乳腺组织的样本、通过抽吸去除乳房中已感染病灶或可疑液体、切除部分组织如肿块等，都可能会干扰泌乳，尽管这些影响通常是轻微的。在这些操作中，乳腺管或神经可能会被切断，这取决于外科医生在何处切口以及切口的方向。[44]像自行车的辐条一样、以乳头为中心的放射状切口，损

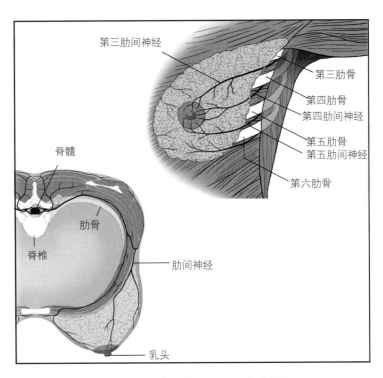

直接影响乳房结构和泌乳功能的神经

伤神经和乳腺管的可能性会较小。

乳房最脆弱的时期之一就是在青春期之前——乳腺尚未开始发育、乳腺组织都非常小的时候。在这一时期，任何手术都可能对乳房造成显著的损伤。侵入性的切口可能会影响大量的乳腺管和神经，因为它们彼此紧密相连。当乳房发育成熟后，手术还会对乳房的内部结构产生相应影响。

乳房提升手术

乳房提升手术，也称为乳房固定术，可重新定位乳房，在不去除乳房内部组织的情况下改善乳房下垂状况，从而使其更饱满、圆润、位置更高。实施乳房提升手术的同时，通常会一起进行乳房假体植入手术，进一步增加乳房的丰满度。哺乳妈妈只实施乳房提升手术，通常不会影响今后的奶量，因为没有切除任何腺体组织，切口的深度也通常不足以切断影响泌乳的关键神经。[41]

隆胸手术

隆胸是一种常见的美容手术。女性选择实施这一手术的原因有很多：美化外观、矫正异形乳房、改善两侧乳房大小不一致的问题或在其他乳房手术后进行外形重建。最常见的做法是使用有机硅或盐水植入物，但有时会使用自体脂肪或聚丙烯酰胺水凝胶（Polyacrylamide Hydrogel，PAAG）。做过隆胸手术的女性比未做过的女性发生泌乳问题的风险更高。[45, 46] 隆胸对泌乳的影响取决于植入物的切口位置和埋入位置。在乳晕周围切开，尤其是在乳晕的外下部实施切开术，会降低乳头和乳晕的神经反应。较大的植入物还会降低乳头和乳晕的敏感性。[47] 与放置在胸部肌肉下方的植入物相比，放置在胸肌上方的植入物更有可能对腺体组织施加压力并阻碍乳汁流动，从而导致奶量下降。[48] 无论在胸肌上方还是下方，任何对腺体组织的显著压力都可能产生"假的"胀满感，并向"母乳工厂"发出"减产"信号，尤其当皮肤紧绷、弹性较差时。接受过隆胸手术的妈妈，应该经常喂奶或吸奶，最大程度地减少乳房的充盈感或肿胀感，以便向身体发送"继续产奶"的信号。

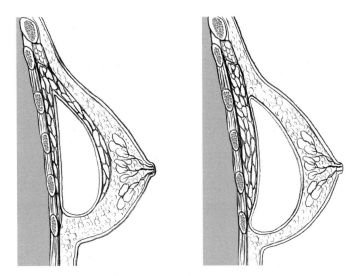

填充物植入乳房的不同位置
左：胸大肌下方的肌肉下填充物；右：胸大肌上方的乳腺下填充物

如果手术原因是乳房的形状异常，那乳房可能本来就缺少正常的腺体组织，若今后出现奶量不足的状况，更有可能是与乳房本身的乳腺组织数量过少有关，而不是由为了改善外观的隆胸手术造成的。[49]

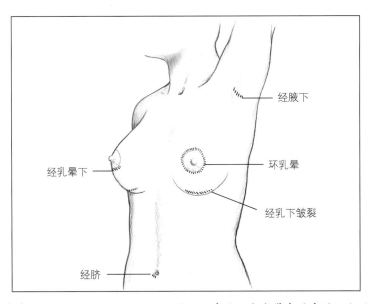

乳房填充物可以从几个不同的位置植入，有些方式会带来更高的泌乳风险

乳房缩小手术

乳房缩小手术，也称为乳房缩小成形术。这种手术去除一部分乳腺组织并损伤神经，所以会降低女性的泌乳能力。研究发现，与剩余的乳腺组织的数量和手术距今的时间相比，手术方法对泌乳的影响显得更为重要。[50]具体结论是：

● 如果手术中将乳头和乳晕完全从乳房上切断（乳头自由移植术），术后只要能够进行任何程度的母乳喂养，都算是成功的，当然获得这种成功的概率较低。

● 手术时，采取不破坏乳头和乳晕连接蒂的技术时，采用"下蒂法"或"中央蒂法"，对母乳喂养的影响最小。

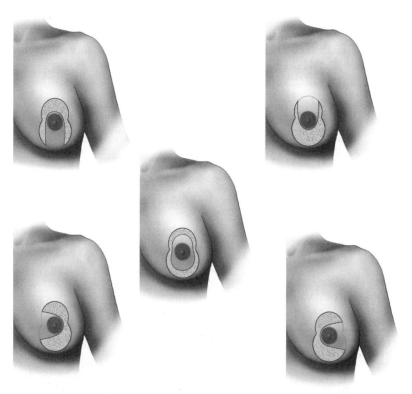

蒂，是指在乳房缩小手术中被保留下来，连接乳头和乳晕的神经和血管的组织。它们可能完全向下连接至胸壁，或被部分切断。左上：下蒂；右上：上蒂；中：中央蒂（无皮肤附着）；左下：内侧蒂；右下：外侧蒂

● 与保留部分柱状组织相比，完全保留乳头附着到胸壁的柱状组织，会使得母乳喂养成功率更高。

哺乳女性接受乳房缩小手术后，完全不泌乳的情况很少见，更常见的问题是到底能够产多少奶。还记得乳房这棵大树上的树枝是如何连接起来的吗？如果一根乳腺管被切断，乳房内受到影响的部位可能会通过另一根乳腺管来排出乳汁。如果乳汁未能由其他乳腺管排出，该部位的泌乳功能最终会退化，而乳房的其他部位将会增加泌乳量以进行代偿。神经损伤则更为棘手。神经有时会随着时间的推移而重新连接起来，但是如果神经损伤极其严重，大脑将很难通过神经传导接收到释放泌乳素和催产素的信号。

如第 5 章和第 19 章所述，在怀孕的最后几周，手挤初乳会为你启动泌乳带来良好开端。在那之后，最重要的事情是，从宝宝出生起就开始频繁移出乳汁。产后头 3 天，频繁的母乳喂养再加上尽可能多的手挤乳房，有助于增加妈妈的奶量。哺乳时按摩和挤压乳房也有助于更彻底地排空乳房。[41]

为了给乳房增加额外的刺激，一些妈妈选择哺乳后再吸奶。这项额外的工作能有多少回报，确实因人而异。如果你想让自己的身体发挥最大的产奶潜能，请先为"哺乳后再吸奶"这个计划制订一个执行时间，比如需要几周的时间。计划执行完毕后再来评估这一做法是否有效。（译者注：意思是说，要给这个计划一定的执行时间，这样评估起来才有价值。不能只做一两天就来评估。）如果母乳亲喂和充分的排空乳汁的效果都不尽如人意，催乳剂可能会有助于最大限度地刺激活跃的乳腺组织，帮助你尽可能多地产奶。

获取更多信息和支持，请查看 Facebook 上的"乳房缩小术后的母乳喂养"（BFAR）的小组讨论（Facebook.com/groups/179939525406788 和 458224110894529）。

感染

泌乳是一项复杂的工程，当你的健康受到损害时，乳汁的分泌也会受到影响。严重的感染或其他身体状况，尤其是已经威胁生命的，会导致你的身体减少泌乳，从而将更多的能量转移到疾病的治愈上。当你的健康状况开始好转时，只要继续刺激和移出乳汁，奶量通常会恢复。在你接受治疗期间，你的乳汁对宝宝来说通常是安全的。

乳腺炎

如果你的乳房发生感染，则泌乳细胞之间的门就会打开以清除病原体。这会导致奶量的暂时下降。[51] 随着宝宝的吸吮或使用吸奶器持续不断地排空乳房，乳房会康复，奶量通常也会回升。如果症状不太明显并伴有缓慢的奶量减少，可能是亚急性或亚临床乳腺炎。如果一段时间以来，你一直感到乳房有剧烈的疼痛、钝痛或者有奶结，可以请一位泌乳顾问来帮你查看。抗生素通常被用来消除慢性轻度感染，但许多微生物对抗生素有抗药性。某些益生菌，尤其是发酵乳杆菌（CECT5716）、加氏乳酸菌（CECT5714）、唾液乳杆菌（CECT5713），[52] 在减少乳腺炎的症状和预防其复发方面展现出了良好的效果。外用姜黄素（姜黄）也有助于减轻炎症。[51]

在极少数情况下，严重的乳腺炎、乳房长期处于显著肿胀的状态，也会导致乳腺组织受损。这可能是造成一些妈妈无论如何努力，奶量都不足的原因。

受伤 / 创伤

人体受到的各种损伤都可能影响乳腺组织或关键神经的连接，从而干扰乳汁分泌。下面描述的各种类型的损伤，都是很有可能引起哺乳妈妈奶量不足的。

乳房或其他部位的癌症

癌症是从细胞生长失控开始发展进而伤害身体的。即使不能完全杀死癌细胞，非手术疗法也能阻止这种不正常的细胞增长。在大自然的设计中，泌乳细胞会在多个怀孕周期中生长和退化，因此，阻止癌细胞生长的疗法很可能会破坏健康的乳腺细胞。

一篇关于乳腺癌放射治疗后母乳喂养的文章和案例研究的综合评论报告指出，大约 50% 的哺乳妈妈，其患侧乳房可以产奶，但需要花更长时间以增加奶量，并且奶量会低于健侧乳房。接受放射治疗的乳房在孕期没有发育或者变化不大。毫无意外，乳房的组织样本显示，乳腺细胞已经受损。出乎意料的是，放疗后乳头功能的变化（它们的延展性变得很差）也给宝宝的含乳增加了困难。总体而言，肿瘤的位置、手术类型和放射治疗的剂量决定了母乳喂养的效果。从积极方面来说，未受损的、运作良好的健侧乳房通常能够弥补患侧乳房损失的奶量。[37]

在孕期被诊断出患有癌症的女性中，与未接受治疗的女性相比，一直接受化疗至分娩前 3 周的女性，最有可能出现奶量极少或完全没有奶的状况。如果在孕 17 周开始治疗，奶少的概率为 75%；如果在孕 24 周开始治疗，奶少的概率为 50%；只有 34% 的化疗患者能够实现纯母乳喂养，而未治疗患者的纯母乳喂养比例为 91%。某些类型的化疗方案对泌乳的影响尤为严重。[53]

脊髓损伤

支配乳房的神经在脊椎骨 T3、T4、T5 和 T6（译者注：此为脊椎骨的编号）的后方中部进入脊髓。[54] 低于 T6 脊椎骨的脊髓损伤一般不会直接影响泌乳，但高于 T6 脊椎骨的脊髓损伤则有可能带来问题。完全性的脊髓损伤会导致损伤节段及以下的所有运动和感觉功能丧失，而不完全性的脊髓损伤还能保留损伤节段或以下的某些感觉或运动功能能够正常运转。[55] 脊髓损伤可能会影响母乳喂养，因为它会干扰宝宝通过吸吮向大脑发送正常信息，从而影响泌乳素和催产素的释放。它们对身体一侧造成的影响，可能比对另一侧的影响更大。[56] 人们普遍认为，高于 T6 脊椎骨的脊髓损伤通常会导致哺乳妈妈产后 6 周至 3 个月之内的奶量下降。一项针对患有不同程度的脊髓损伤的哺乳妈妈的调查发现，那些损伤位置高于 T6 脊椎骨的妈妈，母乳喂养的时间更短。[57]

一份关于脊髓损伤的报告为我们找到妈妈们奶量下降的原因，并且为如何增加奶量提供了新的线索。有 3 名女性颈部均受了伤，导致她们下半身和上半身同时瘫痪。其中两位是初产妇，第3位妈妈在受伤前曾成功哺乳过一个宝宝。她们每个人都可以分泌乳汁，但是不能连续拥有正常的喷乳反射。为了弥补这一缺陷，她们利用冥想和放松的方式以触发喷乳反射，使其在喂奶时多次出现。使用催产素鼻喷雾剂也能达到相同的效果。这些策略都有助于让宝宝获得更多的乳汁，妈妈们则可以在更长的时间内维持较多的奶量。[58]

钝力损伤

当身体突然受到物体的强烈撞击时，会发生钝力损伤。乳房组织可能会因此受损，例如在严重的车祸中，胸前的安全带压伤乳房并造成瘀伤。尤其对于乳房尚未开始发育或尚未发育完全的女孩而言，钝力损伤造成的伤害可能会更大。想象一下，一块石头掉落到一朵花上，盛开的花可能会受伤，但并非全部受损；同一块石头掉落到一朵花苞上，花苞因为太小了很可能会被完全压碎，也就永远不会正常开花了。青春期女孩的乳房如果受到钝力伤也会出现组织受损，但损伤具有个体差异性。如果曾经受伤的一侧乳房产奶量较低，则外伤可能是造成问题的根源。这种奶量较低的情况可能是永久性的，但是大多数的哺乳妈妈能够用健侧乳房分泌足够的乳汁来弥补损失。你会发现，高产的一侧乳房会变大，因为它正在承担大部分的泌乳工作。双侧乳房大小不一只会带来暂时的不便，随着哺乳期的持续及离乳的开始，这个差异会逐渐缩小。

烧伤

胸部烧伤对乳房组织的损害取决于发生的时间、烧伤的深度和瘢痕形成的程度。如果烧伤的伤口是表浅的，瘢痕可能是最大的问题，它会阻塞出乳孔，也会让皮肤弹性变差，从而使宝宝含乳更加困难。更深的烧伤伤口可能会破坏泌乳组织。小女孩的胸部烧伤会损坏尚未发育的乳腺腺体，并会在今后阻碍其正常的生长发育。泌乳顾问会尽可能地帮助你制订具体的母乳喂养策略，以应对已经发生的损伤。

肌肉骨骼问题

从意外事故到重复性劳损，各种各样的情况都可能导致细微的肌肉骨骼问题，从而影响神经传导并阻碍淋巴和血液流动，进而导致麻木、刺痛或其他异常症状的出现。当身体的感知力减弱时，激素的分泌也会受到影响，或者神经通路某处的断裂可能会阻止信息传递至大脑。如果你有这些症状，而你的奶量不足问题一直找不到原因，那你可以试着请整骨医生、整脊医生、中医师或整体治疗师（Holistic Practitioner）来为你检查并治疗。

第 11 章
是我的激素的问题吗

在成熟女性体内，性激素水平每月循环波动，在孕期又不断攀升，然后在哺乳期下降并达到平稳水平。因为性激素的这些波动，女性一般会更容易出现与激素相关的问题，这不足为奇。

在奶量公式中，激素在泌乳过程中的作用经常被医护人员所忽视，其实激素是最重要的影响因素之一。就像厨师按食谱做菜，我们的身体也遵循某种方式来分泌乳汁，各种激素和它们之间复杂的相互作用把所有环节汇集在一起，指导乳汁分泌。如果你还没有找到让你奶量不足的答案，那你也许可以在这里找到一些线索，帮助你解开奶少的谜团。

奶量公式

主要因素
- ＋ 充足的腺体组织
- ＋ 完整的神经通路和导管
- ＋ 充足的激素和激素受体

次要因素
- ＋ 充足的泌乳关键营养素
- ＋ 对乳房频繁、有效的乳汁移出和刺激
- ＋ 没有其他泌乳抑制因素

＝ 足够的奶量

激素问题："大蜘蛛网"

在理解激素问题时，最令人困惑和容易混淆的是，在一定条件下，各种影响奶量的因素之间复杂的相互关系。就如"是先有鸡还是先有蛋"这类问题一样，是激素问题导致奶量不足，还是奶量不足引发了激素问题呢？

激素是复杂的，它们彼此相互关联，像一个巨大的蜘蛛网中的繁杂丝线。它们可以影响自身受体、其他激素和其他激素的受体。女性体内激素水平失衡出现的时间决定了是否会影响哺乳。例如，在青春期这一关键时期，如果关键激素出现了问题，就会影响乳房发育。

一些影响乳房发育和泌乳相关激素的特殊情况将在本章中被单独讨论，这也有助于你从更宏观的角度看到，当"母乳工厂"不能正常运转时，你的身体可能存在什么问题。3 种主要的和泌乳相关的激素——泌乳素、胰岛素和皮质醇，其中任何一种出现问题，都肯定会破坏你的泌乳机制。此外，甲状腺激素对乳房发育和乳汁分泌有直接影响；雄性激素水平如果失去平衡，也会对泌乳产生负面影响；催产素水平如果有问题，会影响喷乳反射，从而导致奶量下降。

激素受体的功能也是奶量公式中一个容易被忽视的要素，激素受体出现问题导致的后果与激素水平不足的后果是一样的——激素无法与受体正常结合从而发挥作用。胰岛素抵抗是妊娠期糖尿病和 2 型糖尿病的根本病因，是激素受体出现问题的典型表现，在本章稍后会更加深入地介绍。通读本章时，请对影响奶量的所有可能性因素保持开放的态度。

泌乳素

泌乳相关激素中最重要的就是泌乳素，没有它，你不可能制造乳汁。泌乳素或其受体出现任何问题，都有可能影响到乳汁分泌。那接下来，你或许会问："我至少需要多少泌乳素来制造乳汁？""泌乳素合适的量是多少？"这些都是好问题，但不容易回答。当研究人员试图确定泌乳所需的泌乳素的正常范围时，他们发现数据无法达到统一。[1]一般认为，与泌乳素结合的受体越多，留在血液中、能够被检测到的泌乳素水平就越低。这就是正在哺育第二个或更多宝宝的妈妈，血液中能够被测量到的泌乳素较少的原因。与第一次哺乳的初产妇相比，她们已经通过哺乳之前的宝宝，获得了更多的机会发展泌乳素受体。[2]尽管如此，一般来说，孕期和哺乳期泌乳素水平较高的妈妈要比那些水平较低的妈妈母乳喂养的时间更长。[3, 4]如果你频繁哺乳但奶量仍然很低，同时泌乳素水平也低，那泌乳素可能就是导致你奶量不足的关键因素。

不管你是初产妇还是已经有两个或更多孩子的妈妈，还要考虑的重要因素是乳汁从乳房中被移出的效率和频率。如果宝宝的吸吮强而有力，就更能促进妈妈泌乳素的分泌。[5]宝宝吸吮越频繁，越可以引发更多的泌乳素分泌的"浪潮"。泌乳素分泌的"浪潮"越频繁、越强烈，体内的泌乳素水平就越高，从而越有利于妈妈的泌乳。想想你在生病时服用药物的情况，是不是与此类似？有些药需要每天吃一次，有些是每天吃两次，或者次数更多。泌乳素从人体系统中被清除大约需要3个小时。宝宝每3个小时或者更短时间就能有效吃奶（每天8次以上），这会让妈妈的泌乳素的基线水平更高。这个原则同样适用于吸奶和手挤奶。频繁、高效地移出乳汁，才能保持充足的泌乳素的分泌。就像我们生病时，医生会敦促我们按时吃药，而不是想起来就吃，忘了就算，这样我们才能更快康复。规律哺乳或者吸奶就像吃药一样，不要想起来做，忘了就不做，这样才能让体内保持更高的泌乳素水平，并帮助我们尽可能多地分泌乳汁。

泌乳素水平降低（低泌乳素血症）

过去人们认为，真正的泌乳素缺乏是非常罕见的，主要是因为记录在案的病例较少。[6, 7]然而，这种情况并不罕见，甚至可能被低估，仅仅是因为它并没有引起更多人的重视。[8]低泌乳素不会危及生命，所以很少有医护人员花时间去排除这种情况。

尽管如此，研究人员在一些案例中发现，有些女性体内存在泌乳素特异性自身免疫抗体，这导致极低的泌乳素水平，从而使乳汁生产不足。

有人建议，有垂体疾病病史的女性，如果想要母乳喂养，应该在孕晚期或临近预产期检测自身泌乳素水平，以预测将来母乳喂养的状况。如果情况不妙，就可以提前制订应对策略（第 19 章将对此进行更加详细的介绍）。[6]

与泌乳素相关的、可能影响哺乳的其他风险因素有：

• 在儿童期为治疗癌症接受过颅骨放射治疗（Cranial Radiotherapy，CRT）。[9, 10]

• 有家族酗酒史的妈妈，哺乳时泌乳素分泌较少，需要更频繁地哺乳以进行弥补。[11]

• 怀孕前身体质量指数（BMI）大于 26 的女性，在产后第一周泌乳素分泌较少。[12]

• 患有席汉综合征（罕见，参见第 8 章）。在这种情况下，泌乳素和乳汁的分泌会被中度或完全抑制。[13]

如果泌乳素水平过低是由哺乳或吸奶管理不当引起的，那问题解决以后，乳汁分泌将趋于正常。但是，当泌乳素水平过低的原因尚未明确时，使用刺激泌乳素分泌的西药或草药可能是有益的（参见第 14 章）。如果垂体无法对药物治疗作出反应，使用替代泌乳素（重组人泌乳素）将是下一步的合理选择，并且一些早期研究发现，它们的使用效果良好。[14, 15] 但遗憾的是，因为缺乏研究资金且生产厂商认为市场需求不大，这一非常具有前景的疗法被相关人员暂停研究了。我们热切希望，未来该疗法会被重新应用起来，因为对于一些妈妈来说，使用替代泌乳素可能是她们唯一有效的解决方案。目前，刺激泌乳素分泌的多潘立酮和辣木等催乳剂只能在有限的程度上起到一定的作用（参见第 14 章）。

泌乳素水平升高（高泌乳素血症）

女性体内泌乳素水平较高在哺乳期是正常的，但在非孕期或非哺乳期却代表有问题。高泌乳素血症（血清泌乳素浓度大于 25 ng/ml）由许多原因引起，包括使用刺激泌乳素的药物、垂体肿瘤（泌乳素瘤）、甲状腺功能减退、头部受伤、垂体接受过放射治疗、空蝶鞍综合征、皮质醇增多和原发性慢性肾上腺皮质功能减退症，但有时原因并不确定。受这些原因影响的女性常常会有排卵被抑制、月经周期不规律和不孕不育等。[16] 有些人在非哺乳期也会产奶（溢乳），这让她们误以为，今后的母乳喂养也会很容易。

那么，为什么泌乳素水平较高还可能会导致哺乳问题呢？因为高泌乳素血症会抑制排卵，所以在人工助孕时，通常会使用抑制泌乳素的药物，如溴隐亭（Bromocriptine）或卡麦角林（Cabergoline）。一旦确认怀孕，就要立即停用上述药物，这样才能给正常产奶提供最佳机会，因为怀孕期间，泌乳素水平需要逐步升高。对垂体肿瘤进行放射治疗或手术切除，可能会影响垂体对妊娠和哺乳的反应能力。（译者注：正常情况下，如果女性处在妊娠期或哺乳期，垂体应该更多地分泌泌乳素。但是如果垂体接受过放射治疗或切除手术，就可能在妊娠期或哺乳期出现功能异常，从而影响泌乳素的分泌。也就是说，对于高泌乳素血症的女性，需要先抑制泌乳素的分泌，怀孕后再停止抑制。如果控制不当，就会有泌乳风险。）对于有该类风险的女性，一些专家建议，她们在怀孕期间和分娩后，应坚持每3个月检查一次泌乳素水平，以确保一切运转正常。[17]

高泌乳素血症还可以通过另外一种形式破坏"母乳工厂"。泌乳素可以以3种形式存在："常规"小分子单体泌乳素（这是最常见和最活跃的形式，80%～90%），以及不太活跃的大分子二聚物和最不活跃的巨分子泌乳素（Macroprolaction）。泌乳素水平过高的女性，其体内的一般单体泌乳素较

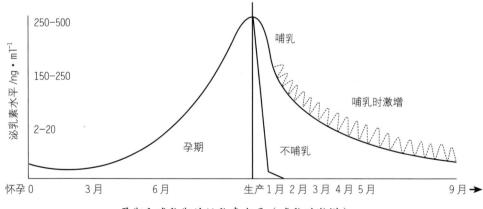

孕期和哺乳期的泌乳素水平（哺乳时激增）

少，最不活跃的巨分子泌乳素较多。实验室一般只会常规检测总泌乳素水平，并不具体区分某种形式的泌乳素的水平，所以你不太可能得到相关的详细信息。目前专家们正在进行研究，以确定巨分子泌乳素水平过高是否会影响乳汁分泌。

泌乳素水平的检测

检测和衡量泌乳素水平有一定的困难，因为伴随宝宝月龄和哺乳频率的不同，妈妈体内的泌乳素水平的标准也不同。女性的泌乳素水平在临近预产期时最高，但在接下来的几个月里，会下降到一个较低的平稳水平。泌乳素基线水平的检测，是在乳头不受刺激的 90 ~ 120 分钟后，通过抽血进行检测。反应性泌乳素水平的检测，是指在哺乳 20 ~ 30 分钟或双边吸奶 15 分钟后，再过 10 ~ 15 分钟，通过抽取血液来检测。如果你只能抽一次血，检测反应性泌乳素的水平可能是更好的选择，因为你可以看到，在身体下一次使用泌乳素之前，到底已经释放了多少泌乳素。

通常情况下，常规实验室报告列出的是非孕期、非哺乳期女性泌乳素水平应有的正常范围。一些哺乳妈妈被告知，她们的泌乳素基线水平是"正常"的，实际上，对于哺乳期女性来说，这个水平是相当低的，因为并非所有的医护人员都熟悉哺乳期间泌乳素水平应有的变化。下面的图表提供了哺乳期泌乳素基线水平或反应性泌乳素水平的大致范围。请注意：如果想在服用刺激泌乳素分泌的药物（如多潘立酮）时进行检测，可以随时抽血，因为药物会导致体内泌乳素水平长期处于高基线水平，而激增反应很少或没有。[18]

进行纯母乳喂养的妈妈体内泌乳素的大致范围

阶段	基线		吸吮后的水平	
	ng/ml	mIu/L	ng/ml	mIu/L
月经期间	2 ~ 20	42 ~ 425		
孕晚期	100 ~ 550	2128 ~ 11700		
足月妊娠	200 ~ 600	4255 ~ 12766		

续表

阶段	基线		吸吮后的水平	
	ng/ml	mIu/L	ng/ml	mIu/L
产后头 10 天	200	4255	400	8510
产后 1 个月	100 ~ 140	2128 ~ 2978	260 ~ 310	5532 ~ 6596
产后 2 个月	100 ~ 140	2128 ~ 2978	195 ~ 240	4149 ~ 5106
产后 4 个月	60 ~ 80	1277 ~ 1702	120 ~ 155	2553 ~ 3298
产后 6 个月	50 ~ 65	1063 ~ 1383	80 ~ 100	1702 ~ 2128
产后 7 个月到 1 年	30 - 40	638 ~ 851	45 - 80	957 ~ 1702

数据收集自：

Cox D, Owens R, Hartmann P. Blood and milk prolactin and the rate of milk synthesis in women. Exp Physiol. 1996;81(6):1007−1020. Lawrence RA, Lawrence RM. Breastfeeding: A Guide for the Medical Profession. 8th ed. Philadelphia: Elsevier; 2016:65.

López MÁC, Rodríguez JLR, García MR. Physiological and pathological hyperprolactinemia: can we minimize errors in the clinical practice? In Prolactin: InTech; 2013. https://www.intechopen.com/books/prolactin/physiological−and−pathological− hyperprolactinemia−can−we−minimize−errors−in−the−clinical−practice−. doi: 10.5772/54758.

你的代谢状况

你的代谢状况可以通过是否有高血压、高血糖、腰围过粗、高脂血症等风险因素来进行评估。存在少于两个风险因素被认为是健康的。在一项试图增加哺乳期妈妈奶量的小型研究中，所有代谢有问题的妈妈，在整个研究中都经历了持续的奶量不足（每 24 小时的奶量低于 300 ml），而身体健康的妈妈中，仅有四分之一的妈妈经历了奶量不足。[19] 这充分说明了一个人的代谢情况真的很重要。接下来，我们将更详细地阐述其中的一些因素。

超重和肥胖

现在人们超重和肥胖的现象非常普遍。饮食不当和缺乏运动是造成超重及肥胖的常见原因，但代谢紊乱如甲状腺功能减退、PCOS，也会导致体重增加。不管是什么原因，现在人们认识到，哺乳期身体质量指数（BMI）高的妈妈想要持续哺乳，难度会更大。而且我们对此有了新的认知——在身体及心理层面了解了造成这些问题的背后机制。[20]

● 对身体的影响

哺乳妈妈肥胖出现越早，越有可能出现哺乳问题。[21] 研究发现，肥胖的小鼠在青春期发育出大量的乳腺脂肪垫，但乳腺管发育异常，出现喷乳反射时用于挤压泌乳细胞的肌上皮细胞数量较少。[22] 后来随着小鼠体重的减轻，肥胖对它们泌乳的负面影响也消失不见了。[23] 从肥胖女性的乳房组织样本中也可以看到这种情况。乳房中过多的脂肪组织还会掩盖乳房内乳腺组织发育不良的事实。

有的哺乳妈妈的乳房看起来很大，却不能分泌大量的乳汁，这正是由乳腺管异常和乳腺组织缺乏造成的。她们的乳房没有充足的、功能良好的乳腺组织。我们还看到，与那些奶量充足的妈妈相比，奶量少的、BMI 高的妈妈在孕期乳房大小的变化不大。[24] 这意味着，她们的乳腺组织没有像预期那样在孕期正常发育，同时，负责将乳汁挤向乳头的肌上皮细胞也较少。这可以部分解释，为什么一些大乳房的妈妈，乳汁的流速会很慢。

● 对激素的影响

体内过多的脂肪含量也会改变我们的激素水平。在对 BMI 高的和正常的产后妈妈进行泌乳素检测时发现，她们的泌乳素水平在刚刚分娩后很相似。然而，在产后第一周，BMI 较高的妈妈，哺乳时泌乳素的激增量较低，这样的泌乳激素水平能否使哺乳妈妈在今后保持足够的奶量确实令人担心。[12] 在一项针对肥胖老鼠的实验中发现，老鼠体内的泌乳素抵抗阻止了泌乳素正常工作，从而出现破坏泌乳的情况。[25]

超重也会增加胰岛素抵抗和糖尿病的发病风险，从而直接影响泌乳。[26] 一些超重的妈妈，体内雄激素水平很高，这会潜在地影响乳房发育和泌乳，[27] 而且随着体内脂肪的增加，雌激素在泌乳中的主导作用会受到抑制。（请浏览 bit.ly/MMM-Estrogen）

如果你认为，早期的超重导致你的乳房在青春期没有正常发育，那实现母乳喂养会变得很困难。但是，如果你是在青春期过后甚至孕期才开始超重的，那么，你为减轻体重所做的任何努力，都有机会很好地改善你的代谢状况，也就有助于你在产后泌乳。短期来看，如果你的奶量在慢慢减少，哺乳时挤压乳房、适当地按摩乳房，哺乳后继续手挤奶以排空乳房，将是你的首要应对策略。除此之外，催乳剂也可能有帮助，但这取决于你的体重和健康状况。

- **对心理的影响**

超重和肥胖给女性带来的心理问题虽无形但影响很大，如会引起自卑、羞耻感和受歧视。BMI 高的妈妈对暴露自己的身体常常感到很不自在，不愿意在他人面前哺乳，即使是在自己家中。她们对此感到烦恼，因此很少在公共场合进行母乳喂养，这会影响哺乳和乳汁移出的次数，随着时间的推移，会导致奶量减少。

当医护人员选择只解决哺乳妈妈的肥胖问题而非哺乳问题时（两个问题可能相关，也可能不相关），某些妈妈的担忧就会完全被忽略。[28] 无论你是由于羞愧而不愿意提出请求，还是仅仅因为你的请求被忽视了，如果在有机会扭转困境之前未能及时获得帮助，你的奶量都会受到较大的损害。

如果你已经经历过这些，请不要放弃，继续寻找愿意支持和帮助你哺乳的人。

胰岛素和糖尿病

乳房是胰岛素的主要作用部位，胰岛素是一种对乳房发育和泌乳起关键作用的激素。在孕期，乳房中的胰岛素受体会产生胰岛素抵抗，但当"母乳工厂"开始启动时，胰岛素抵抗就会解除，乳房中的胰岛素受体会变得对胰岛素非常敏感。糖尿病是一种身体不能产生足够的胰岛素或无法有效利用胰岛素的疾病，分为 3 种类型：1 型糖尿病、2 型糖尿病和妊娠期糖尿病。

- **胰岛素不足：1 型糖尿病**

胰岛素依赖型糖尿病（Insulin-dependent Diabetes Mellitus, IDDM），即 1 型糖尿病，是指胰腺无法产生足够的胰岛素来满足身体需要，因此，需要额外补充胰岛素以弥补不足。在孕期，1 型糖尿病患者的泌乳素和人胎盘泌乳素水平较低，这可能会影响乳腺组织发育和今后的泌乳。产后，随着乳房开始大量泌乳，身体的代谢需求会急剧变化，对胰岛素的需求也会变化。胰岛素不足导致的泌乳延迟，最长可达 24 小时，延迟时间的长短取决于人工胰岛素药物调整的速度。[29] 无论在哺乳期的哪个阶段，胰岛素的任何显著变化都会导致哺乳妈妈奶量的下降，因此严格控制血糖有助于保持稳定的泌乳。胰岛素治疗对哺乳是安全的，因为胰岛素的分子很大，不会进入乳汁。1 型糖尿病患者患甲状腺功能减退症的风险也较高，这是本章要介绍的另一个问题。

以上信息大部分来自一些比较早期的研究。在丹麦一项较新的研究中发现，患 1 型糖尿病的妈妈的母乳喂养时长比非糖尿病妈妈的时间要短。但最有可能导致患 1 型糖尿病的妈妈哺乳问题的因素包括：孕 37 周前分娩、剖宫产、妈妈的年龄偏大以及在出院时未能建立母乳喂养，而非糖尿病本身的原因！[32] 最可能的原因是，患妊娠期糖尿病的妈妈，发生早产和剖宫产的比例更高，而这些情况会影响早期的母乳喂养。如果妈妈能得到充分的支持，包括宝宝出生后尽量避免母婴分离、尽早和频繁地哺乳，都有助于患 1 型糖尿病的妈妈进行母乳喂养。

● 胰岛素抵抗：2 型糖尿病和妊娠期糖尿病

2 型糖尿病或非胰岛素依赖型糖尿病（Non-Insulin-Dependent Diabetes Mellitus，NIDDM）患者体内可以制造胰岛素，但是因为胰岛素跟受体结合有问题，所以胰岛素不能被身体有效利用。由此产生的胰岛素抵抗会导致无法有足够的胰岛素和葡萄糖进入细胞内。这种情况下，身体会更多地分泌胰岛素进行补偿，从而导致高胰岛素血症。患者颈部、腋下、肘内侧甚至乳房下会出现棕色、天鹅绒状的皮肤斑块，即黑棘皮症。

虽然遗传和化学暴露是胰岛素抵抗和 2 型糖尿病的可能病因，[31] 但饮食不当和超重是更常见的根本原因，这就是为什么改善饮食或减肥经常被用来控制病情。如果这么做还不够，你可以口服药物治疗，如二甲双胍。如果患者体内过度分泌的胰岛素使胰腺不堪重负，最终可能需要胰岛素治疗。

当然，产生胰岛素抵抗的人并不一定超重，有些人只是受遗传因素影响。还有一种情况，BMI 正常但脂肪的分布方式不当的人也可能出现胰岛素抵抗。

多运动、改变饮食习惯、少吃精细加工的碳水化合物和糖、多吃天然健康的食物和富含纤维的碳水化合物、好好睡觉，都是典型的治疗方案。

在孕期，女性体内的胰岛素受体出现的胰岛素抵抗自然会比非孕期更多，但当胰岛素抵抗变得过强时，就会出现一种临时形式的 2 型糖尿病，即妊娠期糖尿病（Gestational Diabetes Mellitus, GDM）。如果你在怀孕前就超重，怀孕期间体重增加很多，有多囊卵巢综合征或者有 2 型糖尿病家族史，那你患 GDM 的风险就会更高。这种情况通常会在分娩后的几周内好转，但有 GDM 的妈妈今后发展为 2 型糖尿病的风险将会更高。

我们曾经怀疑，胰岛素抵抗会减缓泌乳，现在这一推测已经得到证实。突破性的研究发现，产后 34 小时左右奶量开始增加的妈妈与产后 74 小时奶量才开始增加的妈妈相比，胰岛素的活性更强。[33] 研究人员通过调查奶量不足的妈妈发现，胰岛素抵抗更强的妈妈，奶量也更少。[34]

我们还了解到，在患有 GDM 的妈妈中，较高的空腹血糖、糖化血红蛋白和 BMI（超过 34）增加了过早断奶的风险。[37] 即使妈妈在孕期仅为轻微程度的葡萄糖耐受不良，并未达到 GDM 的确诊程度，也会增加过早断奶的风险。[36] 较高的 BMI 和胰岛素抵抗也与孕期乳房发育不良和"哺乳期较短"有关。[24] 这是一个令人担忧的消息，但它解释了一些妈妈正在面临的困境。

孕期治疗糖尿病的方式也会影响泌乳。丹麦的一项研究比较了患 1 型和 2 型糖尿病的哺乳妈妈的母乳喂养结果。在该国家，无论患者病情严重程度如何，孕期使用胰岛素治疗 2 型糖尿病及 GDM 是标准做法，而非进行饮食调节或药物治疗。研究结果与人们的预期大相径庭，那些孕前就患 2 型糖尿病的患者，即使在孕期接受了胰岛素治疗，母乳喂养的时长也只有 1 型糖尿病患者的一半。[37] 这就让人怀疑，2 型糖尿病和 GDM 患者进行胰岛素治疗，是否真能去除那些有可能影响泌乳的因素。

针对胰岛素抵抗引起的奶量不足，首先要解决的是导致奶量不足的根本原因。从长远来看，这涉及生活方式的改变，包括调整饮食、体重和整体的身体健康状况。从短期看，服用某些西药、补充剂或草药是有益的。你可以和你的医护人员谈谈你的担忧，找到适合你现状的最佳选择。

二甲双胍是一种治疗 2 型糖尿病的常用药物，它对泌乳影响的相关研究还在进行中。这些年来，我们接触了不同的案例，均提示在使用该药物后，哺乳妈妈的奶量得到了中等幅度到大幅度的提升。在一项小规模的针对奶量不足的妈妈的研究中，接受二甲双胍治疗的妈妈的产奶量没有显著提升，但能够维持目前的奶量而未接受治疗的妈妈的奶量则下降了。[38, 39]

你可能很好奇，如果在孕期就开始服用二甲双胍，而不是等待产后问题变得明显后再服用，是否会有助于"母乳工厂"有一个更好的开始。一项研究乳房大小变化的报告中涉及了这个问题。一组患 PCOS 的妈妈在孕期服用了二甲双胍，一组在孕期没有接受治疗。结果没有观察到两组妈妈的母乳喂养时长有差异。[26]然而，研究人员没有报告这些妈妈是否存在胰岛素抵抗，而且在研究开始时，他们排除了患有糖尿病的妈妈参与研究的可能。二甲双胍经常用于帮助女性怀孕，然后接着在孕期帮助女性控制血糖，减少孕期并发症的发生。不孕不育专家及医学博士兰德尔·克雷格（Randd Craig）通过他的实践报告说，在备孕期、孕期和哺乳期间都使用二甲双胍治疗的女性，整体的乳腺发育较好，奶量也较大。这说明，如果在孕期我们就协助身体良好运作，会帮助"母乳工厂"在产后更好地运行。这是有道理的，尽管目前尚未得到研究证实。

但是，美国妇产科学会（American College of Obstetricians and Gynecologists, ACOG）在 2018 年发布了一份实践公告，表示对于患妊娠期糖尿病的女性的治疗，与口服降糖药物相比，他们更支持胰岛素治疗。尽管他们了解到，使用二甲双胍治疗已经被认可。[40]ACOG 的推荐未考虑我们之前提到的胰岛素治疗对奶量的负面影响，所以妈妈们是否会在治疗中使用二甲双胍，取决于她们的医护人员的治疗偏好。

二甲双胍很少会进入乳汁，所以它被认为对母乳喂养而言是安全的。[41]同时，二甲双胍也可以导致有些人出现胃痛、恶心或腹泻等。它会消耗体内维生素 B_{12} 的水平，因此如果使用二甲双胍进行治疗，推荐适量补充维生素 B_{12}，并且每年监测维生素 B_{12} 的水平。有 MTHFR（一种酶）基因突变的人，体内不容易代谢二甲双胍。

目前，人们正在研究一个比二甲双胍更加天然的替代品——肌醇。它是一种在自然界中广泛存在的天然糖，在水果和豆类中的含量尤其高。肌肉肌醇和 D- 手性肌醇在身体利用胰岛素方面起着特殊作用。这两种肌醇水平的不平衡与胰岛素抵抗相关。[42] 纠正这种不平衡已经成为糖尿病和多囊卵巢综合征新疗法的重点，可以单独补充肌肉肌醇，也可以将肌肉肌醇和 D- 手性肌醇以 40∶1 的比例进行组合补充。[43] 好消息是肌醇的副作用比较少且起效很温和。目前还没有人尝试使用肌醇来改善奶量的报告，但这一疗法是很有前景的，研究人员已经开始探索在孕期使用肌醇的效果。

随着时间的推移，任何能改善胰岛素抵抗的做法都能够提高"母乳工厂"的效率。某项研究显示，患多囊卵巢综合征的女性每天服用 1.5 g（约 1/2 茶匙）肉桂，为期 12 周，她们的胰岛素抵抗状况得到了改善。[44] 但是在其他研究中，结论并不一致。肉桂很美味，做奶昔或燕麦粥的时候都可以加一些。白藜芦醇、镁和铬也有助于改善胰岛素抵抗。[45-47]（注：有非正式的报道表明，哺乳妈妈单独服用镁作为营养补充后，吸奶量有所下降，在停止服用后，奶量又回升了。建议将镁与其他补充剂如钙结合使用，以对抗或中和镁对哺乳潜在的负面影响。）

一些最近流行的草药催乳剂也有"抗糖尿病"的效果。在有些地区，胡芦巴已被用于降血糖，而二甲双胍是从山羊豆里的山羊豆碱中提取的。（有关其他降血糖的草药催乳剂，参见第 14 章。）

如果你认为胰岛素抵抗影响了你的奶量，并对此很忧虑，请记住，你其实并不孤单。你想要增加奶量，所以才会阅读本书。相比奶量的多少，胰岛素抵抗对你自身的健康危害更大。解决血糖和胰岛素抵抗问题可以帮助你提升奶量，也一定有助于你的长期健康。除此之外，研究表明，母乳喂养使人体的新陈代谢更健康。[50] 艾莉森·斯图尤比（Alison Stuebe）博士解释说，为了暂时储存更多的脂肪，怀孕会改变我们的新陈代谢，而哺乳会重新燃烧这些新增加的脂肪。母乳喂养有助于"重启"我们的新陈代谢，[49] 也会降低今后患 2 型糖尿病的风险。[50]

不孕症

长期以来人们都有这样一种假设，即一个人如果能够怀孕，那她应该就能够进行母乳喂养。现在我们了解到，情况并非总是如此。那些通过辅助生殖技术怀孕的女性，确实有"提前断奶"的风险。[51, 52] 女性不孕的原因有很多。如果女性的不孕与潜在的激素问题相关，那该激素问题会导致乳房在孕前或孕期发育不良，也会在分娩后对泌乳有潜在的干扰。很多时候，不孕症的治疗不是解决一个问题，而是"跳过"这个问题来实现怀孕。乳房被忽视了，会导致建造"母乳工厂"所需的部分原料缺失。如果你曾经在怀孕时遇到很大的困难，现在没有找到任何导致你奶量不足的原因，那尽量去了解那些导致你不孕的原因。你收集到的任何线索都可以给你一些提示，去探究到底哪里出了问题，稍后你将读到接下来你可以做些什么。

多囊卵巢综合征（Polycystic Ovary Syndrome，PCOS）

PCOS 影响 5% ~ 15% 的女性，被认为是不孕症的主要病因。[55] 有一些患有 PCOS 的女性奶量充足，甚至有些人抱怨奶量过多，但与此同时，那些与奶量不足斗争的 PCOS 的女性的比例更大。有以下几个原因会导致上面的情况：

PCOS 通常会导致体内雄激素、雌激素、胆固醇和胰岛素水平升高，其中胰岛素水平升高是由胰岛素抵抗导致的。当排卵不规律时，它也会导致体内孕酮水平过低，并扰乱其他性激素的水平。PCOS 也有可能伴随甲状腺功能减退，特别是当患者同时患有肥胖或胰岛素抵抗时。[54, 55]

这些激素问题会引发一系列的症状。雄激素水平过高会导致多毛症、头顶脱发和持续痤疮。在 PCOS 患者中，胰岛素抵抗很常见，不少人会在 30 ~ 40 岁时患上 2 型糖尿病。半数 PCOS 患者出现肥胖，这可能与碳水化合物代谢问题有关。PCOS 患者排卵不规律也很常见，反过来又会导致卵巢囊肿、月经周期不规律、子宫内膜异位症、不孕症和（或）流产。[56] 高血压、妊娠期糖尿病、先兆子痫和早产这些孕期并发症更常发生于患有 PCOS 的女性，她们也更容易因激素分泌失衡而患抑郁症。[57] 因为 PCOS 会表现为一系列的病症而非单一疾病，所以每一个案例都是独特的，任何问题的组合都可能出现，使诊断更困难。[58] 因此，一些医护人员会跳过正式的诊断，只分别处理患者的每个问题和症状。

PCOS 与奶量问题之间的联系最早是在一个案例研究中被提出的，这个研究中有 3 名奶量不足并有 PCOS 常见症状的妈妈。[59] 大多数研究者会忽视患有 PCOS 的女性在哺乳期的乳房状况，但是最近几年，在一些研究者的案例中提到，某些女性的乳房外观良好但内部的乳腺组织发育不良，或仅乳房外观发育不良，或乳房内部与外观均发育不良。他们还提到有些乳房非常大的女性，看起来像是"过度发育"了，实际上，乳房中大多为脂肪而非腺体组织。[60] 并不是每个 PCOS 患者都会经历这些，但对于有泌乳问题的 PCOS 患者来说，这些问题往往比较凸显。

如果女性多囊卵巢综合征的症状开始得很早，比如在第一次月经之前或者第一次月经后不久，那乳房在青春期的发育可能会受到影响，从而导致乳房发育不良。即使在青春期，乳房正常发育了，激素问题仍然会干扰妊娠期乳房的正常变化，导致乳腺组织发育不足。还有一种可能，女性拥有足够的腺体组织，但激素水平异常，则泌乳仍会被干扰。[61-63]

当研究人员第一次研究 PCOS 和母乳喂养的关系时，他们无法确定，PCOS 是否会导致产妇奶量不足。[64, 65] 但他们确实观察到，怀孕中期较高的雄激素水平与母乳喂养时长之间存在某种关系，尽管有些证据是相互矛盾的。[27] 我们了解到，多囊卵巢综合征的患者，当合并超重、肥胖、高血压和（或）胰岛素抵抗时，出现泌乳问题的风险更高。[66] 在这一群体中，妊娠期乳房发育不良也更为常见，同时会伴随着母乳喂养时长较短。[26] 虽然肥胖和胰岛素抵抗看起来是主要因素，[26, 67] 但并非所有多囊卵巢综合征患者的奶量不足都是由这两个因素导致的。[68]

如果你患有多囊卵巢综合征，正在努力分泌足够的乳汁，首先要确保你没有忽视导致奶量不足的最常见原因，然后，找出并解决你自身潜在的激素问题，如胰岛素抵抗、雄激素水平过高或甲状腺问题。这是提高你的产奶能力的最佳方法。保持耐心非常重要。对一些人来说，减肥可能是改善因激素分泌失衡导致的奶量不足的长期策略之一。吸奶和使用催乳剂也可能会有帮助，但常常是不够的。甲氧氯普胺（Metoclopramide）对于有抑郁症倾向的多囊卵巢综合征患者并非一个好的选择，因为该药物有诱发抑郁症的风险（参见第 14 章），而多潘立酮（Domperidone）可以增加泌乳量。

汉娜的医生正在进行一些实验室研究，愿意针对她的奶量不足，为她尝试使用二甲双胍进行治疗。几天后，汉娜注意到自己的奶量在增加，她的宝宝需要的补充喂养量开始下降了。一天晚上，她发现自己第一次因为奶胀不适，不得不唤醒宝宝来吃奶才能帮助她缓解！她的医生说，实验室检查结果显示，她的 HbA1c（糖化血红蛋白）是正常的，但需要继续使用二甲双胍，因为她整体的 PCOS 症状包括腹部肥胖还是存在的。（译者注：肥胖会导致 PCOS 的症状更明显。）

二甲双胍能够改善很多 PCOS 患者的症状，即使她们没有明显的胰岛素抵抗。据报道，一些哺乳期的 PCOS 患者服用二甲双胍后，有的奶量会大幅增加，有的会适度增加，有的则没有任何变化。这些报道尚未被研究证实。每个人服用二甲双胍的剂量是有差异的，通常从 500 mg 开始，逐渐增加至每天 1000 ~ 2500 mg。如果你以前服用过二甲双胍，请咨询医生，如果你需要改善症状，应该尝试的初始剂量是多少。妊娠期女性服用二甲双胍可以降低流产、妊娠期糖尿病、妊娠期高血压疾病和早产的发病率，[69, 70] 并能为产更多奶做好准备。

如前所述，肌醇的作用原理与二甲双胍类似，被认为是针对 PCOS 和胰岛素抵抗的更自然、风险更低的治疗物。[71, 72] 小檗碱（Berberine）是另一种正在探索的治疗 PCOS 的天然提取药物，它也可能是有用的，尽管在分娩后的最初几周，它不是一个合适的选择。[73]

山羊豆是一种催乳草药，似乎特别适合于改善跟 PCOS 相关的奶量不足的问题。它含有山羊豆碱，是最初提取出二甲双胍的草药。锯棕榈（Saw Palmetto）是另一种可以减轻体毛过多、高睾酮症状的草药，并能刺激乳房发育和泌乳。一位尝试使用锯棕榈的 PCOS 妈妈反馈，她现在的奶量是之前的 3 倍。圣洁莓（Chasteberry）早已用于应对 PCOS 并增加泌乳，一些 PCOS 妈妈觉得它很有帮助，但必须仔细控制用量，因为用量过多可能降低泌乳素水平。你可以在第 14 章中了解更多相关内容。

甲状腺功能失调

甲状腺激素是由颈部的蝴蝶状的甲状腺分泌的，对有效调节泌乳相关的激素至关重要。甲状腺功能涉及下丘脑、垂体和甲状腺之间复杂的相互作用。下丘脑通过促甲状腺素释放激素（Thyroid–releasing hormone, TRH）"告诉"垂体何时释放促甲状腺激素（Thyroid–stimulating hormone, TSH）。这种激素"指导"甲状腺分泌甲状腺素（Thyroxine, T4）和三碘甲状腺原氨酸（Triiodothyronine, T3），T3 和 T4 反过来又影响人体的新陈代谢。在这个复杂的过程中，任何功能失调都会影响乳汁分泌。[74] 如果甲状腺功能失调症状或实验室检查结果不明显、不直接，甲状腺问题就很难被发现和诊断。甲状腺疾病也可能与 PCOS 等其他疾病一起发生，甚至导致患者出现 PCOS 的相关症状。

甲状腺功能失调通常分为两大类：一是甲状腺功能亢进（Hyperthyroidism），指甲状腺激素分泌过多，这通常是由甲状腺过度活跃引起的；二是甲状腺功能减退（Hypothyroidism），指由于甲状腺功能不活跃导致甲状腺激素的分泌不足。产后甲状腺炎（Postpartum thyroiditis）或产后甲状腺功能失调（Postpartum thyroid tysfunction）往往是在宝宝出生后的某个时期才出现的。关于甲状腺功能减退和甲状腺功能亢进对人类哺乳的影响，目前研究还不多，但动物研究为我们提供了一些很好的启发。

甲状腺功能减退症

当人体 TSH 水平升高、T3 和 T4 水平降低时，可以被诊断为甲状腺功能减退，症状表现为新陈代谢减缓，从而导致疲劳、便秘、体重增加，甚至抑郁。桥本甲状腺炎（Hashimoto's disease）是甲状腺功能减退症最常见的形式，是由免疫系统攻击甲状腺引起的。缺乏碘、氮、铁、镁、辅酶 Q10 也会降低甲

状腺功能，维生素 D 的缺乏也有可能导致这个结果。[75, 77]

某些女性在孕前就存在甲状腺功能减退，也有少部分是在孕期首次出现。在怀孕期间准妈妈的甲状腺激素水平略低是正常的，因为有部分激素需要提供给发育中的胎儿使用。这通常不是问题，但如果你孕前就患有甲状腺功能减退症，怀孕带来的额外负担会使你的病情更糟。未经治疗或控制不当的甲状腺功能减退症可能导致妊娠期高血压、先兆子痫、胎盘早剥、贫血、产后大出血和低出生体重儿。它还可能减少在孕期制造的用于产后泌乳的好脂肪的含量。[78, 79] 因此，甲状腺功能减退的哺乳妈妈应该得到密切监控。她们可能需要在怀孕期间就增加治疗甲状腺功能减退症的药物剂量。迄今为止，人们认为甲状腺功能减退症只影响乳汁的分泌，但最近的大鼠研究表明，甲状腺功能减退症也减少了催产素的分泌，损害了喷乳反射。如果不进行治疗，患甲状腺功能减退症的老鼠的乳腺功能就会过早退化。尽管鼠宝宝对母乳仍有持续的需求，但"母乳工厂"还是提前开始减产，直至关闭。[80, 81]

并非所有的甲状腺问题在日常的检测中都能显现出来。奶量不足并且甲状腺激素水平处于正常的低限的妈妈可能不会得到治疗，因为她们的激素水平尚未达到治疗标准。一些女性的 TSH 和 T3/T4 水平被认为是正常的，但是她们感觉并不舒服，经过更彻底的检查，最终被诊断为亚临床甲状腺功能减退症（Subclinical Hypothyroidism）。[82] 如果你在怀孕期间接受了治疗，现在产后的奶量出现了问题，请马上检测你的甲状腺激素水平，不要等产后 6 周复查的时候才检查。通常在产后，身体对甲状腺激素的需求量会减少，如果不迅速调整药量，可能导致甲状腺功能和奶量的异常。

及时治疗是解决由甲状腺功能减退引发的母乳喂养问题的首要应对策略。如果你的医护人员不了解甲状腺功能失调会影响母乳喂养，或者不确定哺乳有问题是否就意味着需要对甲状腺疾病进行诊治，2017 年美国甲状腺协会发布的关于妊娠期及产后甲状腺疾病诊治指南（参见 bit.ly/MMM-Thyroid）是一个很好的可以分享给你的医护人员的资讯。其中指出，当妈妈泌乳不足且没有其他导致泌乳问题的显著原因时，应评估妈妈的甲状腺功能。指南进一步指出，由于甲状腺功能减退症对于泌乳和喷乳反射的负面影响，亚临床和明显的甲状腺功能低下都应当得到治疗。[83]

使用 T4 的替代药物是治疗甲状腺功能减退症通常使用的治疗方法，但我们从妈妈们那里了解到，仅仅使用药物将她们的甲状腺激素水平恢复到"正常范围"并不意味着就万事大吉了。对某些人来说，她们的正常不同于一般的标准，在进一步调整药量之前，她们的奶量是不够的。[84]对另外一些人来说，调整药量后她们仍然感觉不对劲，奶量也未增加，直到她们改用天然粉状的甲状腺激素（来源于猪），情况才得以改善。这是一种含有 T3 和 T4 的替代处方疗法。

二甲双胍被用于治疗胰岛素抵抗，但令人惊讶的是，它也能改善患者甲状腺功能减退的情况。[85]给患者使用肌肉肌醇（Myo-inositol）加硒也有类似的效果。[86]自然疗法医生会采取整体疗法，并在治疗中加入肌醇等自然疗法。

奶量不足和甲状腺功能减退的哺乳妈妈应当了解以下研究结果：同时大量服用胡芦巴和辣木会减少老鼠的甲状腺激素的分泌。[87-89]虽然将辣木作为蔬菜食用，或将胡芦巴作为香料食用都没有问题，但明智的做法是，这两种食物都应该避免大量服用。你可以选择对甲状腺功能有益或者至少对甲状腺功能没有负面影响的催乳剂。

甲状腺功能亢进症

当人体 TSH 水平降低且 T3 和 T4 水平升高时，会被诊断为甲状腺功能亢进症，会导致新陈代谢加速、体重减轻、紧张和失眠。甲状腺功能亢进症最常见的病因是格雷夫斯病，这是一种自身免疫性疾病。女性在孕期患甲状腺功能亢进症（发病概率为 0.2%）比患甲状腺功能减退症更为少见。[90]如果你已经患有甲状腺功能亢进症，在孕期你的症状通常会有所改善，因为胎儿会消耗你的一部分激素，使你的甲状腺激素水平趋于正常。因此，在怀孕期间，你会减少使用控制甲状腺功能亢进药物的剂量，尽管症状通常在产后不久就会反弹。如果在妊娠期对甲状腺功能亢进症控制不良，可能导致早产、子痫前期和胎儿生长发育受限。

对妊娠期患严重甲状腺功能亢进症的大鼠的研究，揭示了许多问题。首先，虽然它们的乳腺得到了快速的生长发育，但是也将产前储存的脂肪消耗殆尽，影响了用于产奶的脂肪的量。其次，产前它们的泌乳素出现早期激增，但在哺乳期间泌乳素和催产素的水平反而较低。[90] 乳汁会很快开始分泌，但由于喷乳反射存在非常明显的问题，导致流出的乳汁很少或根本没有，这取决于甲状腺功能亢进的严重程度。[91, 92]

有报道称，一位妈妈在产后几周患上了格雷夫斯病，且她在哺乳时奶量严重不足。[93] 除此之外，没有已发表的妊娠期患甲状腺功能亢进症的人类病例报告，但我们非正式地记录了一些个案。一位妈妈在怀孕期间出现严重的甲状腺功能亢进（TSH 为 0.001mIU/L），她的乳房发育非常快，在孕期更换了多个文胸尺寸。她的乳汁在产后24小时内迅速增加，并出现严重的乳房肿胀，但无论是宝宝还是吸奶器，都无法吸出乳汁。由于找不到解决办法，她最终不得不停止母乳喂养。

另一位妈妈来做产前咨询，讨论她"这次是否可以母乳喂养"。在养育头两个孩子时，她的乳汁下来很快，但出现了无法缓解的肿胀，导致她在产后第一周后就停止了对母乳喂养的努力。每个孕期，她都有同样的未经治疗的甲状腺功能亢进症的病史。基于对老鼠的研究结果，医生积极鼓励她要尽快控制自己的病情。除此之外，第二项计划是在分娩后使用缩宫素鼻腔喷雾剂，看看能否帮助她释放喷乳反射。不幸的是，当她分娩时，她的产科医生和医院的泌乳顾问都在休假，在没有专业支持的情况下，历史重演，她的母乳喂养还是不成功。

必须提到的是，一些被非正式报道过的案例表明，几位患甲状腺功能亢进症的妈妈都出现了过度泌乳的情况。如果妈妈发生产后甲状腺炎，由于在怀孕期间，她们的乳房发育没有受到影响，新陈代谢的增加可能会导致奶量的增加。在我们得到更详细的信息之前，我们不能完全解释这个现象。任何奶量过多的妈妈都应该去医院检查她们的甲状腺。[94]

如果你怀疑甲状腺功能亢进症正在影响你的母乳喂养，你的首要策略就是进行矫正和治疗。2017 年美国甲状腺协会发布的关于妊娠期及产后甲状腺疾病诊治指南对上述研究进行了讨论，但由于信息较少，没有推荐治疗方法。但是，不要让这些阻碍了你。甲状腺功能影响母乳喂养已经得到了证实，你可以说明自己的理由，要求进行相关检测，并在随后积极治疗。如果喷乳反射影响了你的奶量，理论上缩宫素鼻腔喷雾剂可能会有帮助（参见第12章）。

产后甲状腺炎

产后甲状腺功能失调（Postpartum Thyroid dysfunction，PPTD）是一种自身免疫性疾病，在产妇中的发病率为 3% ~ 8%。[95] 如果妈妈患 1 型糖尿病或吸烟，那其患 PPTD 的风险是普通人群的 3 倍。PPTD 的诊断通常需要时间，因为它会有不同的模式。它可能由持续几周的甲状腺功能亢进转变为持续数月的甲状腺功能减退。这一点经常被忽视，因为疲劳等症状可能被误认为是产后正常的状态。[96] 在某些情况下，哺乳妈妈的甲状腺功能亢进在产后几天就开始了，并伴有严重的高血压。但 PPTD 也可能从甲状腺功能减退开始，逐渐转变为甲状腺功能亢进；或只表现为甲状腺功能减退或者甲状腺功能亢进。很多 PPTD 患者最初处在甲状腺功能亢进期时，往往不被察觉，直到发展到甲状腺功能减退期才被发现，因为在甲状腺功能减退期出现的症状更为明显。即使在产后甲状腺功能亢进期时被检测到，许多医生也在甲状腺功能减退阶

甲状腺问题的检测

在哺乳期，正常的甲状腺激素水平应该是多少呢？事实上，关于什么是符合女性在生育时正常的甲状腺激素水平也仍在争论中。一些专家倾向于将 TSH 的范围缩小到 0.5 ~ 2.5 mIU/L，并指出当 TSH 超过 2.5 mIU/L 时，流产率就会增加，但其他人会将范围设为 0.3 ~ 3.5 mIU/L。无论如何，每个人都有自己独特的激素水平，并不总是符合标准范畴，如果你有所担忧，请跟你的医生沟通，并要求进行进一步的评估。

段出现以后才开始为妈妈治疗。

催乳剂可能对奶量不足有些帮助，但如果未能同时纠正甲状腺功能失调，妈妈的奶量可能不会有太大的改善。对于草药催乳剂，你可以考虑那些被认为能支持甲状腺功能或有助于喷乳反射的催乳剂（参见第 14 章）。

自身免疫性问题

自身免疫疾病是当今医学的一个新兴主题。在这类疾病下，人体的免疫系统错误地将一些自身细胞识别为外来入侵者，并攻击它们。我们已经讨论了某些自身抗体是如何破坏产生泌乳素的细胞或导致甲状腺功能减退和甲状腺功能亢进的，所有这些问题都会影响哺乳。有些研究也将维生素 D 水平过低与多囊卵巢综合征相关的自身免疫性甲状腺疾病联系起来。[98]自身免疫性问题可能是引起一些令人困惑的哺乳问题的背后的根本原因，但还需要做更多的研究来证实这一推测。

月经周期

一旦产后女性的月经周期恢复，由于激素的暂时变化，在经期前或经期中，奶量有时会有所下降。但是，在断定是月经造成了你的奶量不足之前，请记住，实际上月经恢复可能只是一种现象，而非奶量不足的主要原因。每天喂奶次数的减少、长时间未能刺激乳房（比如你的宝宝晚上会睡整觉），或者宝宝吸吮较弱，都会降低妈妈的泌乳素水平，从而导致生育能力和月经周期的恢复。[99]激素避孕法也会人为地让哺乳妈妈过早恢复月经。

我们还不完全了解在哺乳期是什么样的激素变化会让身体恢复排卵，但奶量不足的结果之一就是月经的恢复。你的奶量是在月经恢复之前还是之后减少的呢？如果在月经恢复之前，奶量已经减少，那么是奶量不足或泌乳素水平的降低触发了月经周期的恢复，而不是月经周期的恢复导致了奶量不足或泌乳素水平的降低。如果奶量一直很少，那么月经恢复就不是可能导致奶量不足的原因。

以下方法还没有被正式地研究，但泌乳顾问帕特丽夏·吉马（Patricia Gima）报告说，每天服用钙镁补充剂（钙 1000 mg+ 镁 500 mg）已经帮助她的几个客户增加了奶量，通常在 24 小时内见效。你可以试着在经期开始的前 3 天开始服用，持续服用到经期的第 3 天，或者在整个经期每天都服用，以确保充足的奶量。

年龄因素

女性年龄和奶量之间的关系经常被讨论，但相关研究并不多。一方面，有很多 30 多岁或 40 多岁（甚至更大年纪）的妈妈为她们的宝宝提供了充足的母乳。另一方面，也有一些年龄较大的妈妈在泌乳方面存在问题，而且找不到显而易见的原因。最让人困惑的情况是，妈妈之前哺乳几个孩子都没有问题，而给之后的孩子哺乳时竟然第一次遇到了难以解释的奶量不足的问题。

劳拉 42 岁时生下了克洛伊，这是她的第 6 个孩子，离第 5 个孩子出生间隔了 8 年。这是劳拉有生以来第一次与奶量问题作斗争。她的泌乳顾问指出，克洛伊的吸吮很弱，但尚不清楚是由于没有获得充足的奶水还是因为真的存在吸吮问题。开始的时候，劳拉使用吸奶器、草药催乳剂，奶量有缓慢的增长，但仍然不够。劳拉决定试试多潘立酮。她的奶量终于达到并超过了克洛伊的需求。随着时间的推移，我们清楚地看到，劳拉的乳房并没有像喂养其他孩子那样发挥出色，而是一直需要额外的刺激。

在过去的十年中，许多研究已经确定生育年龄较大（对年龄较大的定义各有不同：超过 30 岁、32 岁、35 岁或 38 岁）是导致泌乳延迟的风险因素，如果延长追踪时间，还可能导致持续的奶量不足。但研究表明，高龄产妇的积极一面是，初乳脂肪含量更高。[100, 101] 这是她们的宝宝专享的福利。

针对这种现象，我们首先要问的关键问题是——"你怀孕和分娩时的整体状况如何？""这是你在历经多年的不孕不育、健康问题或激素问题之后生的第一个孩子，还是因为其他跟健康无关的原因而生育较晚而已？"如果妈妈是在经历了长期的健康或生殖问题后孕育了宝宝，那这些问题可能是导致奶量不足的罪魁祸首。然而，这也可能只是身体衰老的自然结果。一些研究人员认为，随着年龄的增长，激素受体开始对自身产生的激素产生抵抗。当大龄的哺乳妈妈奶量不足时，衰老是一个需要考量的因素吗？这个疑问有待科学研究来解答。

泌乳实验室

经常有人提出这样的问题：是否有"泌乳专家小组"通过血液检测来确定哺乳妈妈奶量不足的原因？目前还没有这种正式小组的存在，但在这一章中我们已经概述了激素失衡可能导致的问题。不过，这并不意味着应该检查所有的激素水平。对于这个问题，支持母乳喂养的医生会先深入了解你的病史和哺乳史，然后在需要验证或排除某些怀疑时，再进行实验室检测。当你的医护人员没有足够的背景知识来进行综合分析时，问题就出现了。这就是我们在这一章里详细介绍所有泌乳相关情况的原因。如果你已经发现了可能的问题，请与医护人员共享相关信息，并要求进行某些检测以排查这些可能性。这是一个公平且合理的要求，比你拖着一长串激素清单去请求医护人员排查更容易实现。除了泌乳素，请注意这些激素的正常数值是基于未怀孕、未哺乳的女性的，因为我们没有太多研究表明这些数据在哺乳期是否会有所不同。[102]

在此需要特别指出的是，一般的标准检测很少包含我们在第 10 章中讨论的可能干扰激素水平的有害化学物质的检测。长期吸收或摄入有害的化学物质会干扰正常的激素和受体水平。[103] 当其他导致奶量不足的原因都已经被排除，尤其是当你了解哺乳妈妈之前有过有害化学物质暴露史的时候，寻求激素检测和进一步的帮助是值得的。这个链接对有害化学物质的议题进行了很好的总结：bit.ly/MMM-Chemicals。

哺乳妈妈激素相关检查项目

项目名称	检查的原因	可能的检测指标	水平
泌乳素	· 婴儿频繁吸吮，乳房组织正常但奶量不足；无其他风险因素； · 有产后大出血史或垂体瘤、头部受伤病史		查看本章的"纯母乳喂养泌乳素的大致范围"表
睾酮	· 过多的面部或身体毛发，头发稀少和成人痤疮，表明雄激素过量	游离睾酮； 生物有效性睾酮	0.06 ~ 1.08 ng/dl（随年龄而不同）； 0.8 ~ 10 ng/dl（随年龄而不同）
甲状腺	· 有个人或家族的甲状腺疾病病史 · 极度疲劳（甲状腺功能减退） · 原因不明的体重增加（甲状腺功能减退症） · 原因不明的体重减轻和易怒过敏（甲状腺功能亢进症）	TSH； 游离 T4； TPO–Ab（甲状腺抗体）	0.5 ~ 2.5 mIU/L 比较理想； 0.3 ~ 3.5 mIU/L 可接受； 0.7 ~ 1.9 ng/dl； 阳性是正常的，在孕期的可接受水平有差异
胰岛素抵抗	· 有糖尿病家族史 · 近期的葡萄糖耐量试验处于临界，或已经是妊娠期糖尿病 · 婴儿出生体重过高 · 持久黑棘皮症显示胰岛素抵抗；未将该测试作为孕期或哺乳期的常规测试	糖化血红蛋白； 2 小时口服葡萄糖耐量试验（OGTT）	4% ~ 5.6% 为正常 5.7% ~ 6.4% 为前驱糖尿病 ≥ 6.5% 为糖尿病 <140 ng/dl（7.8 mmol/ L）为正常； 140 ~ 199 ng/dl (7.8 ~ 11 mmol / L) 提示胰岛功能受损； >200 ng/dl 为可能糖尿病 * 孕期时标准不同

现在该怎么办

　　如果你发现自己也有本章中提及的一个或多个情况，或者进行了实验室检测后查出了可能的原因，你可能会想"接下来需要做什么"。首先，阅读关于增加奶量的章节，这样你就知道所有你可以选择的方法。然后和你的医护人员一起讨论，如果他对探究这些不感兴趣，那就找另一个更具同理心、知识更全面的专业人士。再将这些信息与专业的泌乳顾问分享，这样她就可以帮助你梳理可选的方法，并决定哪种方案对你和宝宝来说是最好的。

第 12 章

是我的喷乳反射的问题吗

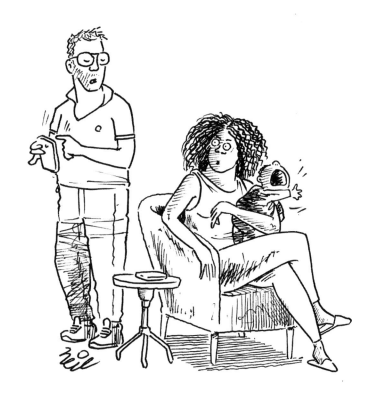

　　对于母乳喂养，人们普遍认为妈妈是否有乳汁是最关键的，乳汁能否顺畅流淌出来似乎不那么重要。但如果你能感到乳汁充盈却很难流出来，那该怎么办呢？就像你拥有一个满是货物的仓库，但货物却运输不出来。这一点也不妙！仓库里的货物不能从大门运输出去，生产线最终就会放慢生产速度或停止生产。本章我们将仔细研究乳汁的移出，包括影响乳汁移出的生理和心理因素以及相应的对策。

奶量公式

主要因素 ⎡ + 充足的腺体组织
　　　　 ⎢ + 完整的神经通路和导管
　　　　 ⎣ + 充足的激素和激素受体

次要因素 ⎡ + 充足的泌乳关键营养素
　　　　 ⎢ + 对乳房频繁、有效的乳汁移出和刺激
　　　　 ⎣ + 没有其他泌乳抑制因素

= 足够的奶量

进一步了解喷乳反射

本书第 1 章描述了喷乳反射的发生过程：大脑接收到泌乳信号，释放催产素，催产素再经由血液到达乳房。当催产素与环绕在乳腺腺泡细胞上的受体结合时，会引发细胞收缩，并将乳汁经乳腺管挤出。任何干扰催产素的释放、催产素与受体的结合或信息的传递途径等的因素都可能影响乳汁的移出。

当奶量充足时，喷乳反射远比奶量不足时更加明显。想想一个装了水的气球，如果你把气球灌满水，然后松开气球口，水流就会喷涌而出。但是如果气球里只有少量的水，那水会慢慢流出，因为没有那么大的压力。水越多，气球被撑得越大，喷出来的水压就越强。如果给一个大气球和一个小气球分别灌上等量的水，当松开气球口时，哪个气球的水喷出的速度更快？肯定是小气球，因为它被水撑开得更饱满。当然，喷乳反射跟气球喷水相比，还有更多的细微差别，但这个比喻让我们更容易理解，为什么奶量不足的妈妈，即使正在经历喷乳反射，也可能感觉不到。

很重要的一点是：哺乳妈妈感觉不到喷乳反射并不意味着它不存在。如果乳房很胀满，但乳汁需要花很长时间才开始流动，或者乳房排空缓慢，我

们就要考虑一下，喷乳反射的工作效果如何。如果你感觉或注意到喷乳反射在某侧乳房更加强烈，可能是这侧乳房更加胀满。实际上，两侧乳房的乳汁释放情况往往并不一致，甚至在一侧乳房的内部，乳汁释放情况也不均衡。在一次哺乳中，最胀满的腺泡会先被挤压，其他的腺泡随后被挤压。[1]乳房就像是有多个隔间的仓库，当一个房间被装满了，下一步就是将这个房间中的乳汁运送给宝宝。乳汁停止流动并不意味着没有乳汁了，只是腺泡还没有准备好被排空。另一个经常被忽视的影响喷乳反射的因素是宝宝的吸吮。宝宝有力的吸吮往往会引发妈妈强烈的喷乳反射，而轻柔或微弱的吸吮不会引起乳房的积极回应，所以问题不一定都是出在妈妈的身上。[2]

帮助触发喷乳反射的物理技术手段

刺激乳头

想要触发喷乳反射，妈妈可以做的第一件事就是刺激乳头。轻轻地挠、捻或拉乳头可以"唤醒"乳房，让乳汁流动起来。来自墨西哥瓦哈卡的哺乳妈妈们会将她们的手掌放在乳头和乳晕上，旋转几次的同时轻轻地向里推，然后再将宝宝放到乳房上。如果你想让宝宝有源源不断的奶水，这样的做法是非常有用的。

保持温暖

保持温暖是另一个不错的触发喷乳反射的措施。热水淋浴可以让乳汁流动起来，虽然这做起来并不总是那么方便。除此之外，你还可以用温暖的湿毛巾把乳房包裹起来。有些哺乳妈妈将一只袜子装满生米，然后将其扎紧并稍微打湿，放进微波炉加热 30 秒，直到它变得暖和，但不要太烫，然后放到乳房上进行热敷。或者，也可以购买市售的热敷垫。还有一些哺乳妈妈，仅仅是喝一杯水或一杯茶就能刺激喷乳反射。这几种方法几十年来都一直被广泛推荐。[3]

反向按压软化法

这项技术，如本书第 5 章所述，也是非常有效的选择，特别是当乳房充盈甚至肿胀时。

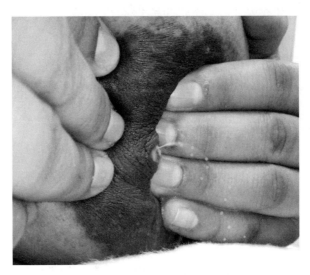

反向按压软化法触发了喷乳反射

乳房按摩

乳房按摩也是有益的做法，研究表明它对激发喷乳反射很有效。[4] 在一项对乳房按摩技术的全球调查中显示，它既可以用于促进喷乳反射，也可以刺激泌乳。[5] 泌乳顾问玛雅·伯尔曼（Maya Bolman）经常在给哺乳妈妈按摩乳房时轻拍几下。对一些人来说，这似乎比单纯的按摩更能帮助激发喷乳反射。

哺乳妈妈身体上的其他一些部位当受到刺激时也会触发喷乳反射。你小时候有没有和朋友开过这样的玩笑：用指甲在他们的脊柱上快速移动，从而让他们浑身颤抖？如果对哺乳妈妈这么做，很可能也会触发喷乳反射。例如，一位哺乳妈妈发现，当她背靠在冰冷的墙壁上时，她会发抖，而且会有喷乳反射。一项来自印度的创新研究，比较了从分娩后 2 小时开始、每天接受背部和脊柱（从脖子到臀部）按摩 4 次、持续 3 天的哺乳妈妈，与接受常规产后护理的哺乳妈妈之间的差异。相比之下，接受了背部按摩的哺乳妈妈的宝宝会移出更多的乳汁。[6]印度的另一项研究比较了给产后第 1 天努力建立奶量的新妈妈进行背部按摩和草药治疗的效果，发现背部按摩组的效果更好。[7]谁不喜欢舒服的背部按摩呢？听起来，这是一个极好的做法，让你和宝宝享受一个专业的"按摩日"吧。或者找人帮你按摩一下肩膀，用指关节在你的脊柱上下移动游走，来帮助你激发喷乳反射。无论你选择哪种方式激发喷乳反射，接下来就准备好喂奶或吸奶吧！

传统中医

传统中医（Traditional Chinese Medicine, TCM）中的针灸或指压膻中 RN 17（译者注：RN 17 为中医穴位的编码，下同）和肩井 GB 21 等穴位可以激发喷乳反射。[8]足底按摩、耳压和推拿疗法都是指压疗法的变体，是指对手、脚、耳朵或身体其他部位的特定触发点施加压力，从而刺激哺乳妈妈体内催产素的释放。其中一些方法也可以在家里操作起来。你可以登陆网址 bit.ly/MMM–Letdown 查看小视频，学习如何使用指压激发喷乳反射。

人体力学调整

不管你因何种原因（包括难产）导致颈部、背部、肩部劳损或疼痛，都可能干扰喷乳反射。专业的整脊或整骨医生可以很轻松地解决这个问题。贾内是一位哺乳妈妈，最初她寻求帮助是因为在乳汁大量下来以后，乳房出现了肿胀和硬块。她的孩子会含乳，但无法移出太多乳汁。治疗性的乳房按摩可以帮助她软化乳房，但乳汁仍不能很好地移出。接下来的两周，尽管贾内进行了良好的哺乳，但情况仍未改善。泌乳顾问开始怀疑她可能存在某些特殊状况，并建议她进行脊柱评估。医生发现并治疗了这位妈妈严重的肩颈痛。在之后的 24 小时内，她开始"感到有更多的乳汁流了出来"，此后宝宝补充喂养的配方奶量也减少了（另见第 17 章）。

主观因素 vs 客观因素

一直以来，人们普遍认为哺乳妈妈的情绪状态会影响奶量，于是会有这样的说法："不要让正在哺乳的妈妈伤心，否则她的奶水就会干涸。"与此类似，有些妈妈被告知她们不能产生足够的奶水，是因为她们太"紧张"了。还有很多人喜欢说："头脑中的想法决定一切。"虽然产奶并不都由头脑决定，但哺乳妈妈的想法和感觉确实会成为影响泌乳的因素，在奶量公式中，对应的就是"其他泌乳抑制因素"这一部分。

喷乳反射的神经通路会经过大脑的情绪处理区域。因此，哺乳妈妈的喷乳反射有时会受到情绪或思维的影响。[9]一个典型的例子是，当妈妈听到宝宝的哭声时，乳房就开始滴奶。你出于母性会本能地对这个基本的暗示做出反应，准备去喂养想要吃奶的宝宝。另一个反面例子是，新手妈妈第一次在公共场合喂奶会觉得很不自在，她们担心哺乳会被人指指点点。这让她们的情绪很紧张，导致喷乳反射延迟。于是妈妈的乳汁来得太慢，引起了宝宝的哭闹和抗议，也引发了哺乳妈妈原本不想要的关注。

催产素是一种引发哺乳妈妈喷乳反射、让人与人之间产生爱和连接的激素。人们对它的研究还处于初级阶段。但我们了解到，催产素的释放不仅是对身体和情感刺激的反应，它还会影响其他激素，并反过来受到这些激素的影响。催产素刺激泌乳素，而泌乳素也在催产素的释放中发挥作用。[10]我们还不了解这些激素之间的相互作用到底有多重要，但催产素可能会微妙地影响泌乳而不仅仅是影响乳汁移出。

当我们探索大脑的作用时，请记住你的身体是有多重"故障保护装置"来协助你成功实现母乳喂养的。实际上，由于母乳喂养引发的频繁的催产素水平激增具有镇静作用，会降低我们对压力的应激反应。如果哺乳像某些人认为的那样不堪一击，人类就不会生存延续下来了。大自然是希望你能够成功哺乳的！

潜在的喷乳反射抑制因素

艾米是一位高中老师，产后她提前为重返工作做了准备。然而，在返工的第一天，她惊慌失措地打电话给泌乳顾问，因为她在第一次吸奶时，发现几乎没有奶水流出来。泌乳顾问在与她进一步的交流中发现，在她休产假期间，办公室的窗帘被撤掉了，现在所有路过办公室的学生都能看到她，她觉得自己就像一条暴露在透明玻璃缸里的鱼。难怪她挤不出奶！当泌乳顾问和她讨论出如何创造更多的隐私空间后，艾米的乳汁开始流动起来，从那以后她吸奶就没有任何问题了。

在这个案例中，艾米担心自己没奶了，实际上，只是她的喷乳反射暂时受到了抑制。这样的短期事件不会影响整体的奶量。然而，如果喷乳反射频繁被抑制，时间一长，妈妈的整体奶量必然会下降。因为被移出的乳汁越来越少，从长远看，产奶量也就会越来越少。如果艾米一直没有改善令她不舒服的吸奶环境，她的奶量就会受到影响。

与因为切实的身体原因或哺乳管理不当导致的奶量不足不同，一旦我们找到抑制奶量的心理因素，通常这种负面影响就会减轻。在大多数情况下，识别或面对你的压力源，会让你更好地了解它们，接着做出必要的改变，然后就会对你有所帮助。比如艾米着手去创造一个更私密的吸奶环境，情况立刻得到了改善。即使问题仍然存在，接纳它们会让你更有掌控感，这会减轻你的压力，让乳汁更容易流出。[11]

- **慢性压力**

我们在生活中面对压力很常见。适度的压力会促使人体释放皮质醇和肾上腺素来增强我们的感官接收能力，确保我们的生存。但长期的压力会对我们的身体造成损害，这就是为什么我们要经常强调减压，以促进健康。

母乳喂养的神奇之处在于，哺乳时分泌的催产素确实可以抑制应激反应，帮助你应对压力。[12, 13] 当你在哺乳时，你关注的是宝宝，对外部环境不太敏感，这也是你相对脆弱的时期。由于有催产素的作用，你对压力的应激反应低于其他人群。所以，哺乳时天然分泌的催产素，能让你在育儿竞赛中遥遥领先。这再一次证明，大自然希望你成功哺乳！与此同时，突然增加的压力对于不同人的母乳喂养可能会产生不同的影响。对一些人来说，泌乳量可能会暂时激增，因为压力会刺激泌乳素；[14] 而对另一些人来说，喷乳反射可能会暂时受损，[15] 这会让你觉得你的奶量变少了。当一切回归平静时，大多数问题都会自行解决。

对某些人来说，长期的压力会使母乳喂养更具挑战性。[16] 在当今时代，我们很容易就会认为自己是"无法产出足够乳汁"的人，而事实并非如此。只有某些外在因素如贫困、不稳定的伴侣关系、抑郁情绪等，可能会影响催产素的分泌。[17] 注意自己的感受和反应，可以帮助你发现任何可能影响你喷乳反射的原因。

● 疼痛和不良状况

母乳喂养不应该疼痛！如果哺乳过程中出现了慢性或严重疼痛，妈妈会不想喂奶。这是可以理解的。一位妈妈对她的泌乳顾问说："我真的是把手指伸进去检查宝宝的嘴巴——我确信她的嘴里有锋利的金属刀片。"难怪这位妈妈虽然很想哺乳，却怕得要命。如果哺乳妈妈一想到喂奶就觉得疼，那她的喷乳反射就会暂时性减缓，而如果问题一直没有得到解决，喷乳反射受到的抑制就可能变为慢性的（不良状况）。所以，当疼痛成为引发你奶量不足的因素之一时，应该寻求帮助。

● 分娩创伤和创伤后应激障碍

分娩是美好的，但也是辛苦的。有时候，分娩过程中存在的一些令人不安的、违背个人意愿的做法甚至是暴力行为，可能会给产妇带来精神创伤。虽然这种情况比较罕见，但任何与分娩有关的严重的心理创伤都有可能激发妈妈的恐惧，从而抑制泌乳。辛西娅·古德是一位泌乳顾问，她非常了解哺乳妈妈的情感体验和需求。她解释道，人在分娩期间因为担心自身或宝宝的生命安全而感到强烈的无助、害怕或恐惧，或在分娩时经历、目睹严重的伤害，就是分娩创伤。分娩也会让人回想起童年或成年时受到的虐待或攻击。或者分娩本身是积极和快乐的，但是分娩前后妈妈周围发生的事，比如家中有人遭遇不幸，可能仍然会让妈妈受到精神创伤。

据估计，在瑞典和荷兰，因分娩引起的创伤后应激障碍（Post-Traumatic Stress Disorder, PTSD）在产妇身上的发生比例略高于 1%；[18, 19] 而在美国的两项研究中，有 3% ~ 6% 和 9% 的妈妈在分娩后出现全面的创伤后应激障碍。[20, 21] 两组研究的显著差异是，在瑞典和荷兰，分娩被视为正常事件，很少受到干预；而在美国，分娩被视为需要管理的危险事件，医护人员对分娩的干预也显著增加（有时是不当干预）。PTSD 可以单独发生，也可以与抑郁症同时发生。它也可能与心境障碍（Mood disorder），如广泛性焦虑障碍（Generalized anxiety disorder）相混淆。因为妈妈对创伤的界定是主观的，而且没有在怀孕、分娩或产后接受例行筛查，照护者可能没有意识到妈妈受到了创伤，更不用说会了解妈妈需要多长时间才能康复。

患有与分娩相关的创伤后应激障碍的妈妈，可能会经历噩梦或闪回，一次又一次地重复体验曾经的创伤经历，会有极度痛苦和失去控制的感觉。你可能会在情感上回避创伤事件，与家庭成员疏远，感到焦虑和烦躁，并伴随愤怒。这些情况很常见。某些从未让你害怕的地方或事件，现在却突然让你感到恐惧，时时刻刻提心吊胆。你的注意力和记忆力也会受到影响。你会终日恍恍惚惚，觉得生活很不真实。你的情感会很麻木，很少或感受不到自己对宝宝、家人和朋友的爱。这甚至可能会延伸到，仅仅抱着宝宝或给宝宝喂奶就会有隐约的不适。你会发现自己虽然也在竭尽全力做妈妈，但当别人来帮忙照看孩子时，你会偷偷地松一口气。或者你会为自己对孩子的疏离感而感到强烈的内疚。由于害怕回忆，你会避开分娩发动的地方，不想再见到为你接生的医生。养育新生儿所带来的正常的睡眠不足可能会与分娩创伤带来的失眠叠加在一起。这些症状会在创伤事件发生后立即发生，或在数月甚至数年后出现。

任何类型的创伤，特别是出现在分娩后第一年的，都会增加过早断奶的风险。[16] 照护早产或重病宝宝的经历也会导致 PTSD。低收入的少数族裔妈妈压力很大，这可能会导致她们的催产素水平降低。[17] 治疗的第一步是要意识到目前在你身上到底发生了什么。幸运的是，治疗分娩相关 PTSD 的方法，如心理疗法已经取得了巨大进展。去寻找一个既了解如何从分娩创伤中恢复，又了解母乳喂养的重要性并且愿意把你和宝宝当作一个不可分割的整体来对待的专业人士，是不错的选择。某些补充疗法可能也有帮助，包括针灸、正念和表达性写作（Expressive writing）。[22, 23] 美国的 LactMed 数据库、托马斯·黑尔（Thomas Hale）博士的《药物与母乳喂养》（*Medications and Mothers' Milk*）是评估在治疗方案中可能会用到的药物的优质资源。若想查阅有关如何从分娩创伤中恢复的相关资料，可以浏览网站 lowmilksupply.org。

● 悲痛和丧亲

沙卡拉联系了国际母乳会的哺乳辅导，因为她的宝宝不能很好地在乳房上吃奶。她的宝宝可以很轻松地含上乳房，最初的吸吮也不错，但之后会变得很烦躁，看起来似乎没吃饱，尽管沙卡拉确信自己的奶水很充足。哺乳辅导鼓励沙卡拉继续在乳房上哺乳，同时使用吸奶器吸奶。哺乳辅导发现，这位妈妈可以吸出不少乳汁，这让哺乳辅导很困惑——为什么宝宝在乳房上吃奶会遇到困难呢？在一次电话回访中，哺乳辅导温柔地问沙卡拉当妈妈的感觉如何。沙卡拉突然泪流满面，开始滔滔不绝地讲述自己年轻时曾经堕过胎。这份经历让她感到内疚，觉得自己不值得拥有新的宝宝。哺乳辅导与她讨论了被压抑的情绪，并转介她去接受进一步的帮助。几天后，沙卡拉兴奋地打电话给哺乳辅导，说她的儿子可以在乳房上很好地吃奶了。让她高兴的是，乳汁开始顺畅地流动了，她终于可以愉快地亲喂宝宝了。

流产、堕胎、胎儿死亡、患病、新生儿猝死或发生意外事故，对任何人来说都是巨大的伤痛。沙卡拉在年轻时曾经堕过胎，宝宝的出生使她原本压抑的悔恨情绪浮现出来，这种心理负担在潜意识中抑制了她的喷乳反射。一旦她意识到了自己隐藏的感受并坦诚与人分享，她就能够摆脱心理负担，全身心投入到妈妈的角色中。

丧失亲人，特别是在毫无预兆的情况下突然发生的，会是巨大的打击。人们应对创伤经历的方式各不相同，有时哺乳妈妈会出现"奶水一下子没了"的情况，这更像是喷乳反射受到了抑制。这种情况通常是暂时的，并不一定意味着母乳喂养的结束。最好的办法是，在你悲痛万分、处理丧亲的过程中，把宝宝带在身边。出于善意，亲人或朋友可能会想帮你把宝宝带走，误以为这样可以减轻你的压力。但他们并不了解的是，宝宝可以带来安慰和疗愈，如果妈妈继续而不是暂停母乳喂养，奶水很快就会再次流动起来。

● **性虐待史**

性虐待这个话题经常被掩盖，因为我们不想提及它，但它有可能潜在地影响母乳喂养。下面的故事说明了人类在处理情绪冲突时的复杂性。

詹娜在怀第 4 个孩子时联系了一位泌乳顾问。在分娩完前 3 个宝宝时，她都感到乳房很充盈，但无论是宝宝吸吮还是用吸奶器吸奶，奶水都无法流出。所以她给宝宝们喂了配方奶，但这次她想再试一下喂母乳。泌乳顾问在询问詹娜的分娩史时得知，她没有自然发动宫缩的经历，每次分娩都需要使用人工催产素诱导宫缩。詹娜以前的泌乳顾问提出她有可能存在催产素不足的问题，但因为医院很少检测催产素水平，这一说法无法得到证实。泌乳顾问通过进一步的询问得知，詹娜在孩童时期经历过严重的性虐待，成年后在婚姻中又受到情感上的虐待。成为母亲后，詹娜有意识地非常努力地克服她噩梦般的童年所带来的影响，但很明显，她的思想和身体都在对过往她尚未解决的负面经历做出反应。她的每个孩子一出生，同样的情景就自动重演。后来詹娜去咨询了专业治疗师。这位治疗师在母乳喂养和心理学方面都非常专业，她认为曾经的性虐待经历很可能对詹娜的催产素分泌和喷乳反射产生了负面影响，也可能同样对她的分娩产生了影响。像詹娜这样，长久以来激素分泌一直被抑制的现象非常罕见，但确实会发生。当詹娜理清了家庭问题之后，治疗效果就出现了。她多么希望当初她早一点处理这些问题，那她就可以早一些顺利进行母乳喂养了。

詹娜非常认同母乳喂养的理念，但有些妈妈并非如此。她们对母乳喂养带来的亲密关系深感不安。她们没有意识到，过去某些令人痛苦的经历是她们现在感到焦虑的原因。如果你曾被性虐待过，宝宝吸吮乳房时可能会让你感觉恶心，这可能会导致你想给宝宝母乳喂养的愿望荡然无存，从而抑制你的喷乳反射和乳汁流动。如果因为你的乳汁流速太慢导致宝宝含乳困难或者非常烦躁，你可能会认为宝宝是在拒绝你。

被虐待的经历带来的可能只有模糊的记忆，而当时发生的事情甚至可能不是真正的性接触，而只是一种针对身体的性威胁。在极少数情况下，尽管你无法回忆起任何具体细节，长期被压抑的记忆也会引发过去受到威胁或恐慌时的感觉。心理咨询会最终揭示这些负面感受的潜在根源。一段健康的母乳喂养关系可以帮助你在亲密关系和人际交往中重新感到舒适，为你提供一次良机，帮你学会正确管理过往的负面情绪、体验更深层次的疗愈。

• 伴侣虐待

遭受家暴或情感上被伴侣虐待也是一种创伤。当面临这种事件的时候，女性体内的肾上腺素开始发挥作用，因为身体进入了自我保护的"战斗或逃跑"模式。从大自然的角度来看，你的生存比宝宝的生存更重要。在这种情况下，身体会抑制其他生理过程，包括泌乳。当危险过去后，乳汁会更容易流动，但频繁的重创会导致慢性压力，巨大的压力反过来又会影响奶量。更令人担忧的是，家庭暴力可能会迅速升级，使你的逃离变得异常困难。如果你正在经历任何形式的身体或精神虐待，为了你和孩子的安全，你必须尽快寻求帮助。

应对抑制泌乳的因素

• 创造一个安静的空间

当你坐下来给宝宝喂奶或吸奶时，尽量减少周围环境对你的负面影响。这可能意味着你要来到一个安静的房间，远离其他家庭成员，尤其是那些不完全支持母乳喂养的人。在你开始喂奶或吸奶之前，做几次缓慢的深呼吸，清除你头脑和身体中任何带来压力的想法。环境对乳汁释放的影响是会随时间而改变的。自信是通过经验建立起来的，很快你的大脑就可以在日常繁忙的生活中轻松高效地工作。

• 放松

你在分娩中使用的放松技巧，同样可以帮助你的乳汁流动起来。这里有两种基本的方法：身体放松和心理放松。第一种方法是在深呼吸的同时，集中精力逐步放松全身从头到脚的肌肉。由此带来的深层肌肉的放松可以让你达到心灵的平静，清除头脑中的忧虑、担忧、愤怒和压力。第二种方法从头脑思维开始，想象任何能给你带来平静和幸福感觉的场景，比如在池塘或海边散步，让身体自然地放松下来。

• 引导式想象、冥想和催眠疗法

当压力或恐惧影响喷乳反射时，放松疗法可以帮助乳汁流动起来。[24] 从一项研究中我们得知，听一段专门指导母乳喂养的音频可以增加泌乳量。哺乳妈妈每天听的次数越多，吸出的乳汁就越多。[25, 26] 有一些专为此目的而制作的音频：罗宾·弗雷斯（Robin Frees）制作的《催眠制造更多的乳汁》（*Hypnosis for Making More Milk*）、詹姆斯·维尔兹比奇（James Wierzbicki）和贝特西·费尔德曼（Betsy Feldman）制作的《奶下来吧》（*Letting Down*）、安吉公司发行的《独一无二的连接》（*A Bond Like No other*），还有雪莉·梅纳丽（Sheri Menelli）的《母乳喂养冥想》（*Breastfeeding Meditations*）。在 YouTube 上搜索"引导式想象""催眠疗法""放松""母乳喂养""吸奶"或"产奶"等关键词，也能搜到相关音频作品。更多信息请参见第 17 章"催眠"。

• 音乐

听音乐也可以帮助乳汁流动。在一项针对早产儿妈妈的小型研究中发现，在吸奶前和吸奶时听音乐的妈妈 4 天后的产奶量，比不听音乐的妈妈增加更多。[27] 在另一项研究中显示，在分娩后立刻听音乐的妈妈比不听音乐的妈妈挤出的乳汁更多。[28] 但是当研究人员将早产儿的妈妈分成 4 组进行比较时，结果是令人吃惊的。这 4 组分别是常规的母乳喂养支持组（A 组）、用口头引导式想象和渐进式肌肉放松组（D 组）（译者注：口头引导式想象就像瑜伽中的引导放松，如"请感受你的呼吸，放松你的眉毛、脸部肌肉"）、口头引导式想象＋听预先选定的音乐组（B 组）、口头引导式想象＋听音乐＋看自己宝宝的照片组（C 组）。两周后，C 组奶量增加最多，其次是 D 组、B 组，奶量增加最少的是 A 组。[29] C 组妈妈乳汁中的脂肪含量也最多。放松的口头引导式想象和听音乐比常规的母乳喂养支持更好，加上看宝宝的照片，使这种组合的引导方式效果最佳。如果这些妈妈能够选择自己喜欢的音乐，可能会进一步提升产奶量。这是对你有百利而无一害的做法。使用任何能让你觉得放松的组合方法来增加奶量吧。更多信息请访问 bit.ly/MMM-Music。

- **生物反馈疗法**

这项疗法可以使人放松，改变人对压力的反应。一项针对生物反馈疗法对增加奶量的效果的研究发现，在接受研究的 7 位母亲中，有 5 位在生物反馈疗法期间产奶量增加，尽管这在统计学上并不显著。[30]

- **转移注意力**

哺乳妈妈在喂奶或吸奶时聊天，或者发短信给支持自己的朋友、阅读书籍和杂志、看电视，都可以非常有效地激发喷乳反射。当你的大脑被其他活动占据时，你不会去想你产了多少奶，或者已经哺乳或吸奶多长时间了。这些做法也有助于缓解你的压力，让你的紧张情绪得以放松。

- **视觉化想象**

你可以观察什么能触发你的喷乳反射，然后学会在头脑中想象这些场景。例如，如果你的宝宝的哭声能触发你产生喷乳反射，那么就可以通过想象你的宝宝哭着要吃奶的场景来触发喷乳反射。一些哺乳妈妈发现，想象一些更加具体的画面如瀑布，有助于乳汁喷涌而出。你越生动地运用想象力来重现能够引发你的身体或情绪变化的因素，就越容易触发喷乳反射。

即使是在重要神经已经受损的情况下，也可以用可视化想象来触发喷乳反射。在第 10 章中描述的那个引人关注的案例中，患有脊髓损伤的妈妈使用想象来诱导喷乳反射，从而让乳汁流动更加顺畅。

有一位妈妈总是选择在一个安静的不受干扰的地方哺乳。一开始她通过数数来放松自己，然后在脑海中循环想象一系列的画面和回顾一些想法，最常见的主题是关于她对宝宝的爱，以及自己养育宝宝的场景。她说，在进行母乳喂养的几个月里，她会循环更替这些图像模式，因为如果连续几天都使用同样的图像，效果就会变差。她还发现，在诱导喷乳反射时做点事情分散注意力，如阅读或看电视，是很有用的。最后，她说自己在引导喷乳反射方面越做越好了……后来她也能在哺乳过程中忍受一些干扰了。[31]

请注意，通过视觉化想象诱导喷乳反射需要时间来练习，这位妈妈做到了。

● 自我对话

学会放松是触发喷乳反射的一个重要方法，同时还可以运用思维来达到同样的效果。"自我对话"是基于这样的前提：我们每时每刻都在内心深处跟自己对话。例如，早上醒来的时候，我们会想："我真的不想起床。我累了，不想再给孩子换尿布了。"或者在看了一场愉快的电影后，我们会想："真有趣！我确实应该多出去走走。"

自我对话可以是积极的，也可以是消极的，这取决于我们的所见所闻，以及我们选择把哪些内容内化。消极的自我陈述通常是"我就是做不到""要是我能做 / 没做就好了"或者"我就是没有精力做"这种类型的自我对话。这意味着我们对于自己处理问题（尤其是令人不适的问题）的能力非常怀疑和感到恐惧。事实上，消极的自我对话会加重疼痛、抑郁情绪和疲劳等表现。

如何自我对话常常决定着我们是否能成为一位优秀的自我管理者。那些自己的母亲和祖母没有哺乳经历的女性可能更不自信。她们更容易相信，只要一遇到困难就注定会失败。[32] 学会让自我对话起到积极作用而非消极作用，可以帮助你改善大脑的思维模式，并且学会放松。就像所有的改变一样，这需要实践，参见以下步骤：

◎ 仔细聆听你对自己说了些什么，无论是大声说出来的还是心中默念的。尤其要关注你在面临困境时对自己所说的话。

◎ 努力将每句消极的话语转变成积极的，能够反映你的潜力、优势和能力的话语。将一些消极的言论，如"我永远也产不出足够的奶""我不能一直挤奶，还有什么必要去费劲心思地努力呢"变成积极的话语，如"我的乳房是用来产奶的""我一天可以吸 5 次奶，这真的很好"。

◎ 在头脑中或与他人一起演练这些积极的话语，以取代那些陈旧的、习惯性的消极话语。

◎ 在真实的场景中练习这些新的语句。多多练习，假以时日和耐心，你就会自然而然地拥有这种新的思维模式。

● 让喷乳反射成为自动的条件反射

还记得心理学中巴甫洛夫的狗吗？因为巴甫洛夫每天都给狗喂食，狗就开始把他进入房间和食物联系在一起，当狗看到他时就开始流口水，期待有好吃的。你也可以在日常生活中创造出激发喷乳反射的条件。在你试验了以上的技巧并找到合适的方法后，继续这样做！随着时间的推移和不断的反复练习，你的身体就会用对你最有效的方式建立起喷乳反射机制了。

客观因素：与喷乳反射有关的身体问题

克里斯汀的第一次母乳喂养经历并不轻松。她的宝宝肌张力低，吸吮也有问题，这迫使她为了给女儿提供母乳，只能靠吸奶来维持奶量。尽管努力了，克里斯汀还是无法满足女儿的需求。当她的儿子出生后，类似的问题又出现了，她又开始吸奶。但第一次的哺乳经历让她对自己的身体有了一些了解——她的喷乳反射来得很慢，即使来了，乳汁流速也很慢。如果单靠喷乳反射，克里斯汀是吸不出足够的乳汁的。但如果她花 30 分钟用手来挤奶，她就可以吸出更多的乳汁。这样，她最终每天能够挤奶 1200 ml。克里斯汀的乳房有些与众不同——很长且富有弹性，吸奶时会被深深地拉进吸奶器的喇叭罩内。无论她如何努力，她的喷乳反射仍然很迟缓。手挤奶是她最重要的挤奶方式。

甲状腺功能失调

甲状腺功能减退和亢进都会破坏催产素的释放，影响喷乳反射（参见第 11 章）。与生育有关的甲状腺功能失调可能在怀孕期间或分娩后一年内的任何时候出现。如果你还在经历不明原因的体重骤增或骤减、抑郁或焦虑，特别是如果你有甲状腺疾病病史，你可能需要让医护人员帮助你进行相关排查。

身体质量指数（BMI）高

一项动物研究发现，食用高脂肪食物的肥胖小鼠的肌上皮细胞较少。研究人员担心这可能会导致喷乳反射较差，从而引发哺乳问题。[33] 从积极的一面来看，另一项相关研究发现，减肥可以逆转肥胖对乳腺的部分影响。[34] 不管是乳房的肌上皮细胞较少，还是乳房较长、下垂，在哺乳时用手挤压乳房都能帮助你和宝宝获得更多的乳汁。

使用人工催产素

如第 8 章中所述，分娩中使用人工催产素过久可能会导致身体暂停释放天然的催产素；也可能由于过度刺激了催产素受体，导致受体非常"疲惫"、反应迟钝，或者受体数量变少。没有人研究过使用人工催产素是否会影响喷乳反射，但如果会，这个影响应该是短期的。[35, 36] 记得同时用手挤压乳房，以协助宝宝获得更多的乳汁。

促进喷乳反射的物质

如果哺乳妈妈的激素分泌有问题，那么是否可以从外源补充催产素呢？过去缩宫素鼻腔喷雾剂或滴剂曾被使用过，主要是为了帮助妈妈克服因压力引起的喷乳反射问题。大部分的这类研究都是针对早产儿妈妈进行的。研究人员的假设是，压力会抑制喷乳反射，从而导致奶量过低。科克伦数据库有一项针对 2000 年以前的研究的综述，结论是缩宫素鼻腔喷雾剂有时可能会有助于喷乳反射。[37] 如果你强烈地感受到你的喷乳反射已经受损，那么缩宫素鼻腔喷雾剂值得一试。但这不是一个长期疗法，而是一个短期的应急方法。如何获得缩宫素鼻腔喷雾剂呢？请咨询你的医生。一些哺乳妈妈会在网上购买催产素喷雾剂，但要知道这些网购产品很少受监管，有效成分的实际含量差异很大，而且不适当的存放条件会影响药效，从而产生不可预测的结果。

在草药方面，由于洋甘菊具有镇静作用，因此经常被推荐给压力巨大、非常焦虑的哺乳妈妈。喝一杯洋甘菊茶有助于激发喷乳反射，分泌更多的乳汁。一篇文章描述了一位葡萄牙妈妈的经历。她每天喝 4000 ml 的水（根据她的医疗保健人员的推荐），但当她厌倦了喝白开水时，就用 2000 ml 的洋甘菊茶代替了等量的白开水。她发现奶量有了明显增加。

巴赫的五花顺势疗法®已被推荐多年，用以协助处理与压力相关的喷乳

激发喷乳反射的缩宫素鼻腔喷雾剂

当其他常规方法不起作用时，缩宫素鼻腔喷雾剂可能会激发喷乳反射。在美国，如果你有医生的处方，药剂师可以帮你配制。以下配制说明供参考：[38]

鼻腔喷雾瓶：2 ml 或 5 ml

每毫升含有：

缩宫素：40USP 单位（美国药典标准）

防腐剂：三氯叔丁醇（0.05%）、对羟基苯甲酸甲酯、对羟基苯甲酸丙酯

缓冲液：柠檬酸、磷酸钠、氯化钠

溶剂：甘油、山梨糖醇、纯净水

在喂奶或吸奶 2 ~ 3 分钟前在单侧或双侧鼻孔各喷一次。如果在 48 小时内没有效果，就需要对妈妈的状况进行重新评估。

反射问题。退休的泌乳顾问帕特·吉玛（Pat Gima）建议哺乳妈妈在哺乳前滴 4 ~ 5 滴药液在舌下，为了让效果更明显，还可以在妈妈的水杯里也滴上几滴，然后跟喝的水一起在一天内慢慢喝完。最好不要自行加大剂量，顺势疗法会起效的前提是——只需要一点点就好，这会激发身体去自行工作。如果使用的药剂量太大，可能会适得其反。

米歇尔·特纳（Mechell Turner）是一名中医药剂师，又是一名泌乳顾问，同时也是简单有机草药品牌（Simple Herbal Organics）的创始人。她发明了促进喷乳反射的配方：用黑升麻、五味子浆果和益母草制成特殊混合酊剂。在草药被作为催乳剂的领域，任何因担心刺激宫缩而在怀孕期间被禁用的草药，都对刺激喷乳反射有很好的效果。第 14 章列出了更多可以协助触发喷乳反射的草药。

继续向前

　　如果不能让乳汁流出来，就无法获得更多的乳汁。如果你有喷乳反射的问题，阅读完本章后，希望你能够更好地找到引发问题的原因，并知道如何去应对。在你要学习下一章介绍的关于如何增加奶量的方法之前，先了解喷乳反射的相关知识是很重要的，特别是当你需要使用手挤奶和吸奶器的时候。

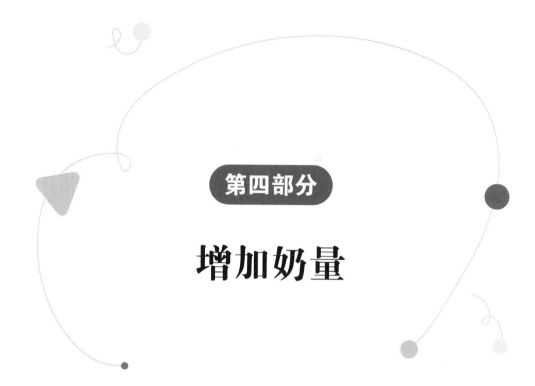

第四部分

增加奶量

珍妮尔的故事

我的乳房形状很奇怪，是管状的。在我第一次怀孕时，乳房从来没有变大过。女儿汉娜出生一周后，她的体重远低于出生体重，于是我们给一位泌乳顾问打了紧急求助电话。我们发现，尽管我的乳房很长，但能够泌乳的乳腺组织并不多。我确实有奶，但是很少，每次的产奶量仅有 8 ml。为了提升奶量，我立即开始使用吸奶器吸奶，同时每次喂奶时都服用具有催乳作用的草药山羊豆和一种品牌叫"更多的乳汁"™的酊剂。我每隔两个小时就给汉娜喂一次奶，两侧乳房都喂，喂完奶后再用吸奶器吸奶 10 分钟，吸出来的奶都会喂给宝宝，最后再加些配方奶来结束一次喂养。我坚持这样做，奶量逐渐得到了增加，很快，我在夜间实现了纯母乳喂养！汉娜两个月大的时候，因为我经常喂奶，她也很享受亲喂，所以我们决定停止使用吸奶器吸奶，但我还继续服用催乳草药。汉娜 3 个月大时，我只在傍晚时给她补充两次配方奶。汉娜 4 个月大时，她就拒绝接受任何配方奶了。她的体重增长还保持着跟前几个月同样的速度。她是一个健康的宝宝。坚持母乳喂养真的很辛苦，但回报是巨大的！

怀了第二个孩子后，我非常希望情况会比第一次时好，但是我的乳房还是没有太大变化，奶量依然不多。我很沮丧，但我知道希望就在前方，就像隧道的尽头会出现光明。我开始频繁吸奶，同时服用草药，后来用多潘立酮取代了前面提及的酊剂，并继续服用山羊豆。没过多久，我的奶量就达到了巅峰，可以填饱宝宝的小肚子了。如果我再有宝宝，我还会把这些事再做一遍吗？当然！作为两个吃母乳的宝宝的妈妈，我感到非常骄傲。

第 13 章
将乳汁移出、吸出来

乳汁移出是实现母乳喂养的关键。还记得泌乳的供需原理吗？宝宝的需求量越大，妈妈的产奶量就越大。除了增加乳汁移出量以外，我们在后面的章节还将讨论其他增加奶量的方案。但请记住，如果乳汁不能被频繁、有效地移出，任何催乳剂都不可能发挥作用。频繁有效地移出乳汁，你的宝宝是做这项工作的最佳人选。但如果他还不能胜任，你就得想办法帮帮他。

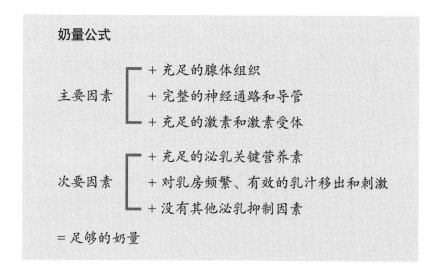

奶量公式

主要因素
　　+ 充足的腺体组织
　　+ 完整的神经通路和导管
　　+ 充足的激素和激素受体

次要因素
　　+ 充足的泌乳关键营养素
　　+ 对乳房频繁、有效的乳汁移出和刺激
　　+ 没有其他泌乳抑制因素

= 足够的奶量

更频繁地哺乳

母乳喂养次数少是妈妈奶量不足的首要原因，也是最容易改善的。24 小时内，你会给宝宝哺乳多少次呢？在产后最初几周，那些奶量不佳的妈妈，白天至少每 2 ~ 3 小时就要哺乳一次，夜间至少每 4 ~ 5 小时要哺乳一次。新生儿在 24 小时内哺乳频率在 8 次以上才算正常。这是用很自然的方式"告诉"乳房，宝宝需要更多乳汁。如果你不做出任何改变，奶量也就不会有任何变化。如果你愿意多给宝宝哺乳，宝宝是否愿意多吃呢？想要知道答案，最简单的办法就是多给宝宝提供吃奶的机会，看看宝宝是否接受。

提升奶量的基本策略 [1]

为了分泌更多的乳汁，妈妈需要增加排空乳房的频率和程度：

☐ 观察宝宝发出的吃奶信号。宝宝一旦有想吃奶的迹象，就给他哺乳。

☐ 尽量让宝宝在乳房上吃奶时保持清醒，并鼓励他吸吮两侧乳房。当他开始放慢吃奶速度时，妈妈可以通过挤压和按摩乳房来增加乳汁流量，或者在两侧乳房之间来回切换以保持宝宝吃奶的积极性。

☐ 确保宝宝白天至少每 2 ~ 3 小时吃一次奶，晚上至少每 3 ~ 4 小时吃一次奶（24 小时至少吃奶 8 次，吃奶次数越多越好）。尽量将任何形式的补充喂养控制在最低量，以鼓励宝宝更多地在乳房上吃奶。

☐ 如果你的宝宝不能频繁、有效地移出乳汁，你可以在哺乳后立即挤奶。可以先按摩或刺激乳房以产生奶阵，然后再用手挤奶或者吸奶器吸奶。

挤奶以弥补吸吮刺激的不足

当你的宝宝不想吃得更频繁，或者他不能在每次你想喂奶的时候都吃奶，或者他的吸吮较弱不足以刺激你的乳汁分泌时，挤奶应该可以帮到你。你的最终目标是模仿正常的母乳喂养——频繁、彻底地排空乳房。如果你目前的状况就是乳房排空不够充分，那么挤奶可以弥补这个不足，让你的乳房接收到更多的产奶信号。你可以使用手挤奶或借助吸奶器来进行乳汁移出。

手挤奶

我们的手就是原始的"手动吸奶器"。手挤奶可以挤出更多富含脂肪的乳汁。[2, 3] 对于一些哺乳妈妈来说，手挤奶是一项很自然就能做到的事情，但对另一些妈妈来说，需要更多的练习才能掌握要领。我们强烈建议你学习这项技能，因为它是挤出初乳的最佳方法，也可以将吸奶器无法彻底吸出的乳汁轻松挤出。

关于如何手挤奶，有很多相关的指南，但请记得，一定要结合你自身的情况。使用 C 字形手法，将你的手指放在离乳头根部几厘米的地方，也就是乳腺管所在的位置。不要把你的手指放在乳头上或乳头根部，不要像捏吸管一样捏乳头，这些都是不正确的。挤奶过程中，不要让你的手在乳房上来回滑动，因为摩擦会导致皮肤发红发亮，甚至引起皮肤损伤。动作要轻柔，不要带来疼痛。就像你要启动吸奶器一样，手挤奶一定要有耐心。不要像金姆一样，她伤心地分享到："当我开始手挤奶时，我还没有学会如何正确地操作，我就像拧湿毛巾一样拧我的乳房。我可能损伤了我的部分乳腺管。"

你会发现人们在分享一些不同的挤奶技术。"马麦式"手挤奶法已经被使用了很多年：将你的大拇指放在乳头上方，其他手指放在乳头下方，形成一个 C 字形；所有手指向胸壁方向下压，然后将你的手指一起向内聚拢并向前推。儿科医生简·莫顿（Jane Morton）也建议将手指摆成 C 字形，上下两指与乳头成一条直线，向胸壁下压，上下手指对挤，然后松开。动作连起来就是"下压—对挤—松开"3步。泌乳顾问玛雅·波曼（Maya Bolman）建议将手指与乳头呈一条直线，然后将指尖向内收拢，同时轻轻地在乳头后方挤压或滚动手指。她有时也会在一只手按压乳房时，用另一只手的一根手指来帮忙挤压，以协助排空乳房的其他部位。相关视频演示的链接，请参见 lowmilksupply.org/hand-expression。

　　不管你使用什么技术来手挤奶，都可以先按摩乳房一两分钟，以触发喷乳反射。泌乳顾问玛雅会建议用手掌轻轻地在乳房上揉捏、滚动，用指尖轻轻敲击乳房。一旦开始挤奶，需要反复按摩乳房几次，这样乳汁才能开始流动，所以一定要有耐心，喷乳反射马上就会到来！以乳头为中心，转动你的手，找到最有效的位置，然后每侧挤奶 10 ~ 15 分钟，直到乳房被排空，并且变得柔软。当乳汁流速变缓时，停止挤奶并再次按摩乳房，以刺激出另一个喷乳反射。你可以将乳汁挤入一个较大的容器，如软塑料杯或碗，以便可以从各个方向接住乳汁。

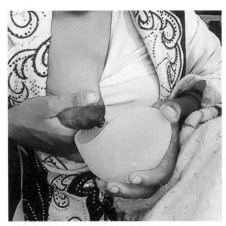

手挤奶：将拇指放在乳房一侧，其他手指放在另一侧，与乳头呈一条直线，然后挤压乳房［照片由安妮·阿洛伊修斯（Annie Aloysius）提供］

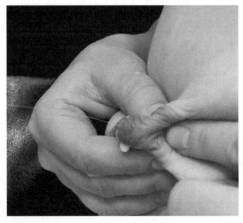

第三指技术：除了用一只手挤压乳房外，再加上另一只手的一根手指来协助，以同时挤压到更多的乳房腺体［照片由玛雅·波曼（Maya Bolman）提供］

吸奶器吸奶

使用吸奶器吸奶常常是被推荐用来增加奶量的首要策略。吸奶器是一个很好的工具，但并不是必需的。如果你的宝宝吃奶频繁且有效，而且愿意在乳房上吃奶，那就不需要额外吸奶。你也可以选择乳旁加奶，或者先给宝宝补充喂养，再亲喂，并在乳房上结束这次喂养。但是，如果你的宝宝吃奶效率不高，或者他只在奶水流速快时吸吮较短时间，吸奶就成为刺激乳房产奶的主要方法，以便向乳房发出"制造更多乳汁"的信号。决定吸奶器能否成功吸奶的三要素：吸奶器的质量，安装适当的喇叭罩，以及制订有效的吸奶策略。

选择吸奶器

虽然某些吸奶器的品牌或型号会被很多哺乳妈妈推崇，但什么是最好的吸奶器并无定论。最适合你的吸奶器，会让你吸奶的时候觉得既有效又舒适。

• 手动吸奶器

最早的吸奶器是单边手动吸奶器，质量参差不齐。基本上，所有的手动吸奶器都是单边模式，这样你可以选择在给一侧乳房吸奶的同时，在另一侧亲喂宝宝。你也可以用一只手扶住吸奶器吸奶，用另一只空闲的手来帮助挤压乳房，以吸出更多的乳汁。现在大多数的哺乳妈妈会使用高质量的电动吸奶器以帮助吸出更多的奶，但仍然有一些妈妈更喜欢手动吸奶器，她们认为这样吸奶的效果更好。

你可以在市场上买到一个有趣的手动吸奶器新秀——Haakaa硅胶吸奶器（第二代更小并带底座）。你只需要轻轻挤压，它就能吸附在你的身上，而不像电动吸奶器那样有节奏的循环运转。如果你用一侧乳房喂奶时，另一侧乳房出现漏奶，这种吸奶器可以收集所有流出的乳汁。但是要注意，如果你的宝宝还没有吸吮过另一侧乳房的乳汁，吸奶器可能会吸走过多的乳汁，而给宝宝留下太少，所以你需要时时关注吸出的奶量。把这种吸奶器用于"排空"乳房是很好的选择，当宝宝吸吮另一侧乳房的乳汁时，可以用它将宝宝刚刚吸吮完的那侧乳房中剩余的乳汁移出。（注：如果你想用这款吸奶器"排空"乳房，开始的时候可能需要在吸奶完毕后，再尝试用手挤奶或电动吸奶器吸奶，以测试这款吸奶器的效果。如果效果很不错，那以后就可以在哺乳后只依靠它来"排空"乳房了。）（译者注：此处的"排空"乳房，是在妈妈有特殊追奶需求的情况下进行的，不是每个妈妈的常规操作。另外，"排空"乳房只能是尽量排空，不可能完全排空。）

● **电动吸奶器**

电动吸奶器有很多品牌可供选择，一些用来出租，大部分用来出售。首先要关注的是，吸奶器的系统是开放的还是封闭的，因为开放的管道系统更容易受潮，导致真菌污染。

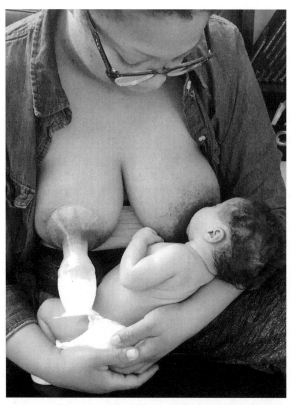

妈妈用一侧乳房喂宝宝，将另一侧漏下来的乳汁用硅胶
吸奶器收集［照片由 N. 克林斯（N.Killings）提供］

"医用级"电动吸奶器的性能和耐用度都更好。[4]在美国，顶级型号的吸奶器通常用于出租，而不是购买，因为购买的价格非常昂贵（700 ~ 2000 美元），而租用费用更便宜（每月 40 ~ 90 美元，加上一套仅供单人使用的配件的成本）。所有型号的"医用级"吸奶器都是电动的，且吸力和速度都可调。阿美达的 Platinum™ 可分别调节吸奶器两侧的吸力和速度；而美德乐的心韵吸奶器（Symphony™），只使用一个按钮，就可以在吸力弱且速度快、吸力强且速度慢这两种状态之间自由切换。这两款吸奶器在医院和租赁机构中都很常见。如今，安朵的可琳（Carum）医用级吸奶器和利默里克（Limerick）的 PJ Comfort® 医用级吸奶器对老品牌吸奶器的地位提出了挑战，并获得了很多用户的好评。偶尔，你可能会遇到一些较老的医用级吸奶器，如阿美达的 SMB™、Lact-E™ 和美德乐的 Classic™；或者职场哺乳妈妈用得较多的型号，如阿美达的 Elite™ 和美德乐的 Lactina™。它们没有任何花哨的功能，跟新一代吸奶器相比，更大更笨重，但它们依然能很好地完成吸奶工作。事实上，一些泌乳顾问认为，尽管很多旧款的吸奶器正在被淘汰，但是对于奶量不足的妈妈来说，它们仍然是最好的选择。加布里埃尔是 6 个孩子的母亲，她很赞同这个观点："我最小的女儿在孕 28 周的时候出生了，我坚持完全使用吸奶器吸奶，一共吸了几个月。在产后大约一个月的时候，我发现我的奶量下降了，无法跟上女儿的需求。我试过服用草药、密集吸奶法、多睡觉等，但效果不明显。后来一位同事建议我试试她的旧款吸奶器阿美达 Lact-E™，效果就完全不同了。新产品并不总是效果更好！"

家用级电动吸奶器通常是供单用户使用的，有可以被高强度使用一年或更久的高效吸奶器，也有可供每周使用几次的轻便吸奶器。大多数家用级电动吸奶器都必须连接到一个插座上，有些有汽车适配器，有些可使用普通电池或充电电池。（注：使用电池时，吸奶器的力度可能会降低。）现在，一些最新款的吸奶器使用了蓝牙追踪技术，可以在手机上查询使用情况，有些甚至声称可以测量出奶量。吸奶器能够拥有所有这些功能是非常吸引人的，但是你要确定这些功能是否值得你付出额外的成本。

截至撰写本书时，最受欢迎的性能较好的家用级吸奶器包括阿美达的 Finesse™、利默里克的 PJ Comfort®、安朵的可丽哺（Calypso）、兰丝诺（Lansinoh）的 Signature Pro™ 和 Smart Pump™、美德乐的 Style™ 和致韵（Sonata™）以及贝瑞克（Spectra®）的 S1Plus 和 S2Plus，费用从 150 美元到 400 美元不等。海吉亚（Hygeia）的 Enjoye 出现在许多 WIC（译者注：全称 Woman, Infant and Children，美国政府一项为中低收入家庭提供的免费营养计划）的方案，如果有人需要也可以选择。过去，从吸奶器的价格就可以预测它的质量，但在以上这些吸奶器中，价格不再是决定性因素。

虽然许多妈妈使用的家用级吸奶器效果很好，但也有一些妈妈确实需要更柔和的顶级租赁级吸奶器来维持或建立奶量。它们的价格更高是有原因的，或许值得尝试。

吸奶器保险

美国 2010 年的《平价医疗法案》（*Affordable Care Act*）要求保险公司向哺乳妈妈免费提供吸奶器。这对母乳喂养家庭来说是一项福利，但是要谨慎，因为保险公司会使用一些聪明的做法将成本降至最低。

《平价医疗法案》并未对吸奶器的质量进行规定，所以保险公司选择的吸奶器质量就会有好有坏。有些保险公司提供基本型号的吸奶器，但如果你愿意额外付费，就允许你升级到更好的型号。仔细检查保险公司给你提供的可选项，确保他们所提供的产品能够满足你的需求。医疗补助计划（译者注：美国政府向贫困者提供的医疗保险）为参与者提供的吸奶器遍布全国各地，所以重要的是要查看多个吸奶器供应商，为自己做出最佳选择。有些制造商甚至会直接为你提供一台医疗补助计划内的吸奶器！

此外，市场上还有一些吸奶器可以让你在吸奶的时候自由移动。美德乐的享韵（Freestyle®）和一种免手扶文胸配合使用，用一根导管连接在一个小马达上，马达可以夹在腰带或放进口袋里。它对某些妈妈更有效，但长期使用可能无法维持奶量。Freemie® 电动吸奶器将乳汁收集在中空的吸乳罩内，你可以把吸乳罩穿在衣服里面，并与外部马达相连。用户评论显示 Freemie® 的马达不是很有效，但其收集乳汁的套件可以与其他吸奶器的马达兼容（参见 bit.ly/MMM–Freemie）。它很适合妈妈在汽车里或其他地方悄悄地吸奶。（请注意，如果使用的吸奶器品牌与配件品牌不同，那么吸奶器的制造商无法提供保修。）Willow® 吸奶器是包含马达、吸乳罩和乳汁收集装置的一体式吸奶器，它的储奶袋是一次性的。它的设计理念非常棒，但用户评价显示，将它稳固地放在乳房上并不容易，这跟使用者的胸型有关，而且所需的吸奶时间也更长。如果它会因使用者的身体移动而脱落，就需要重新放置。这些便携式吸奶器还存在一些缺陷，但对有些人来说，它们解决了在某些情况下无法吸奶的困境（一些外科医生已经在长时间的手术中使用它们），而且不管吸出多少乳汁，有总比什么都没有强！

吸奶器的质量

有效的吸奶器要在吸奶力度和速度二者间取得平衡，以更好地模仿宝宝的吸吮。如果吸奶器短时间就能达到较大吸力，或者需要太长时间才能达到恰当的吸力，都会对乳房组织造成损伤。有的吸奶器可以根据吸力的强弱自动调节速度，要么吸奶力度弱速度快，要么吸奶力度强速度慢。许多吸奶器采用两阶段吸奶技术。第一阶段以吸力弱、速度快开始，持续 1 ~ 2 分钟以刺激喷乳反射。当乳汁开始流出后，哺乳妈妈按下按钮，跳转到第二阶段，用多档位的高吸力、慢循环，以最大限度地移出乳汁。还有的吸奶器，你可以根据自己的需求分别调节两侧吸乳的吸力和速度。有关具体细节，请参阅我们在 https://www.lowmilksupply.org/pumps 上发布的吸奶器总结。

吸奶器的喇叭罩是贴合乳房的漏斗形配件。阿美达、安朵、海吉亚、美德乐和贝瑞克等电动吸奶器品牌会提供 2 ~ 4 个喇叭罩尺寸，以提高吸奶器的舒适度和效率，但不一定都包括在基本套装里，有的需要额外购买。利默里克吸奶器提供柔软、可塑性强的硅胶喇叭罩，据说适合所有尺寸的乳头。无论你选择哪种吸奶器，乳房与喇叭罩相匹配都是有效移出乳汁的关键因素。喇叭罩太小会导致妈妈乳房疼痛，甚至会挤压乳腺导管，影响乳汁移出。喇叭罩太大可能会将过多的乳房组织牵拉进去，引发乳房的水肿和皮肤发红，同样也会影响乳汁的移出。喇叭罩的管道平均直径为 24 ～ 26 mm，但许多哺乳妈妈需要更大的尺寸（如 27 ～ 30 mm）才能获得更好的吸奶效果。想了解你使用的喇叭罩是否合适，请观察你的乳头被吸入喇叭罩管道的情况。吸奶过程中，乳房组织会接触到喇叭罩管道的内壁，这很正常，但是你的乳头应该能够轻松地在管道内移动，同时会带动乳晕轻微移动。可以用少量的橄榄油或椰子油润滑管道，减轻摩擦感。如果你使用的喇叭罩大小合适，则不需要润滑。如果吸奶后你的乳晕上或乳头根部出现印迹或红肿且在下一次吸奶前都不会消失，就说明喇叭罩尺寸太小了。你需要试试大一号的喇叭罩。相反，如果大尺寸的喇叭罩使用效果不好，则需要试试小一号的。硅胶喇叭罩更加柔软好用，虽然其可选尺寸范围较小。

如果你的乳头需要更大或更小尺寸的喇叭罩，但你使用的吸奶器品牌无法提供，或者喇叭罩的管道倾斜角度不合适，可以考虑 PumpinPals®（译者

可以使用二手吸奶器吗？

在 eBay 或者是克雷格（Craigslist）网站（译者注：这两个均为国外的购物网站）上，经常会有人出售二手吸奶器。朋友或者亲戚也会转送给哺乳妈妈一个二手吸奶器。二手的家用级吸奶器型号很多，但也可能被细菌、真菌、病毒污染，或因为使用时间过长导致电机性能不佳，无法像以前一样将乳汁有效吸出。选择二手吸奶器一定要谨慎，以免耽误追奶的时机和精力。

注：美国一家吸奶器配件厂商，同时提供母乳喂养指导）的产品，它们提供多种不同大小、不同倾斜角度的喇叭罩，让你吸奶时更加舒服。你无须俯下身去，乳汁也能更容易流入容器。PumpinPals®是许多泌乳顾问喜欢推荐的品牌。它们有标准的硬塑料材质，适用于大多数乳头；也有硅胶材质，适用于更柔软的乳晕组织，并且可以与许多常见的吸奶器兼容（查看 pumpinpal.com 了解更多信息）。

最后请记住：你需要的喇叭罩尺寸会随着时间的推移而改变。例如，如果你的乳头很痛，你可能需要一个尺寸更大的喇叭罩，以避免碰到疼痛的地方。但是当你的乳头情况好转的时候，换一个不同尺寸的喇叭罩可能效果会更好。你的乳头大小也会随着哺乳时间的推移而改变。当你对吸奶器的舒适度或性能有疑问时，请记得检查喇叭罩的尺寸是否合适。

洁净的配件，洁净的乳汁

如果你定期在干净的容器或洗碗机中用肥皂和清水彻底清洗吸奶器配件，且在配件自然风干后再使用，那么这样吸出来的乳汁就是没有问题的。可悲的是，美国曾有一位身体虚弱的婴儿在住院时死亡，经追溯，发现其死亡是由受污染的吸奶器配件导致的。这一事件使得美国食品和药品监督管理局（Food and Drug Administration, FDA）及美国疾病控制和预防中心（Centers for Disease Control and Prevention, CDC）在 2017 年推出了严格的吸奶器配件清洗指南。该指南可能会引起不必要的恐慌，特别是对于那些吸奶时间有限、吸奶环境也受限的人来说（参见 lowmilksupply.org/pumps）。母乳喂养支持组织——"部队中的母乳喂养"（Breastfeeding in Combat Boots，美国的非盈利组织，关注部队中的女性哺乳）的创始人罗宾·罗奇 - 保罗（Robyn Roche-Paul）在她们的宣传页中写道："在部队服役的妈妈吸奶情况各不相同，有高级官员在五角大楼工作，可以使用提供水槽和微波炉的专门哺乳室；也有上等兵在为期两周的野战训练中吸奶，没有水或电。在军队中坚持母乳喂养不容易，有时候妈妈根本没有地方吸奶，更不用说找到专用水槽或其他方式给吸奶器配件消毒了。"我们非常赞同罗宾的这些观点，也和罗宾一样担心，这类指南并不适用于每个家庭。对低风险宝宝来说，这些规定可以适当放宽。许多专家也同意这种观点，包括 Motherly 网站的希瑟·马尔库（Heather Marcoux）。她在一篇非常优质的网络文章中发表过类似的观点。[5] 最让人欣慰的是，在此文中，CDC 的一位公共事务专家承认，只要吸奶器配件得到良好维护，在两次吸奶之间，可以直接将使用过的吸奶器配件放在冰箱冷藏，而不需要每次吸完奶都消毒。

　　关键的一点同时也是很容易做到的：好好清洁你的吸奶器配件，清洁时把所有配件都拆开（我们遇到过因为没有将吸奶器阀门上的隔菌膜拆下来清洗，导致阀门非常脏的情况），并且将定期消毒作为额外的预防措施。软管通常是不需要清洗的，因为乳汁并不进入软管，但要进行防潮处理。可以不连接喇叭罩，单独运行吸奶器一段时间，使软管变得干燥。如果吸奶器配件上出现真菌，要立即更换。只要你的吸奶器配件是干净的，吸出来的乳汁就可以保存较长的时间！

保养你的吸奶器

　　清洗吸奶器配件时太敷衍了事也会影响其性能。如果吸奶器配件中的阀门和隔菌膜没有被定期分别清洗的话，残留在上面且干掉的乳汁会使二者黏在一起，从而影响吸力。阀门可能会变形或裂开，有时软管或喇叭罩会出现裂缝。如果你的吸奶器不像以前那么好用了，首先检查所有配件是否干净、完好无损。必须及时更换任何有问题的配件。另外一个提示：二手家用吸奶器的电机可能会逐渐损耗。你可能没有意识到，它已经不能为你全力工作了，而且偶尔也会出现新的小毛病。如果你的吸奶器反应迟缓或不够有力，请一位泌乳顾问和你一起检查一下吧，一定要检查所有的配件！

优化你的吸奶技术

　　双边同时吸奶通常是移出乳汁最快、最有效的方法，能促使泌乳素的分泌激增。[1] 虽然你可以使用老式的方法——两只手各拿一个奶瓶，但是新式的"免手扶"装备可以解放双手，使哺乳妈妈在吸奶的同时又可以吃东西、喝水、上网或者按摩乳房。你可以买专门的免手扶吸奶文胸和紧身衣，或者自已制作一个，比如在一件舒适的运动文胸上剪出一条缝隙或两个圆圈。一位妈妈很有创意，她用文胸夹住喇叭罩的下缘，同时将上衣撩起夹住上缘。新式"免手扶"装备的另外一个好处是，你能腾出手来更方便地按摩正在吸奶的那侧乳房。

　　如果你的一侧乳房的奶量比另一侧多，单边吸奶可能会让你感觉更舒适。一些妈妈认为，两侧乳房轮流吸奶，反而会吸出更多乳汁。

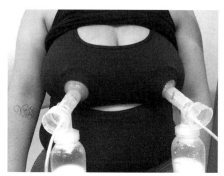

市售的免手扶吸奶装置

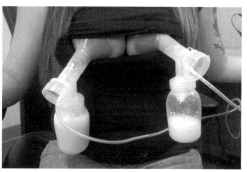

自制的免手扶吸奶装置

● 采取舒服的姿势

　　和哺乳一样，吸奶时姿势舒适也非常重要。很多妈妈在吸奶时使劲用喇叭罩压乳房，压得很深。她们架着胳膊肘，弯着腰，驼着背，这样就能够看到乳汁流出来。她们被告知挤奶时需要前倾，结果造成脖子过度弯曲、肩膀酸痛。难怪有哺乳妈妈说，吸奶太难受了！其实你可以这样做：找一个感觉舒服的地方，放上靠垫或枕头，身体向后靠。奶水的量不会随着身体前倾而增加，也不会随着身体后仰而减少，所以你舒服地靠着就好。需要注意的是：当你向后靠着吸奶时，如果你没有经常前倾身体，协助乳汁流进奶瓶，因为角度问题，乳汁会留存在喇叭罩管道里，并且回流到你的乳房上。PumpinPals® 的倾斜喇叭罩是一个很好的选择，因为它们的管道是倾斜的，在你向后靠着时，能够帮助乳汁流进奶瓶、减少漏奶。

● 触发你的喷乳反射

　　如果你的喷乳反射没有被触发，再好的吸奶器也不能有效地帮你移出乳汁。宝宝的可爱模样、声音和味道可以成为强大的触发喷乳反射的"按钮"。你可以把宝宝的照片和视频存在手机里，带在身边。闻一下宝宝最近穿过的衣服也会有帮助（注意：想一想宝宝通常是有帮助的。但对一些哺乳妈妈来说，这会让她们想起跟宝宝分离时的挣扎和痛苦。只有当引发的感觉是积极的时候，才可以使用这个方法）。当你刚开始吸奶时，喷乳反射不会立即就出现，但随着时间的推移，喷乳反射会来得更容易。网络上甚至还有可供吸奶妈妈下载的催眠引导词。或者，你可以玩电子游戏分散注意力，让自己放松下来，以促进喷乳反射的发生。详细的建议见下文或第 12 章内容。

● 按摩和保暖

如果在吸奶前先按摩乳房，你会吸出更多的乳汁，乳汁的脂肪含量往往也会更高。一项研究对比了在吸奶的同时按摩乳房和不按摩乳房的效果，发现按摩比不按摩时多吸出 40% ~ 50% 的乳汁。[6] 吸奶前，先花一两分钟用手指在乳房上做圆周运动，揉捏，滚动……动作要轻柔，从乳房的后部逐渐向乳头移动，任何有肿块的部位都要更加小心对待。如果能温敷乳房几分钟后再吸奶，或者在吸奶时使用预先加热过的吸奶器喇叭罩，也可以增加吸奶量。[7, 8]（温敷的妙招也同样适用于亲喂！）

● 模仿宝宝的吸吮模式

启动吸奶器时，第一阶段应先使用"低吸力，快循环"。当你的乳汁开始流动时，请切换到第二阶段，或者逐渐增加吸力，同时放慢速度。健康足月儿在妈妈发生喷乳反射期间每分钟吸吮 50 ~ 60 次，吸力水平大约为 –150 ~ 200 mmHg。在一项针对剖宫产产后妈妈的研究中，与用 –100 mmHg 相比，用 –150 mmHg 的吸力吸出同等的奶量需要的时间更短。[9] 在另一项研究中发现，当吸奶器在 0.7 秒达到 190 mmHg 吸力并以每秒一次的速度循环时，吸出的奶量最多。[10] 不过，你不需要记住这些数字，你的目标是找到最舒适的吸力、适中的速度，以模拟宝宝一次吸吮持续的时间（也就是每次哺乳时，乳汁持续喷出的时间）。有时，哺乳妈妈会错误地认为速度快、吸力强，效果才好。但一项研究显示，最好的吸奶器其吸力较小、速度较慢。[11] 不管怎样，试着找到最适合你的模式。最终，你在每次喷乳反射中吸出的奶量，是由吸奶器的真空压力和你乳房的饱满程度决定的；并且，在一次吸奶过程中会出现多次喷乳反射，且每次喷乳反射吸出的奶量是递减的。[4]

● 吸奶与手挤奶结合

从这本书的第一版开始，我们总结的最大经验之一是，仅靠吸奶器来维持奶量往往是不够的。在你开始吸奶之前，应对乳房进行按摩，然后在奶流停止后用手挤压乳房，这样做的效果与纯吸奶相比，区别非常大。事实上，在发生喷乳反射时挤压乳房也可以增加吸奶量。[12]儿科医生简·莫顿（Jane Morton）将未能亲喂的早产儿的妈妈按照以下两种情况进行了对比：一种是单纯用吸奶器吸奶；另一种是在产后头3天内进行频繁手挤奶，加上在用吸奶器吸奶的同时按摩和挤压乳房。二者之间的差异是非常惊人的！[13]

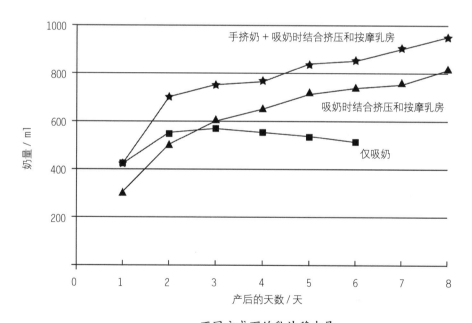

不同方式下的乳汁移出量
图中3种情况下，仅靠吸奶器的妈妈吸出的奶量最少；
在用吸奶器吸奶的同时挤压和按摩乳房，可以吸出的奶量更多；
在产后头3天内手挤奶，加上吸奶的同时按摩和挤压乳房，
移出的奶量最多［图片经简·莫顿授权使用］

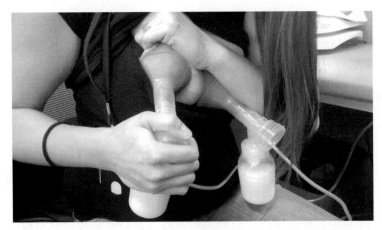

吸奶与按摩和挤压乳房相结合时，不管是单边吸奶
还是双边同时吸奶，都能移出更多的乳汁

后来我们发现这是真的。蕾妮的宝宝由于舌系带紧而无法有效含乳，吸吮效率也不高。蕾妮的乳房很大。她记得产后初期，乳房有过充盈的感觉，但是她单次的挤奶量从未超过 30 ml，这让她很沮丧。两个月后，她的伴侣说服她去寻求帮助。泌乳顾问观察了蕾妮的吸奶过程，教她如何在吸奶的同时用手按压乳房。蕾妮在那次咨询中吸出了 90 ml 的奶，她第一次看到了希望。通过这样的方法，蕾妮重建了她的奶量，完全满足了宝宝的需要。很明显，蕾妮如果想充分排空她的乳房，仅仅靠吸奶器的吸力是远远不够的。根据我们的经验，这种操作对每一位哺乳妈妈而言都是有用的，且对大乳房和奶量不足的妈妈来说尤为重要。莫顿建议，为了移出更多的乳汁，应该在吸奶后再用手挤奶移出剩下的乳汁。对于一些哺乳妈妈来说，吸奶以后还可以用手挤出相当多的奶量。请在 bit.ly/MMM-HandsOn 观看这个视频，以了解莫顿医生的详细解读。

重启你的喷乳反射

吸奶器的特点之一是它可以用相同的吸力持续不停地吸奶，而宝宝的吸吮会加速、减速，也会暂停。一方面，吸奶器永不停歇地工作是一件好事；但另一方面，这种几乎始终如一的吸力不容易再次引发喷乳反射。前面描述的吸奶的同时挤压乳房是有帮助的，但是你也可以通过返回到吸奶器的"速

度更快、吸力更低"的第一循环阶段来再次触发喷乳反射。你甚至可以多次
改变吸力和速度，或者完全关掉吸奶器 1 ～ 2 分钟后再重启，以触发喷乳反
射。不要被动等待，要让你的吸奶器表现得像宝宝想要再次触发喷乳反射一
样，这样你的乳房才会更早做出反应。当乳汁再次流动时，将吸奶器模式切
换回强劲而缓慢的循环。

我们已经介绍了几种技术，但没有任何一种方法是对每个人都奏效的。
实践出真知，尝试一下，你就会找到对你的乳房最有效的方式了。

吸奶策略

吸奶需要耐心、坚持和可行的计划，没有唯一正确的方法。适合你的方
式才是最好的方式——灵活性是关键。如果宝宝每次吃奶时你都要吸奶，那
确实很辛苦，也许隔一顿吸一次的做法更现实、更可行（译者注：意思是说，
这次仅亲喂，下次亲喂后吸奶，依次循环）。你甚至可以一次仅亲喂，一次仅
使用吸奶器吸奶。弄清楚你能做什么，然后开始做，这样会让你感觉很不错，
而不是为没有做到的事情而深感内疚。

● 喂奶后吸奶

通过吸奶来增加奶量的最常见做法是，只要你的宝宝能够积极有效地吸
吮，就一直亲喂，哺乳结束后再吸奶。这种方法特别适合宝宝吃得不多而乳
房里剩余大量乳汁的情况；同时，也适用于宝宝只在乳汁流速快的时候进行
积极吸吮，吸吮持续时间短，不足以刺激乳房分泌更多乳汁的情况。

吸奶器吸出的乳汁，可以作为宝宝下一顿的补充喂养，不用急着给宝宝
添加配方奶。吸奶应至乳汁停止流出为止，且吸奶时间最好持续 5 ～ 20 分
钟（给宝宝喂奶时间越短，就需要妈妈吸奶时间越长），有时候即使吸奶过程
中并没有乳汁流出，也要保证吸奶的时间。如果你没有吸出很多乳汁，很可
能是因为宝宝吃得不错，已经吃掉了大部分的乳汁。你的目标是用吸奶这一
额外的刺激来告诉你的身体，至少要维持当前的奶量，或者还需要提升奶量。
如果你的宝宝常常只积极地吃一会儿，然后就闭上眼睛，一直挂在你身上，
偶尔再吸吮两下，那你就要及时制止这种无效吸吮的状态，要尽可能让他保

持积极有效的吸吮，哪怕每侧乳房只能持续 5 分钟。宝宝一旦不积极吸吮了，就把他放下来，这样你才有足够的时间来进行补充喂养、吸奶，并保持头脑清醒。

● 两次喂养之间吸奶

如果每次只能吸出一点奶让你感到很沮丧，那么改变一下做法——安排在两次喂养之间或宝宝小睡的中间时间去吸奶，而不是喂奶之后立即吸奶。如果你这样做，马上就可以看到非常明显的、如你所愿的、鼓舞人心的改变。对你的身体而言，这是一个额外增加的乳汁移出的环节，而不是跟你的亲喂连在一起的刺激。移出更多的乳汁，也就意味着你的身体需要制造更多乳汁来补充。不过这样做的缺点是，如果你吸奶后宝宝很快就醒了且又要吃奶，而你的乳房里的乳汁不多，那他对乳房的印象就会变差，从而对亲喂造成影响。而此时把刚挤出的母乳喂回给宝宝，也给妈妈增加了额外的工作量。

● 夜间吸奶

如果你能应付得来，可以利用夜间泌乳素分泌较多的原理在夜间吸奶，以移出更多的乳汁。然而，充足的睡眠对你整体的健康和幸福感也很重要，而健康和幸福感也会影响奶量。关键是要灵活地找到其中的平衡。如果可以的话，试着至少在半夜吸一次奶。不要设置闹钟，如果你碰巧在半夜醒了，就抓住这个机会吸一次奶。吸奶时释放的催产素的镇静作用可以帮助你在吸奶后重新入睡。白天小睡几次，也可以帮助你获得休息。

● 用吸奶代替亲喂

如果你不能亲喂，或者需要休息一下，那么按照宝宝吃奶的频率进行吸奶是非常重要的。这很容易做到——先用奶瓶等其他替代方法喂饱孩子，待他吃完后再开始吸奶。这里需要注意的是，你的宝宝每天要吃奶 8 次甚至更多次。随着月龄的增加，一些宝宝的吃奶频率会有所变化，他们会一次多吃一些，然后拉长两次吃奶的间隔。对于疲惫的哺乳妈妈来说，这似乎是一件好事，但可能会导致吸奶频率的降低，最终不利于奶量的增加。使用平拿奶瓶的喂养技巧，可以避免过度喂养，并有希望能因此让宝宝吃得更频繁。否则，你需要增加吸奶次数，每 24 小时设置 8 ~ 10 次闹钟来提醒自己吸奶。

- **频繁吸奶**

自然状态下，如果一个宝宝想要吃得更多，他就会经常来找妈妈吃奶，结果就是妈妈会分泌更多的乳汁。当你的宝宝做不到频繁吃奶时，你可以通过特别频繁的吸奶来模拟这个过程。泌乳顾问凯茜·根纳（Cathy Genna）创造了"密集吸奶"（Power Pumping）这个词。这是一个短期策略，适用于那些分娩了健康足月儿，却很难将吸奶安排进她们忙碌的日常生活的哺乳妈妈。

将吸奶器放在一个你经常会经过的地方。在那里，不管是坐着或站着，你都会感到很舒服。每次路过放置吸奶器的地方时，吸奶 5 ~ 10 分钟，每隔 45 ~ 60 分钟吸一次。当你开始感到"坐立不安"或烦躁时，就停止吸奶。"密集吸奶"的目标是每天至少吸 10 次，持续 2 ~ 3 天，然后恢复到正常的吸奶频率。还有另一种方法，泌乳顾问芭芭拉·罗伯逊（Barbara Robertson）将其称为"疯狂挤奶日"——从早上 8 点到晚上 9 点（或者你自行安排某个时间段），每小时吸 5 ~ 10 分钟。无论哪种方式，你都需要将吸出的乳汁冷藏，每 4 ~ 5 小时重新清洗一下吸奶器配件。

作家斯蒂芬妮·卡塞莫尔（Stephanie Casemore）建议哺乳妈妈尝试集中吸奶（Cluster Feeding），这也是一种短期策略。做法是：每次吸奶 5 ~ 10 分钟，然后停止吸奶 5 ~ 10 分钟（或者你自行安排），然后再开始，再停止，如此循环，持续 1 ~ 2 个小时，以此来模仿宝宝的密集吃奶。如果你愿意，可以每隔 1 ~ 3 天实践一次这个方法。

管理"三重喂养"疲劳

"亲喂—补喂—挤奶"的流程被很多哺乳妈妈贴切地称为"三重喂养"。哺乳妈妈有时会感觉自己就像一只在永无休止的轮子上跑步的仓鼠，疲惫不堪，尤其是当还有其他孩子需要照顾的时候。你应该坚持多久，取决于你的目标。如果你试图增加奶量，你会愿意继续保持这种做法，直到奶量已经连续几天都没有进一步的提升了（假设你的吸奶设备能够正常运转），然后试着逐步减少吸奶的次数。如果在减少部分吸奶后，你的奶量看起来很稳定，那就停在这个吸奶次数不变，保持几天后，再接着降低吸奶次数。但如果在减少吸奶次数的同时，你的奶量也下降了，你就需要一个新的长期吸奶策略了。

当你遇到瓶颈期时，简化工作可以使吸奶更易于管理。你不用每次亲喂后都吸奶，可以亲喂两次，吸奶一次。或者在白天每次亲喂后都吸奶，但晚上不吸奶。不要把吸奶看成是"全有或者全无"。想想你能做些什么？在你吸奶的时候，有没有人能给宝宝进行补充喂养？这样你的工作量就会少一些。

哺乳妈妈减少工作量的另一个方法是，一边吸奶一边给宝宝喂奶，这也叫平行吸奶（Parellel Pumping）。[14]这样的话，你每次只需要吸一侧乳房即可。如果你已经处于崩溃边缘，这样做会帮你将三重喂养的重任减少至两重，你简直就像是抓住了救命稻草。这样做还能让宝宝的吸吮和吸奶器吸奶互相配合，一起促进喷乳反射的产生。

还有一个类似的技巧是，找到一种方法，在吸奶的同时用奶瓶喂奶（如果你在使用奶瓶）。有些妈妈甚至能在乳旁加奶的同时吸奶！你不必追求完美，只要做好你能处理的事情就行了，尤其是当这件事情还要持续一段时间时。

如果你在吸奶的时候宝宝哭了怎么办？

满足宝宝的需求是最重要的。宝宝哭了，表示他可能还很饿，需要再吃一点。如果他已经吃过奶了，但还是烦躁不安，试着在单边或双边吸奶的同时抱着他。如果这还不行，你必须停止吸奶。吸奶不应该给你或宝宝带来情绪上的压力。

有些妈妈在相当长的一段时间内维持"三重喂养"，但这并不适用于所有人。设定一个时间节点可能会有帮助。泌乳顾问爱伦·鲁宾（Ellen Rubin）称其为"追奶活动"（Breastfeeding Campaign）。任何活动都会有终点，在这个过程中全力以赴，到了终点后，再决定接下来怎么做。

最后，不要忘记你还可以选择乳旁加奶。这可以减轻哺乳妈妈的负担。如果你的宝宝可以长时间有效吸吮，你甚至可以不再吸奶了。

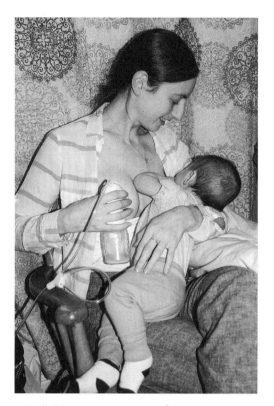

当宝宝开始吸吮另一侧乳房时，用吸奶器
吸宝宝刚刚吃过的那侧乳房

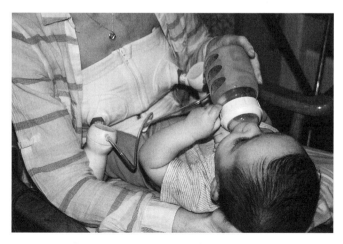

进行双侧吸奶的同时给宝宝用奶瓶喂奶

如果你的宝宝能吃饱，你的乳汁流动顺畅，你需要休息的话那就休息吧。泌乳顾问简·艾伦·布朗（Jan Ellen Brown）建议，可以简化常规的"三重喂养"策略，即哺乳妈妈在 2 ～ 3 天内，只吸奶不亲喂（要确保每天至少吸 8 ～ 10 次），然后将吸出的奶喂给宝宝。休息几天可以让你喘口气，甚至可以通过彻底、持续的吸奶来增加奶量。当你感觉更好的时候，再将亲喂加进来。如果使用了第 4 章提到的替代喂养方法，大多数宝宝即使两三天不亲喂，也能轻松回到乳房上吃奶，尤其如果使用的是支持母乳亲喂的奶瓶喂养法。

更多技巧

● 如果你负担得起，可以购买多套吸奶器配件，这样你手旁总有一套干净的可供使用。

● 使用最小的奶瓶来匹配你的吸奶器，比如 30 ml 或 60 ml 的，但确保乳汁不会溢出。这会让你在心理上对吸出的奶量更满意，而且当吸出的奶量较少时，更容易把所有的乳汁倒出来。

● 用宝宝的袜子套住奶瓶。对约翰娜·萨金特（Johanna Sargeant）来说，当吸奶成为一种充满压力和挫败感的体验时，她用一只宝宝的袜子套住了奶瓶，希望宝宝的气味能帮助诱发喷乳反射，同时她也看不到有多少乳汁流进了奶瓶里，心理压力自然减轻了很多。后来，她把这个想法告诉了其他哺乳妈妈，让她吃惊的是，确实有妈妈反馈，这么做之后吸奶量真的增加了。约翰娜现在把这个建议当作常规的提升吸奶量的技巧推荐给妈妈们。有的妈妈反馈，她们单次的吸奶量比以前提升了 2 ～ 3 倍。

● 把母乳喂给宝宝，而非"喂"给冰箱。一些妈妈过度专注于把母乳吸出来后储存在冰箱里，以至于没有意识到，她们的宝宝已经完全可以从乳房上获得足够的母乳、不再需要补充喂养了。在这种情况下，哺乳妈妈可以不再吸奶，而是把母乳留在乳房里。有的宝宝刚出生时吸吮能力很弱，然而随着时间的推移，他不断成长并变得强壮，但妈妈没有给宝宝在充盈的乳房上吃奶的机会。可能妈妈对于亲喂还有心理障碍，但逐渐减少吸奶次数确实是应该排上日程了。

● 如果每次你坐下来吸奶的时候，家里其他的孩子都会争抢你的注意力，那你需要考虑一下如何更好地安排这段时间。你可以在你喂奶的位置旁边放一个篮子，里面放置零食、饮料和书，把吸奶或哺乳时间变成亲子共读时光，这样其他孩子也能得到你的关注。或者仅仅当你吸奶时，才让他们看最喜欢的电影或玩最喜欢的游戏。

● 如果你晚上在楼上休息，而厨房在楼下，用冰袋做一个简易冰包放在你的床边，把你的吸奶器配件和不会马上用到的乳汁直接放进去，这样

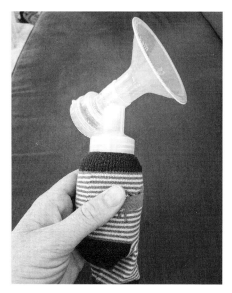

用宝宝的袜子套住奶瓶
[照片由约翰娜·萨金特（Johanna Sargeant）提供]

你就不用在夜间吸奶后下床了。或者你可以买一个便宜的简易二手冰箱放在你的房间里。不过一定要在第二天早上彻底清洗吸奶器的配件！

母乳储存办法

对于奶量不足的妈妈来说，只要是在几个小时内吸出的母乳都可以直接喂给宝宝。吸出的母乳放在一般室温下即可，甚至不需要冷藏。但是，当吸出的奶量超过宝宝的需求时，母乳喂养医学会（Academy of Breastfeeding Medicine, ABM）根据最新的循证资讯提供了以下的乳汁储存指南。冷冻乳汁就像冷冻食品：包装越好，冰箱温度越低，乳汁保存的时间就越长。冷柜是最理想的选择，如果没有，可以将袋装或瓶装的乳汁放入冰箱储存袋后，放到冷冻室的后部，这通常是冰箱温度最低的位置。

健康足月儿"家庭母乳储存"指南

存储状态	温度	推荐的最长储存时间
室温	16 ~ 29℃	4 小时最佳（在非常洁净的条件下可存放 6 ~ 8 小时）
冷藏	–4℃	4 天最佳（在非常洁净的条件下可存放 5 ~ 8 天）
冷冻	–18℃	6 个月最佳（12 个月是可接受的）

资讯来源：母乳喂养医学会临床指南 #8：足月儿的"家庭母乳储存"指南，2017 年修订版

我能坚持多久

一旦你达到了自己的既定目标，宝宝的吸吮可以帮助你继续维持奶量，你就可以停止吸奶了。太棒了，你做到了！如果你需要通过吸奶来继续增加奶量，或者你吸奶已经达到了一个上限，无论再怎么做，都不会吸出更多的乳汁了。那你能怎么办呢？如果你一直都在频繁吸奶，可以试着每天少吸 1 ~ 2 次，看看你的身体是否能够维持你现在的奶量。如果能，那真是太好了！如果你的奶量仅有少量的下降，你需要衡量一下，付出额外的努力来维持稍高一点点的奶量是否值得？有一小部分哺乳妈妈发现，她们在后退一步的时候，奶量反而增加了。你的最终目标是尽可能少地使用吸奶器。不断尝试会帮助你找到合适的方式，以达到在这个方式下的最高产奶量。

第 14 章

了解催乳剂——有催乳效果的西药、食物和草药

想象一下，我们要发射一枚环绕地球轨道的火箭，首先需要让火箭到达地球的大气层以外。怎么做呢？火箭发射任务控制中心会点燃助推器，给火箭提供足够的动力，使它飞得更高，以到达预定轨道。提升泌乳量就像发射火箭一样，你首先要尽最大努力用足够的刺激来给发动机（这里指乳房）提供动力，那就是频繁地喂奶或吸奶。如果发动机（即乳房）有问题，你可能需要先解决妈妈身体方面的问题。如果你想让奶量提升得更快，催乳剂是另一个选择。

在不同的国家和文化中，哺乳妈妈都使用过特殊的食物或草药，使低迷的奶量得以提升，使乳汁变得更加充沛。几个世纪以来，人们一直在沿用这些传统的经验和做法，并代代相传。现代科学对传统做法的支持是滞后的。持怀疑态度的专业人士认为，这些传统的催乳做法"没有循证支持"，但事实并非如此。有许多动物研究支持催乳剂的使用，一些动物用催乳剂也正在销售中，因为它们真的有效！[1] 在过去的几十年里，越来越多关于人类使用各种催乳剂的研究被发表出来，尽管并不是所有的研究质量都很高。在写这本书的时候，一项针对健康的哺乳妈妈和宝宝催乳剂效果的科克伦综述（译者注：《科克伦系统综述数据库》是医学保健领域系统综述的主要资源）目前正处于分析阶段。[2] 它筛查了 200 多个研究，其中大多数倾向于使用催乳剂。由于这

可以跳过其他章节，先阅读本章吗？

　　如果你急于找到捷径，跳过了前面几章，直接翻到了这一章，那么你首先要知道，催乳剂并不能代替频繁的乳汁移出。最好先花些时间去排查和处理那些使你奶量不佳的因素，解决完那些基本问题之后，催乳剂才可能会加快你的追奶进程。只靠催乳剂是本末倒置的，很难让你的奶量大幅提升。

项研究在研究方法和报告的方式上存在缺陷，再加上将许多不同的催乳剂放在一起讨论，因此整体的质量并不高。这样的结论让人心存疑虑，但新的研究的质量在不断提高，所以请关注相关的进展。

　　何时开始使用催乳剂，取决于你的状况、个人感受、疾病史或药物使用情况。催乳剂通常需要使用至少 2 ～ 5 天才能开始发挥效果。如果在使用了催乳剂一周以后，你的奶量没有任何增加，那这种催乳剂可能并不适合你。如果导致奶量降低的情况并不复杂，比如因为宝宝吃奶次数不多，或者乳汁移出不够频繁，通常只需要短暂使用催乳剂，一般是 1 ～ 4 周的时间，再加上增加乳汁移出的次数，奶量就会回升。一旦奶量完全恢复到之前的水平，你可以在 1 ～ 2 周内逐渐减少催乳剂的用量。如果是比较复杂的情况，你可能需要一直使用催乳剂，以维持较高的奶量。当然也有很多哺乳妈妈发现，可以在宝宝 6 个月后减少催乳剂的用药剂量。

根据你的需要选择最佳的催乳剂

　　在不同的情况下，催乳剂会有不同的起效方式。如何选择催乳剂通常取决于影响奶量的原因。

　　在西方国家，最常见的策略是使用刺激泌乳素分泌的药物来提升奶量。[3]

正如我们之前所了解到的，为了启动泌乳，产后初期女性的泌乳素水平都很高，但之后乳汁移出变为决定奶量的根本因素，泌乳素通常就会下降到中等水平。但是，对于许多哺乳妈妈来说，额外增加泌乳素就可以进一步提升奶量，特别是当哺乳妈妈的泌乳素水平很低的时候。当奶量开始下降，也就是你的"母乳工厂"要被拆毁的时候，增加泌乳素会减缓甚至逆转奶量衰减的过程。[4] 额外给哺乳妈妈增加泌乳素有助于保持泌乳细胞的活力，尤其是在由于乳腺组织不足或曾经做过缩乳手术而导致泌乳细胞减少的情况下，这一点尤为重要。额外增加泌乳素也可以在一定程度上弥补某些其他激素的轻度不足。[5]

宝宝已经出生了，何时是开始使用催乳剂的最佳时机？

一项针对早产儿妈妈的研究表明，越早开始使用催乳剂，效果越好。在分娩后的前 3 周内使用催乳剂，效果最佳。[6] 有一家医院的做法是这样的：如果宝宝已经一周大，妈妈每天的产奶量低于 300 ml；或者宝宝两周大，妈妈每天的产奶量仅约 500 ml，他们就会建议妈妈签署药物催乳的协议。[7] 在某些情况下，当你已经纠正了一些哺乳上的错误做法但效果依然不佳时，服用西药或草药也是很合理的。[8] 不过，你可以在任何时候开始食用有催乳作用的食物，这可以作为你开始尝试使用催乳剂的第一步。

虽然通过使用催乳剂增加泌乳素水平是有效的，但并不是对每个人都效果显著。就像没有任何一种抗生素可以治疗所有的感染一样，也没有一种物质可以保证在任何情况下都能提升奶量。有时，催乳剂甚至根本不起任何作用。

当你选择一种西药、草药或食物来帮助你提升奶量时，还可以考虑它有哪些其他特性会对你的情况有所帮助，比如有的草药有抗雄激素作用（恰巧你的睾酮分泌过多）；有的草药铁含量高（恰巧你有贫血症状）；有的草药会间接帮助你激发喷乳反射，使乳汁更容易移出。如果压力导致你的喷乳反射很缓慢，也许某些草药可以帮到你。根据你的个人情况有针对性地选择催乳剂，才能增加提升奶量的机会。

如果可能的话，去寻求训练有素的从业者的指导，这非常重要。中医的学习有几种渠道：代代相传、正规教育或自学、研究或学徒式学习。传统中医师（Doctors of Traditional Chinese Medicine）接受过正规培训，使用有着千年历史的草药。同样的，西方的自然疗法医生擅长使用植物来源的药物，他们既熟悉现代的中成药，也熟悉传统草药，代表着东西方思想的融合。

药物催乳剂

没有任何一种药物已经被明确指定为催乳剂。然而，市面上销售的一些治疗其他疾病的药物确实有刺激乳汁分泌的作用。这种"超药品说明书用药"的做法是合法的（译者注：国内关于"超药品说明书用药"的条件，请参考2022年3月1日颁布的《中华人民共和国医师法》）。有些人认为西药催乳剂比草药催乳剂更有效，但也有些人认为使用草药的效果更好。能够在多大程度上明确影响奶量的原因或者药物的使用剂量和药效，决定了不同的人对西药和草药的不同态度。

药剂师麦圭尔（McGuire）认为，刺激泌乳素分泌的药物，哺乳妈妈在产后3周内开始使用效果较好，至少服用2周才能达到"协助乳房发育以维持泌乳"的作用。如果你的宝宝的出生时间已经超过3周了，你也不用担心，这些药物也帮助了许多产后3周以上的哺乳妈妈增加奶量。

多潘立酮（吗丁啉™）

多潘立酮是一种抑制恶心和呕吐的处方药，用于治疗成人和儿童的胃肠道功能紊乱。它还能刺激泌乳素的分泌，从而进一步促进泌乳。

• 有效性

对多潘立酮的"超药品说明书用药"的正式研究报告显示，它可以使奶量有轻度至中度的增加。大多数证据来源于早产儿的妈妈，[7, 9-11] 但也有许多妈妈在个人的哺乳故事中描述，使用该药后奶量有中等幅度到大幅度的增加。总的来说，多潘立酮有着非常显著的使用效果，被认为是在能够获得的情况下增加奶量的首选药物。[7] 托马斯·黑尔（Thomas Hale）博士在《药物和母乳喂养》（*Medication and Mothers' Milk*）中对多潘立酮的安全评级为 L1（L1 表示很安全，可以与母乳喂养兼容）。[12]

大多数哺乳妈妈对多潘立酮的耐受性很好，也有少数出现服用后头疼、腹痛或口干的症状。大多数人对多潘立酮的药效反应很快，通常在48小时内，最长不超过 7 天就会感受到效果。该药物通常会在服用后 2 ~ 4 周内发挥出最大效果。[13] 哺乳妈妈在产后 4 ~ 6 周内开始使用，效果最好。之后再使用，仍然会有帮助。也有的哺乳妈妈本身的泌乳素水平已经很高了，或存在其他影响奶量的潜在问题，使用该药物后效果并不好。如果可能的话，你可以考虑在开始服用该药物前和服药两周后检查基础泌乳素水平（参见第 11 章）。如果你的泌乳量变化不大，查看一下你的泌乳素是否像预期的那样有所增加，这会帮助你了解你服用的药物是否有效。多潘立酮的停药应该逐步进行，以避免奶量突然减少或产生停药的副作用。如果你已经长期服用该药物一段时间（如几个月），可以试着每周减少 10 mg。[14]

• 安全性

欧洲各个国家的药物监管机构认为，多潘立酮是相对安全有效的，在一些地区不需要处方就可以购买。美国并没有生产多潘立酮，尽管有哺乳妈妈和支持母乳喂养的医疗从业者请求，但美国 FDA 坚决反对使用该药物。在美国，多潘立酮被 FDA 认定为"孤儿药"（译者注：指用于预防、治疗、诊断罕见病的药物）。这意味着只允许同情用药（译者注：指病情严重的患者，在没有其他选择的情况下，允许使用还未经获批的药物）和泌乳研究。尽管该药物在其他国家有着长期良好的使用历史，FDA 的反对仍然使美国家庭难以获得多潘立酮。因此，哺乳妈妈转向了国际在线药店，在没有医疗监督的情况下自行用药。这是一个令人担忧的趋势。如果你打算通过使用该药物增加奶量，我们强烈建议你先与你的医护人员协商沟通。

我们有时会被问到，多潘立酮与其他西药或催乳剂一起服用是否安全。有些人把它和二甲双胍一起服用，有些人把它和植物催乳剂一起服用，如辣木或山羊豆，并报告说这样的组合更有效。据我们所知，目前没有任何关于这些组合用药的负面报道。

● 剂量

在澳大利亚，多潘立酮通常被用于促进泌乳，典型的催乳剂量是每天30～60 mg。[15] 两项小型研究调查了它对婴儿的安全性以及使用 30 mg 和 60 mg 的剂量反应。其中一项是针对 6 位澳大利亚妈妈进行的[16]，为期 1～2 周；另一项是针对 15 位加拿大妈妈进行的，为期 6 周。[17] 在这两项研究中，该药物的使用剂量越高，妈妈的奶量增加就越多，但在统计学意义上不显著，[16, 17] 且没有查出该药物会对宝宝产生副作用。

在北美，该药物的通常使用频率及剂量为每天 3～4 次，每次 20～30 mg（每天的总用量为 80～90 mg）。[18] 没有研究测试过这个使用剂量的有效性。一些急切想要增加奶量的妈妈，每天的使用剂量高达 120～160 mg。这么高的使用剂量，是否能够有效增加奶量呢？目前并没有相关研究。[14] 许多医护人员对于高剂量使用多潘立酮，尤其当每天的使用剂量超过 90 mg 时深表担忧。[19] 一些线上讨论小组曾报道过，高剂量服用该药物会导致体重增加或者减重困难。

甲氧氯普胺（Reglan™，Maxeran™，胃复安，灭吐灵）

胃复安通常用于治疗成人和儿童胃食管反流。

● 有效性

胃复安能够增加泌乳素的分泌，从而促进泌乳。近四十年来，该药物也被医生开具处方，作为"超药品说明书用药"协助妈妈有效增加奶量。

● 安全性

与多潘立酮不同的是，胃复安可穿越血脑屏障，并可能引起诸如不安、

嗜睡、疲劳、易怒、抑郁和抽搐等不良反应，[20] 尤其当药物的使用时间超过
2 ~ 4 周时。在使用该药物治疗肠胃问题时，这些不良反应并不常见。但产后
的妈妈更加脆弱，使用该药物更容易导致疲劳、抑郁。有时候，即使在停止
用药后，不良反应仍然存在，尤其是在使用该药物超过 12 周的情况下。这也
是美国 FDA 对此发出"黑盒"警告（译者注：指 FDA 要求制药公司将用药可
能存在的严重或甚至危及生命的副作用标注在产品外包装盒或说明书上）的
原因。更多信息请访问 bit.ly/MMM-Reglan。胃复安也可能与选择性 5- 羟色胺
再摄取抑制剂（SSRI）类的抗抑郁药不相容。[21] 如果你有个人或家族的抑郁
症病史，避免使用胃复安是明智的选择。托马斯·黑尔（Thomas Hale）博士
给该药物的评级是 L2（与母乳喂养可能是兼容的）。[22]

● 剂量

该药最常见的有效使用剂量是每天服用 3 次，每次 10 ~ 15 mg。使用
剂量越高，反应越强。一项研究在测试 10 mg 剂量的胃复安的使用效果时有

多潘立酮 vs 胃复安：哪个更好？

托马斯·黑尔（Thomas Hale）、肯德尔－塔克特（Kendall-
Tackett）等人调查了 25 个国家的 1990 位哺乳妈妈，以了解她们在
服用多潘立酮或胃复安时所经历的不良反应。当哺乳妈妈被给予等
量的多潘立酮或胃复安（每天 3 次，每次 10mg，连续 10 天）时，
她们的奶量均有所增加。然而，胃复安组报告的发生不良反应的
人数是多潘立酮组的 4 倍。[20] 令人欣慰的是，两组人员出现心脏相
关症状的概率都很低，不到 1%，不过胃复安组的妈妈报告出现
心跳加速的比例是多潘立酮组的 7 倍。中枢神经系统问题在胃复
安组也更常发生，其中抑郁的风险比多潘立酮组高 7 倍，迟发性运
动障碍（震颤、不自主地做鬼脸、抽搐）的发生率比多潘立酮组高
4 ~ 19 倍。[22]

混杂因素，但在临床上已经看到显著的使用效果——有时所有参加研究的妈妈的奶量都得到了增长。[6, 23] 就像多潘立酮一样，一些哺乳妈妈反应良好，而另一些则没有——50% ~ 85% 的奶量不足的妈妈都经历了不同程度的奶量增长。

二甲双胍（格华止 ™)

二甲双胍是一种胰岛素受体增敏剂，通常用于治疗 2 型糖尿病和多囊卵巢综合征。它的前身是苯乙双胍，最初是在草药山羊豆里的山羊豆碱中提取的。

• 有效性

二甲双胍本身不是催乳剂。尽管研究还没有证实这一点，但对于一些胰岛素抵抗的哺乳妈妈，该药物确实有助于泌乳。在一项案例中，二甲双胍提高了一位患有多囊卵巢综合征、胰岛素抵抗和乳房发育不全的妈妈的泌乳量，尽管这位妈妈总的泌乳量仍然很低。[24, 25]

另一项研究跟踪调查了 15 位哺乳妈妈（产后 1 ~ 8 周）。她们的奶量很低，出现胰岛素抵抗现象已经有一个月了。服用二甲双胍组的妈妈，奶量有小幅提升；而服用安慰剂对照组的妈妈，奶量都有所下降。这项小型研究表明，那些有胰岛素抵抗的哺乳妈妈可能有泌乳量降低的风险，也就是泌乳曲线会提前下降，而二甲双胍至少可以帮助她们维持泌乳量，也可能有助于增加泌乳量。[25, 26]

如果你有胰岛素抵抗病史或者以前服用过二甲双胍，为了增加泌乳量，该药物值得一试。在服药前，请先和你的医护人员谈谈。

• 安全性

该药物能够进入母乳的剂量非常小，因此哺乳妈妈可以尝试。[27]

• 剂量

二甲双胍典型的使用剂量范围在 500 ~ 2500 mg/d。非正式的报告指出，协助哺乳成功的使用剂量在 1500 ~ 2500 mg/d。加拿大支持母乳喂养的医生肖娜·拉蒙德（Shawna Lamond）将其与多潘立酮和辣木一起使用，发现这种组合对促进患有胰岛素抵抗的哺乳妈妈的泌乳很有效。更多关于二甲双胍和它的天然替代品——肌醇的信息，请参见第 11 章。

催乳食物：你真的可以通过吃来增加奶量吗

现在几乎人人都听说过催乳食物。虽然有些说法很离谱，但确实有一些食物能促进哺乳妈妈泌乳。实际上，几个世纪前的人们就明白了这一点，并发展出一些应对策略——产后头几周或头几个月，人们会给哺乳妈妈准备一些特殊食物（通常被称为"产后恢复食物"）。这些食物没有给妈妈们带来任何伤害，反而对她们的健康有益。泰国的一家医院做了一项创新性实验：在一个月内，给所有刚分娩的妈妈提供一套特别的食谱，里面都是当地最受欢迎的催乳食物（辣罗勒、柠檬罗勒、甜罗勒、香蕉花、大蒜、韭黄、姜和胡椒）。次月，医院提供的食谱上就排除所有这些催乳食物。吃催乳食物的妈妈与吃普通食物的妈妈相比，在 48 小时后有"乳房沉重感"的更多（72% vs 57%），而且她们的宝宝在 48 小时内体重减轻超过 7% 的可能性更小（15% vs 24%）。[28]

我们想强调，功能性食物能够带来额外的健康或者治疗价值，远超它们自身的营养价值。许多食物被认为具有催乳作用，且其中有些食物的催乳效果确实比它自身的营养价值更值得关注。在阅读了第 7 章关于营养成分在乳汁分泌中的作用后，现在你应该对许多催乳食物中的关键营养成分有了更深入的了解。浏览一下本章中讨论的内容，找到你想要加入到你的饮食中的食物。我们推荐另外两个不错的资源：希拉里·加布森（Hilary Jacobson）的书《妈妈的饮食》(Mother food) 和药剂师弗兰克·尼斯（Frank Nice）的文章《催乳剂的选择和使用》(Selection and Use of Gala togogues)，其中列出了一些催乳食物和草药的推荐使用剂量（bit.ly/MMM–Galactogogues）。

全谷类、豆类和酵母

与其他食物相比，全谷类和豆类食物富含纤维素和维生素。大量食用富含纤维素和蛋白质食物的哺乳妈妈都有着"较长的哺乳期"。[29, 30] 还记得在

第 7 章里使用 Metamucil®（车前子纤维素饮料）的妈妈吗？纤维素对提升她的奶量起到了神奇的功效。一些被认为能够促进泌乳的全谷物有糙米、小米、苋菜籽和玉米。豆类中的腰豆、黑豆、白豆、扁豆和鹰嘴豆都富含纤维素、蛋白质和铁，在一些传统文化中被用于提升奶量。[31-33]

● 藜麦（昆诺阿藜）

当今热门的全谷类催乳食物之一就是藜麦。YouTube 上有一段视频（bit.ly/MMM-Quinoa）记录了一位哺乳妈妈第一次食用藜麦时的意外发现。半夜醒来，她发现自己的胸部肿胀得像大石头一样。当她把家里剩下的藜麦吃完时，这种情况再次发生了。因此她得出结论：藜麦有催乳效果。她决定向世界各地奶量不足的妈妈分享自己的经验。藜麦蛋白质含量高，秘鲁的哺乳妈妈经常把它加在汤内食用以增加奶量。[34] 你可以试着每天适量吃些藜麦。

小贴士：你可以事先把藜麦煮熟后储存在冰箱里，食用时将它加到汤里、拌沙拉、拌在大米饭或燕麦粥里，或者搭配任何你喜欢的食物。

● 燕麦和燕麦胚芽米

燕麦富含铁、纤维素和其他矿物质，可以缓解疲劳、焦虑，促进脑垂体功能，并且以提升奶量著称。[35] 在西班牙的传统文化中，新妈妈喝的热饮——暖胃麦片奶茶（西班牙语：atole con avena）通常含有燕麦。美国妈妈常吃燕麦食物，而燕麦是"催乳饼干"和"催乳能量棒"中常见的成分。燕麦很有营养，也很容易与各种食物搭配，比如燕麦粥、燕麦饼干、燕麦面包、纸杯蛋糕或烘肉卷。钢切燕麦或传统燕麦片比即时燕麦更有营养，也更有效。（患有乳糜泻的人应该仔细阅读食物成分表，寻找无麸质的燕麦。）自然疗法专家希拉·金斯伯里（Sheila Kingsbury）推荐这样泡一碗干燕麦胚芽米（即顶部留有乳白色部分的干燕麦）：将一杯燕麦胚芽米（注：约 140 g）放在约 950 ml 水中浸泡一夜，然后过滤，白天小口慢慢喝完。[36] 牛奶燕麦茶也是不错的选择 [参见《定制你的专属口味》（*Customize Your Own Blend*）]。一些草药公司也提供牛奶燕麦酊剂。

● 大麦

你也许听过"喝啤酒能催乳"的说法，这其实是无稽之谈。我们不建议哺乳妈妈喝酒，但有些以大麦为原料的无醇黑啤酒是可以接受的，因为大麦中的多糖能够促进泌乳素和乳汁的分泌。[37, 38] 但请记住，不同品牌的啤酒，配方各不相同。更好的方法是，尝试在饮食中如在汤中加入大麦，也可以在网络上寻找一些新的大麦的食用方法。

另一种选择是饮用"大麦水"，这是一种传统的做法。将半杯大麦片或小圆粒的大麦在 1000ml 水中炖 20 分钟，并加入茴香粉或胡芦巴种子。市场上还可以买到以烘焙过的大麦或大麦芽为原料制成的饮料，如罗马（Roma）、佩罗（Pero）、卡菲（Cafix）、卡拉马尔兹（Karamalz）和丹迪（Dandy Blend），这些都是想增加奶量的欧洲女性喜欢的饮料品牌。如果你在这段时间想念咖啡的味道，这些饮料就是咖啡的完美替代品！

● **啤酒花**

啤酒花是啤酒中的另一种成分，也被认为可以催乳。关于啤酒花和泌乳素的研究尚无定论，但啤酒花可能通过帮助妈妈消化、放松和安睡来促进泌乳。由于它有镇静作用，如果你处于抑郁状态，则不应服用。[36] 自然疗法专家希拉·金斯伯里（Sheila Kingsbury）在使用草药组合配方时会加入啤酒花，嘱患者每天服用 2 ~ 3 次、每次 50 ~ 100 mg。

● **啤酒酵母**

酿造啤酒时会用到啤酒酵母。过去啤酒酵母一直是一种广受欢迎的催乳剂，它富含 B 族维生素。关于啤酒酵母可以促进泌乳，目前仅有相关的动物研究做支持，还没有人类研究，只是在史料上有所记载。[39] 多年来，许多妈妈反馈说，啤酒花有益于增加奶量。它是催乳饼干中常见的成分。如果你有感染病菌尤其是念珠菌的倾向，那不要服用它。请注意，啤酒酵母会引起胀气，偶尔会导致腹泻或腹部不适。你可以在健康食品商店买到粉状或片状的啤酒酵母，试着每天服用 1 ~ 2 汤匙；或者每天服用 1 ~ 3 次，每次服用 2 ~ 3 片。

坚果和种子

某些坚果和种子被认为可以促进泌乳，其中两种最著名的是杏仁和芝麻。

它们都富含钙质。[40]为了增加奶量，土耳其的哺乳妈妈们会食用芝麻哈瓦——一种用芝麻酱做成的食物。[33]在古印度的阿育吠陀（译者注：印度的古老医学）传统中，杏仁、椰子和芝麻被认为可以使乳汁更加"浓稠"。印度女性每天吃两次烤熟并捣碎的芝麻，[41]大米布丁加牛奶、糖、南瓜和葵花籽也经常被推荐用以保持或增加哺乳妈妈的奶量。

贝基的乳房发育不全，另外还有体重问题、激素问题和奶量不足的经历。为了提高奶量，她尝试了许多不同的策略，但收效甚微。有一天，她在杂货店买了一些包装好的胡萝卜纸杯蛋糕。吃完一个蛋糕后没多久，她吸出的奶量明显比平时多了。后来贝基每次吃这种纸杯蛋糕，都会感觉到奶量的激增，真是神奇的纸杯蛋糕！贝基研究了纸杯蛋糕的配料，试图在家里复制这个配方，一开始她的尝试并不奏效，直到她添加了一种起初被她忽视的配料——杏仁粉。之后她自制的纸杯蛋糕就真的可以协助她增加奶量了！

深绿色蔬菜

深绿色蔬菜富含纤维素、铁、镁和钙。土耳其的哺乳妈妈通过食用它们来增加奶量。[33]莴苣被认为有助于激发喷乳反射。

● 蒲公英叶

是的，蒲公英叶看起来像院子里的杂草，却有助于促进哺乳妈妈的泌乳。虽然没有专门针对它的催乳作用的研究，但许多催乳相关资料中都会提到蒲公英。[8, 33, 42]蒲公英有利尿的特性（对缓解产后的脚踝肿胀有益），是一种温和的泻药和抗炎药，并有助于调节血糖。[43]蒲公英还富含维生素 A、维生素 C 和钾，并具有抗氧化性。事实上，它被普遍认为比羽衣甘蓝和菠菜更有营养。最好在种子成熟前采摘蒲公英叶，因为之后蒲公英叶会变得很苦涩。[44]注意不要在使用过除草剂的地区采摘蒲公英叶。在美国，很多健康食品商店经常会出售新鲜的蒲公英叶，它们通常比长在院子里的更甜。在沙拉中加入新鲜的蒲公英叶和一点大蒜，或者用蒲公英叶泡茶，也是可以的。你也可以购买蒲公英酊剂或用它制成的茶泡水喝。

● 辣木

辣木又被称为鼓槌树、辣根树。在菲律宾，辣木叶作为蔬菜可用于沙拉、汤、炖菜和砂锅菜的制作，类似于西方人食用菠菜的方式。辣木在大多数干燥的热带国家都可以找到。在那些地区，它的"超级食物"地位是众所周知的，通常被称为"神奇蔬菜"。辣木富含维生素 A、维生素 C、维生素 E 以及抗氧化剂、蛋白质、钙、钾和铁。[45] 在菲律宾，辣木也以促进泌乳而闻名。很多研究发现，使用辣木叶后，哺乳妈妈的泌乳素水平、产奶量会有所增加，或者宝宝的体重会加速增长。[46, 47] 一项未发表的研究想要弄清楚准妈妈在孕期的最后一个月服用辣木粉胶囊，是否会让她们在产后的奶量增长更快、更多。后来研究表明，辣木确实起到了这样的作用。[48] 这样看来，辣木叶是能够增加哺乳妈妈的奶量的。辣木叶在非洲也被认为有益于孕期健康。[49, 50] 辣木叶在菲律宾很常见，人们对食用它没有任何限制，是当地日常饮食中常见的蔬菜（更多信息请参见 bit.ly/MMM-Moringa）。

如果能吃到新鲜的辣木叶是很幸运的。传统上它们是用来做汤的，但你也可以将它下锅炒或者按你喜欢的吃法来食用。冷冻辣木叶在许多亚洲食品商店都能买到。辣木叶粉可以被添加到冰沙、烘焙食品、炒菜、炖菜甚至意大利面酱中。如果你不喜欢辣木粉，你也可以购买辣木胶囊或尝试辣木茶。

其他水果、蔬菜和根茎类食物

一项来自泰国的研究发现，食用香蕉花、柠檬罗勒、泰国罗勒、瓠瓜会促进哺乳妈妈的奶量提升。[51] 姜在多种文化中也被认为可以催乳。产后开始服用姜粉胶囊的泰国妈妈发现，在产后第 3 天就会有更高的产奶量。[52] 另一项来自泰国的研究，针对的是多种食物的组合对哺乳妈妈奶量的影响。哺乳妈妈从产后第一个月开始，食用等量的姜、胡芦巴和姜黄，两周后奶量跟原有奶量相比增长了近50%，4 周后增长100%。[53] 中东国家流行的椰枣（每天食用 3 次，每次 10 颗）的催乳效果，与埃及妈妈服用的胡芦巴（每天 3 次，每次 2 g，与茶同服）的催乳效果差不多。[54]

蓝色饮料能催乳?

你听说过佳得乐或类似的运动饮料(通常是蓝色的)能催乳吗?有很多哺乳妈妈反映喝这些运动饮料有催乳效果。其实除了钾含量较高,这些饮料的成分并无特别之处。运动后补钾是很重要的。不论如何,喝一些更健康的饮料(在本章中提到的)对你的健康和奶量才更有好处。

• 绿色木瓜(番木瓜)

在热带地区,哺乳妈妈通常会食用绿色木瓜(未成熟的)来增加奶量,常见的做法是熬制木瓜汤。[33, 41, 55]中国有两项研究,一项是给产后母鼠喂章鱼和木瓜汤,另一项是给人类妈妈食用猪脚和木瓜汤,结果二者的奶量都有所增加。[56, 57]如果你喜欢亚洲菜,制作木瓜沙拉或在菜肴中添加青木瓜都是很不错的做法。

• 传统的催乳汤

在许多传统文化中,哺乳妈妈都会喝催乳汤。在菲律宾,一种名为 Tinola 的汤是用鸡汤(如果内有骨头,则含钙量很高)、辣木叶、青木瓜和其他蔬菜做成的,真的是超级催乳汤! Torbangun 汤或 Bangun-Bangun 汤,是一种巴塔克纳斯(位于印度尼西亚)的产妇常喝的汤,由到手香(Coleus amboinicus Lour)的叶子和鸡肉或鱼肉制成,能使哺乳妈妈的奶量提高 65%。[58]有的亚洲国家的哺乳妈妈喜欢喝海带汤(含碘和钙较高)、鱼汤、猪腿(或猪肘、猪蹄)汤。中国也有一些关于不同饮食组合的催乳效果的研究。

催乳点心和催乳食谱

美国市场上出现了大量的市售催乳饼干、催乳棒和口香糖,似乎对某些哺乳妈妈更有效。它们给忙碌的妈妈们带来了极大的便利,但价格昂贵,有些还添加了许多糖,这对任何人的健康都不利,特别是对那些有胰岛素抵抗的人。如果你或家人、朋友喜欢烹饪，可以考虑制订自己的催乳食谱。药剂师弗兰克·尼斯（Frank Nice）的《催乳食谱》（*The Galactogogue Recipe Book*）中介绍了治疗剂量的催乳食物的烹饪方法。营养师和泌乳顾问艾丽西亚·辛普森（Alicia Simpson）的《提升你的奶量》（*Boost Your Breast Milk*）提供了 75 种催乳食谱。你还可以在希拉里·加布森（Hilary Jacobson）的《妈妈的饮食》（*Mother Food*）和 bit.ly/MMM-Lactogenic 网站找到更多关于如何将催乳食品纳入日常食谱的建议。

遨游在催乳草药的世界

尽管在一些传统文化中，催乳草药已经被使用了几个世纪，越来越多的研究证实了它们的有效性和安全性，但在一些西方国家，它们仍然常常遭到各种怀疑。不管怎样，催乳草药还是比以往更受欢迎了，原因很简单：西药在很大程度上忽视了母乳不足的困境，除了"吸奶、喂奶、继续尝试"之外，几乎不能提供什么帮助。尤其在美国，多潘立酮很难获得，这也促使像我们这样的泌乳专业人士为了客户去寻找更多的方法。查找催乳草药的信息时，你会发现很多说法是相互矛盾的。这让人不知所措！但我们希望接下来的内容能破除这些误解，以便帮助你做出明智的决定，知道哪些促进泌乳的方法是适合你的。

催乳草药的功效

令人欣喜的是，从本书第一版问世以来，已经有很多的关于催乳草药的文章或研究出现，而且研究的质量正在提高，尽管能够达到"金标准"质量的研究还很少。催乳草药可能通过以下 3 种方式起作用：直接刺激泌乳，通过增强喷乳反射、移出更多乳汁来间接改善泌乳，或者通过改善哺乳妈妈激素分泌失衡或营养不良的情况来增加奶量。[2, 59] 很多草药可以从多个层面帮助哺乳妈妈增加奶量。有趣的是，一些催乳草药以助消化而闻名，就像多潘立酮和胃复安的功效一样，也能"让女性月经更加规律"（想想月经与宫缩、喷

植物雌激素是否安全?

植物雌激素与药物雌激素、我们自身分泌的雌激素相比,作用效果相对弱一些。许多食物都含有植物雌激素。这类食物你可能一直在吃,却没有意识到。[61] 有人担忧植物雌激素会诱发癌症,类似的讨论时常会出现在新闻上。但适量服用含有植物雌激素的食物和草药,不太可能增加患癌症的风险。许多催乳剂含有植物雌激素,这就是为什么它们可以刺激乳房发育、提升泌乳素水平的原因。

乳反射的相关性)。有些草药包括那些被认为可以丰胸的草药含有植物雌激素,可以自然地刺激泌乳素的分泌,从而增加哺乳妈妈的奶量。[60]

催乳草药的安全性

毒理学研究表明,广泛被使用的草药是相对安全的,尽管许多草药的正式研究都是在动物身上进行的。[62] 我们应该注意草药来源的安全性,某些进口的草药可能受到了重金属的污染。[63]

经常有人问,草药的成分是否会进入乳汁,会不会给宝宝带来危害。这方面的研究并不多,但将哺乳期用药原则应用于草药的使用是合理的,进入体内的药物平均转运到乳汁的剂量约为摄入药物总量的3%。[64] 对你的宝宝来说,少量药物转移到乳汁中几乎不会成为一个问题。我们在本章末尾的草药表格中提供了一些基本的安全信息。另一个很好的资源是希拉·汉弗莱(Sheila Humphrey)的书《哺乳妈妈的草药》(*The Nursing Mother's Herbal*)。书中根据哺乳的相对安全性,对一些常用草药进行了评级。无论你何时服用草药来增加奶量,一定要把这一情况告知宝宝的医护人员。如果你或者宝宝有过敏史,你要在尝试某种草药之前先了解它的相关特性。还请记住,大剂量服用某些草药可能会与其他药物发生冲突,或者产生不良反应,比如导致腹泻或尿液带有枫糖浆味。如果医生不了解你的服药史,可能会被这些症状误导，以为你患有相关疾病。

草药的多种形式

如果你在当地药店或健康食品商店闲逛，你很快会发现，草药有各种各样的制剂：全草药制剂，即将植物所有可用的部位磨碎，然后包装成粉末、片剂或胶囊；"中药标准提取物"制剂，即从草药中提取的定量的活性成分可制成标准剂量的药物；酊剂是通过将草药浸泡在不同浓度的酒精或其他介质中以获取某些成分而制成的；而各种茶类则是将干燥的叶子、花、种子或根浸泡在热水中以获取其水溶性成分。

哪种形式的草药作用效果最好呢？专家们各执己见。另外，制作方式对草药的疗效也起着重要的作用。茶就是一个很好的例子。如果煮茶的时间不够长，它的效果就不会那么强。有些草药片剂的有效成分很少，而另一些制剂则药效更强。在大多数情况下，草药最常用的制剂可能就是最适合你的，但如果我们了解到一种制剂比另一种制剂的药效更好，我们会在本书中注明。

质量问题

目前草药产品的质量参差不齐。如果草药储存时没有注意避光或者温度过高，随着时间的推移，质量也会变差。人们可能很想买最便宜的草药，但为了达到最好的效果，应该选择在保质期内的知名品牌的产品。

如何服用催乳草药

某些草药和西药不能一起服用。例如，含有大量纤维素的草药（通常是干燥的草本植物或种子，散装或胶囊状的）会让某些西药的吸收变缓。了解一下医生给你开具的西药是否与你正在服用的草药有冲突，这是很重要的。切记，许多资料只是列出了所有理论上可能出现的风险，而没有考虑到你服用草药的剂量，也没有考虑到是否已经有人对这些风险做了相关研究，或者这些风险是否真的出现过。（请查看 https://www.lowmilksupply.org/galactogogues）

有些草药尝起来很苦,所以为了改善口感,商家会在其制品中添加甜味剂或果汁等以掩盖苦味(过量添加可能会降低药效)。然而,一些草药专家认为,草药的苦味可以刺激胃液充分分泌,使药物更好地被吸收至血液。与草药同时服用的食物,对草药的吸收可能有帮助,也可能有干扰,这取决于草药的特性。因此,仔细阅读每种草药的服用说明,了解服用该药的时机和方法是很重要的。你也可以考虑将草药和西药在不同时间分开服用。

一些专家认为哺乳妈妈在服用一段时间的某种草药后,会产生耐药性,导致服药效果越来越差,所以建议每隔几周就轮换使用不同的催乳草药。[65]

草药的用量

使用草药作为催乳剂的挑战之一是缺乏关于有效剂量的研究信息。除了少数几种药物,如水飞蓟和胡芦巴,大多数催乳草药的推荐剂量都是它们作为药物的一般治疗用途的标准剂量。这个标准剂量对于提升奶量来说是否足够,或者催乳药物的使用剂量是否需要因泌乳不足的不同原因而有所不同,这方面的研究也是凤毛麟角。

有些草药是完全无害的,几乎可以放心尝试;而有一些草药,若大剂量服用则可能有潜在的毒性,必须更加谨慎地对待。哺乳妈妈可以从基本的推荐剂量开始服用,几天后再调整剂量。根据奶量公式,由主要因素造成奶量不足的哺乳妈妈,相较于由于哺乳管理不佳或者宝宝的相关问题导致的奶量不足的哺乳妈妈,服用催乳草药的见效速度更慢。"少量起效,多些更好"的理念并不适用于所有的催乳草药。当你发现有些草药效果不错,就继续服用这个有效剂量,不要再加量服用。当你想要减少药量时,一定要逐渐减量。在没有出现任何不良反应的前提下,每次减少药量,至少给身体一周的适应时间,去增加自己的泌乳能力。

有针对性地使用草药

你可能想知道如何选择催乳草药。苜蓿、胡芦巴、水飞蓟、山羊豆、辣木、荨麻和天门冬都是很好的通用催乳剂,通常对次要因素导致的奶量不足的哺乳妈妈很有效。如果你喜欢使用熟悉的可烹饪的草本植物，可以尝试用压碎的大茴香、葛缕子、香菜、莳萝、茴香或胡芦巴的种子来入菜或泡茶。但如果你有与奶量不足相关的特殊问题，请仔细寻找具有额外特性的草药，以针对性地解决这些问题。

本章末尾的表格提供了不同草药的不同制剂、剂量、特性和其他相关信息的简介。

催乳草药概述

• 苜蓿

苜蓿是一种非常流行且常用的催乳草药，[31, 55]苜蓿叶常与水飞蓟、药蜀葵和胡芦巴混合使用。它富含维生素 A、C、E、K 以及钙、钾、磷和铁。[35]苜蓿含植物雌激素及促甲状腺激素释放激素样物质，这些都可以刺激泌乳素和乳汁的分泌。[38]有些人认为它会加重系统性红斑狼疮的症状，有自身免疫性疾病病史的人应该避免使用，但这个说法并没有得到科学研究的证实。[66]没有证据支持或反对女性在怀孕期间服用苜蓿。[62]许多妈妈都发现服用苜蓿对促进泌乳有显著效果。

• 大茴香或大茴香籽

大茴香是一种香气扑鼻的、可用于烹饪的植物，在法国还是一种传统药物。大茴香籽有助于缓解肠绞痛、帮助排气，同时还能增加哺乳妈妈的奶量。虽然对它的研究还不多，但一些催乳茶的成分中有大茴香籽。[67]使用水和酒精制作的大茴香的提取物能提升母鼠的奶量。[68]大茴香含有大茴香醚，一些人认为其有助于促进喷乳反射。

• 南非醉茄

南非醉茄能调节肾上腺的功能，通常与天门冬搭配作为阿育吠陀组合的催乳草药。[1, 69]当人体内甲状腺激素水平偏低时，它还有助于使甲状腺功能维持在正常水平。[70]虽然南非醉茄不是一种直接的催乳剂，但它可以跟其他草药一起使用，从而发挥催乳功效。

● 黑升麻

历史上印第安女性曾使用黑升麻应对女性的各种健康问题，包括帮助哺乳妈妈增加泌乳。[1, 71] 黑升麻被认为有抗雄激素作用[72]，它含有植物雌激素，可刺激乳腺的生长发育。[69, 73] 它还以能够催产而著称，被助产士用来帮助产妇发动分娩。[43] 这也许解释了为什么它能有助于诱发喷乳反射。

● 黑种草籽

黑种草籽，也被叫作黑孜然，在巴基斯坦、印度和伊朗等国家被用于烹饪，也常常被当作催乳剂使用。[55, 60, 75] 印度的哺乳妈妈早上做的第一件事通常就是服用粉末状的黑种草籽以维持泌乳量。[76] 关于它的催乳作用，没有针对人体的相关研究，只有针对动物的相关研究。在最近的研究中发现，以水或酒精制作黑种草籽提取液，被喂食该物质的母鼠比对照组的母鼠产奶更多。[77]

● 水飞蓟

水飞蓟是豚草家族的一员，早在16世纪早期就被记录用于解决许多像食欲不振这样的小问题，以及哺乳妈妈的奶量不足。它是一种很流行的催乳剂，通常与胡芦巴一起服用，但还没有被正式研究过。由于用该草药制成的茶和酊剂口感苦；大多数哺乳妈妈更喜欢服用水飞蓟胶囊。[35, 78] 自然疗法医生希拉·金斯伯里表示，她有时发现这种草药起到了催乳作用，而胡芦巴并没有催乳作用。她开具的水飞蓟的使用剂量是每天 2 ~ 3 次，每次 1000 mg。[36]

● 琉璃苣油

琉璃苣是一种并不为大家熟知的催乳草药，也有助于缓解焦虑、经前期综合征、子宫内膜异位症和纤维囊性乳腺病，并有一定的通便效果。它的叶子中含有少量的有毒生物碱，对哺乳妈妈来说，使用它是有争议的，尽管它能够增加奶量。[42, 79] 琉璃苣油是从琉璃苣种子中提取的，含有极少量的生物碱，如果适量使用，是很安全的。[62] 它富含有益健康的脂肪——γ - 亚麻酸（GLA），能增强母乳中这种脂肪的含量，[80] 这就是该草药还能增加乳汁黏稠度的原因。

● 葛缕子籽

葛缕子是一种香味扑鼻的、可用于烹饪的催乳草药。它可以刺激食欲、缓解肠胃不适、抗焦虑，还能增加性欲。[42, 81]在西班牙，哺乳妈妈们通过饮用葛缕子籽泡的水来刺激泌乳：一杯水中放半茶匙葛缕子籽，每天饮用 3 ~ 4 杯。[38]通常人们会将它和其他催乳草药一起使用。[42]

● 圣洁莓

米娅很难受孕。她的医生认为她可能患有多囊卵巢综合征，并让她尝试服用二甲双胍和氯米芬。6 个月后，由于没有成功受孕，米娅停止服用氯米芬，决定改用圣洁莓，并在第 3 个月成功受孕了。但是当宝宝出生后，米娅又开始面临母乳喂养的问题。她的奶量增加非常缓慢。尽管她频繁用吸奶器挤奶，泌乳素水平和甲状腺功能都很正常，但在产后第一周时，她每天的奶量只有 180 ml，第二周时每天 400 ml。一位泌乳顾问建议米娅再试试圣洁莓，用量与她成功受孕时相同（每天 400 mg）。服用圣洁莓后，米娅的奶量开始迅速增加，产后 3 周时达到每天 670 ml，4 周时达到每天 730 ml……最终在 6 周后奶量飙升至每天 1100 ml！

圣洁莓，也被称为圣洁树浆果，是西洋牡荆树的果实，以能够促进脑垂体功能而闻名，尤其对促进孕激素的分泌具有积极作用（可能是通过帮助排卵而实现的），被认为可以调节泌乳素水平。有些女性服用它来治疗经前期综合征、月经不调、不孕甚至痤疮，因为它似乎还具有抗雄激素的特性。[72]早在公元 50 年，圣洁莓就已经被用来增加哺乳妈妈的奶量。当时狄奥斯科里迪斯（Dioscorides）（译者注：古代希腊的一位医生）建议在酒中加入压碎的圣洁莓提取物来"增加哺乳妈妈乳汁的流动"。[82]

一些研究已经证明了服用圣洁莓可以减少泌乳素的分泌，这就引发了对它的催乳作用的质疑。一项针对男性的研究表明，使用低剂量的圣洁莓提取物（每天 120 mg）可以刺激泌乳素的分泌，而高剂量使用另一种圣洁莓产品（每天 480 mg）则会降低泌乳素的分泌。[83]大剂量注射圣洁莓提取物会让母鼠的泌乳量下降。这导致许多人将有催乳作用的圣洁莓搁置一旁。其实圣洁莓的使用剂量才是关键。[35]尽管米娅在催乳时服用的圣洁莓的有效剂量偏高，草药专家希拉·汉弗莱（Sheila Humphrey）还是建议哺乳妈妈从低剂量开始尝试，每天服用 30 ~ 40 mg。[84]我们不确定它是否可以作为常规催乳剂，但如果激素失衡是诱发泌乳问题的原因之一，那使用圣洁莓就是合适的。

• 香菜籽

香菜籽有淡淡的柠檬味道，可以帮助排气和排尿，也具有温和的抗糖尿病特性。[42, 85]印度的哺乳妈妈每天喝两次干香菜籽泡的水，以增加奶量。[41]巴勒斯坦的哺乳妈妈在分娩后使用香菜籽，以"增强体质、增加奶量、增强性欲"。[74]在非洲，它也被用于增加哺乳妈妈的奶量。[33]你可以尝试取一汤匙碾碎的香菜籽泡在一杯沸水中，每天喝上几次。

• 棉花籽

棉花籽被古代的尤那尼医学（译者注：印度传统医学体系之一）用于增加哺乳妈妈的奶量，也被用来提高性欲。它能刺激母羊和母鼠的泌乳素的分泌，[38]并提高水牛的泌乳量。[86]在一项已知的针对奶量不足的哺乳妈妈的研究中，连续一个月内每天服用 10 g 粉状棉花籽的妈妈比服用安慰剂的妈妈给宝宝补充喂养的量要少，甚至不再给宝宝进行补充喂养的概率更高。[87]如果妈妈有出血性疾病，或正在服用增加出血风险的药物，那使用棉花籽要格外小心。

• 孜然

孜然是一种芳香类草药，在多种文化中都被当作催乳剂使用。在一项对老鼠的研究中发现，孜然虽然没有增加母鼠的泌乳量，但研究人员却观察到了母鼠的乳腺组织进一步的生长发育。[88]印度的哺乳妈妈会将一把孜然籽与两杯水同煮，煮后滤出孜然籽，然后在水中加入一勺蜂蜜，每天早上饮用，以增加奶量。[41]孜然还具有抗糖尿病的特性。[85]

• 莳萝籽

自古以来，莳萝籽被广泛用于应对宝宝消化系统的问题如肠绞痛。莳萝籽还具有抗糖尿病、抗痉挛和利尿的特性，但它的钠含量也很高。莳萝籽被用于很多流行的市售催乳产品中，因为当它与其他催乳剂一起使用时，效果很不错（协同作用）。它被认为可以"增强哺乳妈妈乳汁的流动"，这表明莳萝籽可能有助于喷乳反射的发生。[89]你可以将莳萝籽直接撒在食物上吃，或者用来泡茶喝。

● 茴香

在欧洲，茴香是一种很受欢迎的催乳剂，因其还有减少肠胀气、促进消化的功效而闻名。如果哺乳妈妈的宝宝恰巧正在经历肠绞痛，那妈妈喝茴香茶，既有助于乳汁分泌，同时也能帮助宝宝缓解肠道不适。茴香也被认为有利尿和抗雄激素的作用，[89] 并能促进喷乳反射。研究表明，茴香能减轻女性的多毛症（男性型毛发生长）。[90] 它所含的植物雌激素可能会促进乳房的发育。此外，茴香可能具有抑制食欲的特性。一例个案报告说，当哺乳妈妈服用多潘立酮时，茴香有助于减轻她的饥饿感。茴香是传统催乳饮料大麦水的第二个主要成分（译者注：大麦水的最主要成分是大麦，有时也会添加其他成分，如茴香、果汁、果皮、糖等）。

● *胡芦巴籽*

胡芦巴可能是北美最受推荐的催乳剂，在其他许多国家也很受欢迎。它在印度被称为玛蒂（methi）。作为一种烹饪调料，胡芦巴在世界各地都很受欢迎。胡芦巴的叶子和种子为各式各样的烘焙食品增添了独特的风味，包括制作咖喱味菜肴、仿制枫糖浆（注：胡芦巴籽的味道跟枫糖浆很像，可被制成仿制枫糖浆，供糖尿病患者等有特殊需求的人群食用）。它含有蛋白质、铁、维生素 C、烟酸和钾，还富含纤维素。传统做法上，印度的哺乳妈妈会咀嚼它的种子，并将其叶子浸泡一整夜，再在第二天用来泡热茶；或者将种子浸泡，然后加入牛奶和蜂蜜一起食用。一位妈妈说，对她来说，用水直接吞下半汤匙胡芦巴籽的催乳效果，比服用市售的胡芦巴胶囊和胡芦巴茶更明显。胡芦巴籽的粉末也可以加入到其他食物中。

在过去的十年里，已经有几项针对胡芦巴作为催乳剂的研究，研究测试了它被制作成茶或者不同剂量的粉剂胶囊的不同功效。[91, 92] 除了一项研究之外，在剩下的所有的研究中，人们都发现，服用胡芦巴的哺乳妈妈能吸出更多的乳汁，或者她们的宝宝增重更多，尽管差异不是特别显著。

目前胡芦巴籽最常用的使用剂量是每天 3 ~ 6 g（粉剂）。[35] 如果你的肠胃比较敏感，可以从低剂量开始尝试，然后逐渐增加剂量。少数哺乳妈妈会出现腹部痉挛或腹泻，有时宝宝也会出现消化不良。停止服用胡芦巴后，这些症状会很快消失。在服用期间，你的汗水和尿液闻起来可能会有枫糖浆的味道。[93]
对胡芦巴过敏的人并不常见，但如果你有哮喘或过敏的倾向，请尝试使用酊
剂而非胶囊。

胡芦巴因其抗糖尿病的特性而闻名，但每天服用少于 25 g 的胡芦巴似乎
不能起到降低血糖的作用（针对糖尿病人群）。[79] 尽管如此，最好将胡芦巴的
服用剂量保持在正常的催乳剂量范围内，每天不超过 10 g。少数人在使用过
程中出现了轻微的低血糖。如果把胡芦巴作为食物单独食用，或与热的谷物
粥等其他食物混合食用，一般没有问题。1 型糖尿病患者不应在没有医生监
督的情况下食用胡芦巴。如果你的甲状腺功能较弱，作为催乳剂胡芦巴对你
来说可能并不适合。因为有研究表明，在高剂量使用胡芦巴的情况下，老鼠
的 T3 水平会降低。[94] 由于胡芦巴具有刺激子宫收缩的特性，故不建议在孕期
使用。

也有报告称，随着胡芦巴使用剂量的增加，哺乳妈妈的奶量是减少的，
而非增加的。一位奶量不足的妈妈报告说，原本她每天可以吸奶 120 ml，服
用胡芦巴后，她的奶量在很短时间内大幅度减少，有时只能挤出几滴奶；停
止服用后，她花了一周的时间恢复之前的奶量。在一个哺乳妈妈线上互助小
组中，几名成员报告说，她们在多潘立酮疗法中加入胡芦巴后，奶量反而下
降了。这几位成员均患有甲状腺功能减退症。我们怀疑这些罕见的案例（译
者注：指在食用胡芦巴后，奶量反而下降）可能与哺乳妈妈本身的甲状腺功
能减退有关。如果你有类似的经历，请让医生检查一下你的甲状腺功能。

• 山羊豆

山羊豆是法国等欧洲国家的哺乳妈妈很喜欢的催乳剂，在北美也越来越
受欢迎。有些女性甚至在怀孕的最后一两个月就开始服用它，以促进乳房的
生长发育和泌乳。山羊豆的使用起源于南欧和西亚，并在 1873 年被奶农吉
莱特 – 达米特（Gillett–Damitte）首次提到。吉莱特 – 达米特在报告中说，他
的奶牛在吃草时食用了这种植物后，奶量增加了 35% ~ 50%。它与胡芦巴
同属一科，具有相似的抗糖尿病特性。山羊豆中含有山羊豆碱。胰岛素增敏
剂——二甲双胍就是用山羊豆碱合成出来的。山羊豆也被认为是一种利尿剂，

并被认为能够刺激乳腺组织的生长发育。

尽管奶牛食用山羊豆后奶量有了明显的增加，但绵羊食用后却发生了中毒反应，这引发了一定的争议。对此最合理的解释是，不同的动物食用山羊豆会有不同的反应。绵羊通常会将山羊豆整株连根拔起并吃掉，也包括没有催乳功效的部分。无论是传闻还是文献记载，我们没有发现任何人类服用山羊豆后出现负面反应的报道。有临床经验的草药专家仍然对山羊豆的使用持乐观态度。[36]LactMed［译者注：美国国家卫生研究院（National Institutes of Health，NIH）资助的药物与母乳喂养相关信息的线上数据库］中提到，大多数人对山羊豆的耐受是良好的。[95]

山羊豆是一种很好的催乳剂，尤其适用于有胰岛素抵抗、乳房发育不全、多囊卵巢综合征、妊娠期糖尿病的哺乳妈妈。药剂师弗兰克·尼斯（Frank Nice）建议，如果和二甲双胍同时服用，哺乳妈妈需自我监测是否有低血糖的迹象。山羊豆是许多催乳茶、混合酊剂和一些以水飞蓟素（一种水飞蓟提取物）为基础的新的催乳剂的成分之一。

- **催乳草**

催乳草主要在墨西哥南部和中美洲被人们使用。它的叶子被制成一种茶，供那些在泌乳方面有困难的新手妈妈饮用，促进她们乳汁的分泌。

催乳草的钙含量很高。通常的使用剂量是每天 3 杯，持续 3 ~ 5 天。1949 年的一项研究建议使用 6 杯（5 片叶子或茎段，约 5 g，冲泡一杯茶）的剂量。供哺乳妈妈饮用的催乳草茶在危地马拉和美国均有售卖（由 Legendairy Milk® 生产的 Tea-Tas®）。

- **吉万提**

吉万提不仅被认为是催乳剂，还被普遍认为有抗氧化、抗真菌感染、抗糖尿病的属性。吉万提富含槲皮素，这可能是它能够提升奶量的原因。[97]它是 Leptaden™ 的主要成分。Leptaden™ 是在印度非常流行的催乳产品，早在20 世纪 60 年代到 80 年代就得到了动物和人体实验的支持。[98] Lactancia™ 是一种较新的产自印度的产品，是将吉万提、天门冬和其他维生素和矿物质结合在一起，据报道可以协助奶量不足的妈妈增加奶量。[99]

● 香蜂草

香蜂草具有镇静神经的特性，常常被加在多种复合成分的催乳剂中。俄罗斯的哺乳妈妈们将香蜂草的叶和茎浸泡后饮用，使奶量得到了增加。[60] 一项研究表明，在老鼠身上大量使用该物质后，会产生抗甲状腺的负面影响，[100] 但如果适度使用，特别是和其他物质混合使用，由于其具有保持激素平衡的适应性机制，负面影响并不大。

● 药蜀葵根

营养丰富的药蜀葵根因能提高胡芦巴、水飞蓟和苜蓿的催乳功效而久负盛名，[1] 同时还能使"乳汁更加浓稠"。它的维生素 A、钙和锌的含量都很高，还含有少量的铁、钠、碘和 B 族维生素，并具有利尿特性。虽然人们通常使用它的根，但在一些文化中，也会使用它的花和叶。将药蜀葵根和其他催乳草药混合使用可以获得最大的功效。自然疗法专家希拉·金斯伯（Sheila Kingsbury）里认为，药蜀葵根的黏液还有助于保持乳汁乳化，让乳汁更好地流动，降低乳腺导管堵塞的风险。[36] 她更推荐用冷水萃取：将四分之一杯切好的药蜀葵根的根放入 1000 ml 温水中，静置过夜；第二天过滤后，可以用一整天慢慢饮用。可以加一点蜂蜜，使该饮品变甜。使用药蜀葵根催乳的第二选择是服用药蜀葵根粉制作的胶囊。

● 荨麻或刺荨麻

荨麻作为药用植物有着悠久的历史，可以追溯到古希腊时代。它富含铁、钙、钾、磷，及维生素 A、C、D、K，[78] 被认为有抗糖尿病、利尿、降血压和支持甲状腺功能的特性。一直以来，荨麻被认为是一种强大的催乳剂，也是许多商业催乳剂产品的重要成分，但一般不会被单独使用。荨麻在冻干后可被用于胶囊和酊剂这样的制剂中，被认为是可以发挥最强药效的两种使用方法。这两种使用荨麻的方式也是最安全的，因为用通常的干燥方法处理过的荨麻叶子可能含有真菌孢子，会诱发轻度至中度的过敏反应。

● 红三叶草花

作为催乳剂，红三叶草花通常与其他草药联合使用。它含有多种植物雌激素，可以促进乳房发育，也有助于减少水肿。研究人员每天给绵羊喂 3.5 kg

发酵过的红三叶草，两周后发现绵羊体内的总 T3 和游离 T3 的水平显著提升了。[104] 没有研究结果表明，正常剂量的未发酵的红三叶草是否会影响人体的甲状腺激素水平，但是这种草药可能对甲状腺功能减退的哺乳妈妈有益。

● 红覆盆子

虽然人们不认为单独使用红覆盆子叶会有催乳作用，但它是许多催乳茶和酊剂的成分之一。它的催乳功效可能来自其作为草药的营养价值，也可能对激发喷乳反射有所帮助。由于红覆盆子具有收敛性，一些草药专家认为，短期使用红覆盆子会有催乳功效，但如果长期使用，可导致哺乳妈妈的泌乳量下降。[84] 有趣的是，一项研究发现，在怀孕的最后几个月里喝红覆盆子茶的女性，分娩后泌乳量增加得更快。[105] 红覆盆子通常与其他催乳剂联合使用。某些催乳剂会导致哺乳妈妈大便很稀，加入红覆盆子后，会降低这一不良反应（译者注：因为红覆盆子具有收敛作用）。

● 锯棕榈

锯棕榈最出名的功效是治疗男性前列腺疾病。据报道，如果女性使用锯棕榈，会有抗雄激素和平衡体内激素水平的作用。[72] 一些一直与体毛过多、男性型脱发（译者注：即脂溢性脱发）或成人痤疮作斗争的人们，已经转向使用锯棕榈这种自然疗法了。[106]

因为历史上曾有报道，长期使用锯棕榈可以使胸部增大，所以，在"天然"的丰胸产品中，经常会发现锯棕榈的成分。[73, 107] 塞米诺尔族印第安妇女（译者注：大部分塞米诺尔族印第安人住在美国佛罗里达州）用它来治疗乳腺发育不全，并用其增加哺乳妈妈的泌乳量。[108, 109] 这种浆果还被作为动物的催乳剂来使用。有报道称，它能增加奶牛的产奶量，而且使牛奶更加浓稠。[110] 没有哺乳妈妈使用锯棕榈的相关研究，但我们知道几个案例，她们使用其他草药没有帮助，但锯棕榈确实起效了。这种草药对于多囊卵巢综合征、雄激素过多或乳腺组织发育不良的女性来说，是很好的选择。

● 天门冬

在印度，天门冬被用于治疗不孕症，能增加哺乳妈妈的奶量，是印度市售的催乳产品中的主要成分。

有研究表明，天门冬促进了母鼠乳腺的发育，提升了母鼠的泌乳量。[111] 但一项人体研究发现，它既不能增加奶量，也不能提升泌乳素水平。然而，在这项研究中，研究人员使用的天门冬剂量非常小，也没有准确检测受试者的泌乳素水平，并且是将天门冬与其他草药组合使用的，所以他们的结论并不一定准确。[112] 在一项质量较高的研究中，60 名哺乳妈妈每天按每千克体重 60 mg 的剂量服用天门冬根粉，结果妈妈体内泌乳素水平提升了 33%，宝宝体重增加了 16%，而安慰剂组的哺乳妈妈的宝宝的体重增加仅为 6%。[113] 有一个有趣的实验：把天门冬根分别加水和牛奶熬制后，喂给不同组的老鼠，结果发现，服用牛奶煎剂组的老鼠奶量更大。[114] 在印度，传统的做法是将天门冬根粉与牛奶一起做成热饮，然后加一点酥油和蜂蜜供人饮用。看来，对于一种催乳剂，如果你已经尝试了多种食用方法仍不见效，去探究一下古老文化中的做法或许是明智的选择。

天门冬也被认为可以阻止子宫中的催产素受体发挥作用，这可能是阿育吠陀传统认为它有助于防止流产或早产的原因。[115]〔注：让怀孕的母鼠服用高剂量的天门冬提取物（每天每千克体重 100 mg），会导致老鼠胎儿发育不良。[62, 116]〕我们网站针对天门冬的使用效果做过一项非正式调查，75% 的有各种奶量不足状况的哺乳妈妈报告说，她们的奶量得到了增加，有些人甚至停用多潘立酮而转用天门冬，仍然维持了大部分的奶量。虽然有几位妈妈还提到，使用天门冬后他们的乳房变大且变得敏感、阴道分泌物有所增加、性欲更强，但除此之外，有关天门冬的不良反应的报道并不多见。

- 马鞭草

马鞭草是具有利尿和镇静作用的催乳草药。历史上，在欧洲它以增加奶量而著称，通常与其他草药联合使用。[82] 马鞭草还会刺激子宫收缩，所以女性应避免在孕期使用，但在产后使用可有利于激发喷乳反射。[42]

如何在怀孕期间使用草药催乳

如果你在哺乳期怀孕了，并经历了由于激素水平的变化而带来的泌乳量下降，但你还想给宝宝继续母乳喂养，催乳剂可以帮助你维持部分奶量。然而，此时你身体的首要任务应该是为孕育新生儿做准备。正常情况下，你的泌乳量本来就会下降，乳汁会逐渐变回到初乳状态。

并不是所有的催乳草药都适合在孕期使用，特别是那些被认为有催产或刺激子宫作用的。一般认为，孕期可安全使用的草药包括苜蓿、蒲公英叶、茴香、水飞蓟、荨麻、燕麦秆和红覆盆子。

如果你曾经有过奶量不足的问题，现在又怀孕了，你会想了解在怀孕期间服用催乳剂是否能为你这次顺利实现母乳喂养增加几分胜算。之前我们提到过一项研究，哺乳妈妈们从孕 35 周到分娩一直服用辣木，可以增加泌乳量。使用安全剂量的低风险的草药，可以是一个合理的应对哺乳妈妈泌乳问题的策略。如果女性在上一次怀孕时出现乳腺组织发育不全，从而导致了产后泌乳量不足，那在这次怀孕期间服用某些催乳剂如苜蓿，会协助乳腺组织再次发育。具体服用哪种催乳剂，取决于导致她上次泌乳量不足的根本原因到底是什么。为了让这次的哺乳经历比以往更加顺利，许多女性会在怀孕的最后几个月里服用山羊豆，目前未发现有任何问题。

市售催乳草药产品

北美市场上的市售催乳产品的种类有井喷式的增长，在很多情况下，这些催乳产品的效果都不错。催乳草药作为膳食补充剂，属于美国 FDA 认定的"食品和香料"类别，不被作为药物进行监管，FDA 也未对这些催乳草药的有效性进行核查。这些催乳草药产品，必须符合跟其他普通商品一样的消毒和处理标准，包装上不能标示未经证实的功效。然而，这些市售催乳草药产品的质量是不能被保证的，且质量会因制造商不同而参差不齐（详情参见 https://www.lowmilksupply.org/galactogogues）。

• 催乳酊剂

市场上的多种不同配方的催乳酊剂效果都不错。现有几家大公司提供市售的催乳酊剂，同时也有一些小型企业出售他们自己组合的催乳酊剂。有些仅为含有单方草药的酊剂，有些则是专门为泌乳而生产的复方草药酊剂。大多数的催乳酊剂以酒精为基底（少量摄入酒精对母乳喂养来说不是问题），但也有一些以甘油为基底。酊剂可由新鲜或干燥的草药制成，这会影响酊剂的药效和价格。记住，酊剂的建议使用剂量并不是一成不变的。你可能需要多用或少用一些，这取决于你的具体情况。

• 市售催乳胶囊

对那些不喜欢草药的特殊味道的人来说，胶囊制剂是一个很棒的选择。大多数胶囊内含有单方或复方的干草药，还有一家公司将浓缩酊剂放入胶囊中。两者最大的区别是干草药含有纤维素和脂肪，对某些草药来说，这可能是它们发挥催乳作用的重要成分。

• 复方催乳茶

历史上，大多数草药被冲泡成茶，用于增加哺乳妈妈泌乳量的催乳草药也不例外。许多草药专家更喜欢催乳茶，因为准备催乳茶的仪式感具有平复人心情的作用。很多泌乳顾问认为，催乳茶的效果比酊剂或胶囊更温和，但这取决于正确的剂量和做法。经验表明，相对于催乳茶的说明书上标明的每天饮用 2 ～ 3 杯的剂量，哺乳妈妈往往需要多喝几杯催乳茶才能达到较好的效果。你可以试着一次性冲泡几杯茶的量，然后一整天都喝这种茶。

不同市售品牌提供的草药茶组合略有不同。浸泡时间对于草药发挥效果非常重要，浸泡时间过短会降低药效。泡茶时请使用盖子，这样可防止草药的水溶性成分挥发到空气中。虽然有些催乳茶标注的浸泡时间只有 5 分钟，但实践证明至少泡上 10 分钟才会有更好的效果。

为自己量身定制催乳剂

你还可以针对自身情况量身定制催乳草药。一些奶量不足的哺乳妈妈干脆买来散装草药制作专属于自己的催乳酊剂、催乳茶和混合催乳汤剂。尽管我们通常认为，多种草药一起使用会增强整体的催乳效果，或者至少可以起到互相促进的作用，但请记住，它们也可能会抵消彼此的某些特性，从而降低各自的催乳优势。你可以先单独尝试一种草药，然后再与其他草药混合使用，看看催乳效果是更强了还是没有变化。如果仅使用一种草药催乳效果就已经不错，就不需要再费心将几种草药组合使用了。

在竭尽全力但也未能为她第一个孩子提供充足的母乳后，辛迪研究并制作了专属于自己的特殊催乳剂。在第二次怀孕后，她设计了一种混合茶——用红覆盆子叶和荨麻各一大把，以及少量的苜蓿和红三叶草混合起来泡茶喝，以促进乳房的发育。她在 1000 ml 接近沸腾的水中加入这些草药混合物，浸泡一夜后第二天喝。在整个孕期，辛迪都在喝这个催乳茶。第二个孩子出生后，为了增加奶量，辛迪在这个配方中加入了其他草药——啤酒花、水飞蓟和药蜀葵根。制作时，她还往锅里分别加入一茶匙（约 5 g）胡芦巴粉和山羊豆粉。辛迪继续每天喝 4 杯自制催乳茶。催乳茶通常是冰镇的，以掩盖一些草药的苦味（也可以加入甜味剂）。辛迪把喂养第二个宝宝时母乳充足的情况都归功于她的"催乳茶"。对于辛迪和其他一些哺乳妈妈来说，这些草药似乎很有帮助。然而，重要的是，没有一种催乳茶适用于所有人。

详细介绍催乳茶配方的书籍是詹妮弗·梅登（Jennifer Maiden）的《花园喷泉》（*A Fountain of Gardens*）。另外，下面是草药专家希拉·金斯伯（Sheila Kingsbury）里的配方：

将所有草药一起装进袋子里混合，然后将二分之一杯混合物倒入 1000 ml 热水中，浸泡 30 分钟。过滤后，在一天中慢慢饮用。

其他传统的催乳茶组合如下。[60]

● 将 20 g 大茴香籽、20 g 莳萝籽、30 g 胡芦巴籽、30 g 小茴香籽混合在一起。取一茶匙加一杯沸水冲泡，每天喝 3 杯。

● 将 10 g 茴香籽、20 g 香蜂草叶、20 g 山羊豆、30 g 莳萝籽和 40 g 茴香

燕麦奶茶成分

四分之一杯啤酒花（新鲜的或干燥的）

二分之一杯山羊豆叶

四分之一杯大茴香或茴香种子

二分之一杯燕麦胚芽米

籽混合在一起。取一茶匙加一杯沸水冲泡，每天喝2～3杯。

● 将30 g山羊豆、10 g大茴香籽和10 g茴香籽混合在一起。取一茶匙加一杯沸水冲泡，每天喝2～3杯。

有助于喷乳反射的草药

有几种草药以促进喷乳反射而著称。众所周知，洋甘菊茶具有镇静作用。哺乳妈妈如果因压力过大而影响喷乳反射，可以在哺乳之前饮用洋甘菊茶，以帮助自己放松下来，从而让喷乳反射更容易发生。自然疗法专家希拉·金斯伯里（Sheila Kingsbury）也喜欢用香蜂草、啤酒花和燕麦来帮助哺乳妈妈平静下来。以增加乳汁流量而闻名的草药包括大茴香、黑升麻、黑种草籽、圣洁莓、莳萝、茴香、红覆盆子叶和马鞭草。泌乳顾问玛吉·多伊奇－拉什（Margie Deutsch-Lash）更喜欢红覆盆子叶酊剂，她常在哺乳前10分钟，将1 ml该酊剂放在舌头下含30秒再吞咽。玛吉还说，如果妈妈更喜欢喝茶，最好在喂奶前20分钟饮用，因为茶在胃内的吸收速度会更慢。

顺势疗法的催乳剂

顺势疗法是一种与西医理念不同的治疗方法。顺势疗法采用药物的理念是基于取象比类（Law of Similars），或"以同样的制剂治疗同类疾病"的原理，而非西方医学的用某种物质来对抗疾病的理念。顺势疗法认为，身心出现症状是失去平衡的身体正试图恢复秩序时发出的信号，该疗法使用的药物能够引起同样特定的症状，以此来帮助身体康复。

一些顺势疗法可以用于解决特定的问题，但理想情况下，它们是由经验丰富的医生在详细了解你的病史和具体情况后为你选择的治疗方案。顺势疗法的方法是复杂的，不容易简化成一个清单，因为治疗方法有几十种，到底选择哪种治疗方法，取决于医生对于造成你身心问题的根本原因的判断。

因为顺势疗法不太符合西方医学范式，所以很难列出绝对意义上的顺势疗法的催乳剂。有一些顺势疗法的药物适合治疗哺乳妈妈一般情况下的奶量不足，但绝大多数的顺势疗法药物需要特殊定制，以适应每个哺乳妈妈的独特状况。顺势疗法的药物通常以 X（1∶10）、C（1∶100）或 LM（1∶50000）的比例稀释后的形式出现，可能是液体或药片。在没有医生指导的情况下，使用 6C 或 12C 比例的稀释剂通常是最合适的。

用于催乳的顺势疗法所用药物及其临床应用

顺势疗法所用药物	奶量不足的原因
圣洁莓	抑郁
碳酸钙	一般使用；大出血或贫血
氢氧化钠	短期疲惫；最适合个性执着而非随和的病患
白英	身处寒冷和潮湿的环境后突然奶量骤减；肿胀
山羊豆	贫血或营养不良
胡麻花	极端的产后疲惫（"超级妈妈综合征"）
洋马钱子	由于震惊和悲伤突然奶量骤减
野莴苣	一般使用
蓖麻	大出血或贫血
欧荨麻	一般使用；大出血或贫血

资料来源：哈瑟利（Hatherly P）《顺势疗法医生的泌乳指南》（*The Homeopathic Physician's Guide to Lactaion*）。Chapel Hill, Australia: Luminoz Pty Ltd; 2004.

为了节省费用并达到最平稳的治疗效果，顺势疗法医生帕特里夏·哈瑟利（Patricia Hatherly）建议将 3 片药或 3 滴药放入一个装有 300 ~ 500 ml 水的瓶中，每天喝 3 次，每次一茶匙（5 ml），其间多次摇动瓶子。

上面的表格列出了几种常用的治疗奶量不足的顺势疗法所用的药物。为达到最好的效果，建议咨询一位经验丰富的医生，然而针对你的情况做出最合适的选择。

我什么时候可以停止服用催乳剂

何时停止服用催乳剂确实因人而异。如果导致奶量不足的原因并不复杂，可以在奶量变得充足以后，立即开始减少药量，而宝宝也能够继续帮妈妈维持泌乳量。催乳剂的药量应该逐渐减少，以避免奶量突然下降。如果哺乳妈妈的身体有其他问题，比如缺铁、激素问题或者缺乏足够的乳腺组织，可能需要持续服用几个星期或几个月，甚至在整个哺乳期都要服用。对有些哺乳妈妈来说，她们的身体在得到一段时间的额外支援后"开始正常运转"；但对另一些人而言，她们需要长期的外部支持。即便如此，一些哺乳妈妈发现，大约在产后 6 个月左右，或当宝宝开始吃固体食物时，她们可以降低一些催乳剂的使用剂量，而非停用。你可以尝试降低催乳剂的使用剂量或频率（或两者都降低），每周减量不超过 25%。如果你发现奶量开始下降了，那就重新恢复到原来的剂量。

催乳剂使用参考信息

注：在使用这些表中的信息前，必须首先查看第 14 章中介绍的如何适当使用催乳剂的说明，不建议内服精油。

评级　美国 FDA

GRAS = 一般认为是安全的

汉弗莱（Humphrey），《哺乳妈妈的草药》（*The Nursing Mother's Herbal*）[84]

A　没有发现禁忌证、不良反应、药物相互作用或妊娠相关的安全问题。如果使用得当，通常被认为是安全的。

B　部分人群可能不适合使用。使用不当可能会造成不良影响。需要寻求可靠的有关安全性和使用剂量的信息。

C　中等潜在毒性，主要与剂量有关。使用前请咨询草药专家和泌乳专家。需考虑使用其他更安全的草药。

基于正常的、非过度的使用剂量，美国草药产品协会的《植物药安全手册》（*Botanical Safety Handbook*，BSH）[62]

安全等级 1= 在使用得当时可以安全使用

安全等级 2= 有限制地使用

安全等级 2a= 由于毒性问题，仅供外用

安全等级 2b= 请勿在孕期使用

安全等级 2c= 请勿在哺乳期使用

与西药的相互作用等级 A 级 = 预计与西药无临床上的相互作用

与西药的相互作用等级 B 级 = 理论上可能与某些西药有临床上的相互作用

与西药的相互作用等级 C 级 = 已经在临床上与某些西药发生了相互作用

催乳草药快速一览表

草药	治疗性剂量			其他广为人知的好处	可能的不良反应	注意事项	分级
	茶	酊剂	胶囊				
苜蓿叶	将 1～2 汤匙（译者注：本书中 1 汤匙约为 5g）苜蓿叶浸泡在 150 ml 水中，每天喝 2～4 次	每天 3～4 次，每次 0.5～4 ml；效果稍差	每天 4 次，每次 1～2 粒胶囊	利尿，刺激乳腺发育，促进垂体功能；含植物雌激素，营养成分包括维生素 A、C、E、K 及钙、铁	稀便；过敏；服用苜蓿籽可能会增加晒伤的风险（译者注：因为可能会增加某些人的皮肤对阳光的敏感度。）	使用华法林抗凝剂的人不能服用；孕期服用安全	一般认为安全（用作调料）汉弗莱：苜蓿叶：A 苜蓿籽：C BSH:1,A
大茴香籽	将 1～2 汤匙压碎的大茴香籽浸泡在 240 ml 水中 1～20 分钟，每天喝 3～6 次	每天 2～3 次，每次 3 ml		防胀气，防肠绞痛；芳香植物，含植物雌激素；有助于诱发喷乳反射，能使人放松	部分人群会过敏	与八角茴香不同，二者不能互相替代使用；如果对茴香醚过敏，则禁用；在孕期作为茶来饮用是安全的，但不可以酒精萃取的方式服用	一般认为安全（用作调料）汉弗莱：A BSH:1,A
南非醉茄根			每天 2 次，每次 1 粒 500 mg 的浓缩提取物胶囊	降血压，使人放松，增强甲状腺功能	未知		汉弗莱：C BSH:2b,A
黑升麻		每天 3 次，每次 1 ml		降血压，有助于诱发喷乳反射，刺激乳腺发育，抗雄激素	可能引起过敏反应，偶发胃肠道不适	孕期禁用；短期使用，效果更好；避免大剂量使用	汉弗莱：B BSH:2b,A
黑种草籽或黑孜然	将 1 汤匙压碎的黑种草籽或黑孜然浸泡在 240 ml 水中 15 分钟，每天喝 4～6 次	每天 1 汤匙黑种草油或黑孜然油		抗糖尿病，抗组胺作用，降血压，刺激乳腺发育，富含营养	接触黑种草籽油或黑孜然油，可能引起过敏反应	孕期不推荐服用；如果患有出血性疾病，禁用；避免大剂量使用本品制成的精油	一般认为安全（用作调料）汉弗莱：B BSH:1,A

续表

草药	治疗性剂量			其他广为人知的好处	可能的不良反应	注意事项	分级
	茶	酊剂	胶囊				
水飞蓟的地上部分	将1～2汤匙该干草药浸泡在150 ml水中，每天喝5～6次（味苦）	每天2～4次，每次1～3 ml（味苦）	如果与胡芦巴同服，每天3次，每次1～3粒胶囊（每粒250～300 mg）；如果单独使用，单次最高使用剂量为6g	助消化，利尿	偶尔会引起对豚草科植物的过敏反应；大剂量（在240 ml茶中加入超过一汤匙的草药）会导致腹胀	一般不推荐孕期服用	一般认为安全 汉弗莱：B BSH:1,A
琉璃苣籽	不适用	不适用	每天服用1～2g琉璃苣籽油的胶囊	利尿，让乳汁更浓稠，γ-亚麻酸（GLA）含量高，能使人放松	稀便；轻微的胃部不适	含有少量的有毒生物碱，但在制成的油中未发现	汉弗莱：玻璃苣油：A 玻璃叶子：C BSH：玻璃苣籽：A 玻璃苣叶子：1,A 玻璃苣叶子:2a,A
葛缕子籽	将1汤匙新鲜压碎的葛缕子种子浸泡在225 ml水中10～15分钟；每天喝5～6次	每天3次，每次3ml	每天3次，每次1/4～1/2汤匙的粉状胶囊	抗焦虑，防胀气，抗糖尿病，抗高血压；有助于诱发喷乳反射，能使人放松	未知	避免大剂量使用本品制成的精油	一般认为安全 汉弗莱：A BSH:1,A
圣洁树浆果	将1汤匙熟浆果浸泡在225 ml水中10～15分钟，每天喝3次（味苦）	每天3次，每次0.5～1 ml（1:5酊剂），或每天服用总量不超过5 ml	每天250～500 mg	平衡体内激素水平，刺激乳腺发育；有助于诱发喷乳反射，调节垂体功能，抗雄性激素	瘙痒；皮疹	大剂量使用会降低男性体内激素水平，减弱胃安利君潘立酮的催乳作用，削弱激素避孕的效果；最好在专业人员的指导下使用	汉弗莱：B BSH:1,A

续表

草药	治疗性剂量			其他广为人知的好处	可能的不良反应	注意事项	分级
	茶	酊剂	胶囊				
葫芦巴籽	将满满 1 汤匙压碎的葫芦巴种子浸泡在 240 ml 水中 10 ~ 15 分钟；每天喝 3 ~ 5 次			抗糖尿病，防胀气，利尿；有助于诱发喷乳反射，富含营养成分	对光的敏感度增加（罕见）	避免大剂量使用本品制成的精油；偶见过敏性反应报导	一般认为安全；汉弗莱：A　BSH:1,A
蒲公英叶	将 1 ~ 2 汤匙（5 ~ 10g）细细切碎的或粗制的粉状叶浸泡在 240 ml 水中，每天喝 3 次	每天 3 次，每次 3 ml	每天 3 次，每次服用 2 粒胶囊（每粒为 500 mg）	抗糖尿病，利尿，是优质的铁质来源，增强甲状腺功能，富含营养成分（尤其是铁元素）	接触性皮炎（罕见）	避免在打过化学制剂或杀虫剂的草坪或空地区采收蒲公英	一般认为蒲公英油是安全的；汉弗莱：A　BSH:1,A
莳萝籽	将 2 汤匙压碎的莳萝籽浸泡在 240 ml 水中 10 ~ 15 分钟（或 3g 泡在 300 ml 水中）在，每天喝 2 ~ 3 次	每天 1 ~ 3 次，每次 1/2 ~ 1 汤匙（2.5 ~ 5 ml）		抗糖尿病，防胀气，利尿；有助于诱发喷乳反射，能让人放松	未知	未知	汉弗莱：A　BSH:1,A
茴香籽	将 1 ~ 3 汤匙（5 ~ 15g）压碎的茴香籽浸泡在 240 ml 水中 10 ~ 15 分钟，每天喝 2 ~ 6 次	每天 3 次，每次 3 ml	"每次 1000 mg，每天 2 ~ 3 次"	抗雄激素，防胀气，利尿，含植物雌激素，降血压，促进乳腺发育；有助于诱发喷乳反射，能让人放松	接触性皮炎；可能会引起肠道或呼吸道的过敏反应	大量使用本品制成的精油可能有毒；孕期可以喝茴香茶，孕期和哺乳期应避免使用茴香精油	一般认为安全（用作调料）；汉弗莱：A　ABSH:1,A

续表

| 草药 | 治疗性剂量 | | | 其他广为人知的好处 | 可能的不良反应 | 注意事项 | 分级 |
	茶	酊剂	胶囊				
胡芦巴籽	1汤匙或1/4汤匙（1g）种子粉浸泡在240 ml水中15分钟，每天喝2～3次	每次1～2 ml，每天3次	每天3～4次，每次1～4粒胶囊（每粒胶囊为580～610 mg），或者每次服用等量胶囊	抗糖尿病，促进食欲，含铁丰富，促进乳腺发育	会让妈妈和宝宝闻起来有枫糖浆味道；胃部不适，稀便或腹泻；低血糖；胡芦巴籽会引发过敏反应，尤其是患哮喘的人	如果有低血糖或糖尿病史，服用前请先咨询医生，可与食糖一同服以降低低血糖的风险；在老鼠实验中，会降低其T3水平；孕期禁用；如果在使用华法林抗凝剂，服用时要非常小心；胡芦巴籽粉会与黏液含量高，应避免与西药同时服用	一般认为安全（用作调料）汉弗莱：B BSH:2b,A
山羊豆地上部分	将1汤匙本品的叶子浸泡在240 ml水中10～15分钟，每天喝2～5次（味苦）	智慧女人草药（草药品牌）：每天1～4次，每次2.5 ml；简单有机草药（草药品牌）：每天4次，每次3～4 ml；母爱（草药品牌）：每天4次，每次1～2 ml；洛·多戈博士（草药品牌）：将1汤匙本品稀释在240 ml水中，每天喝3次	母爱（草药品牌）：每天4次，每次服用1粒以上胶囊；80 kg以上的人，每天3次，每次2粒胶囊；或者每天3次，每次0.5～1汤匙（2.5～5g）	抗糖尿病，利尿，刺激乳腺发育	低血糖，可能有稀释血液液的特性	如果有服用任何糖尿病相关的西药，服用前请先咨询医生，可与食物一同服以降低血糖的风险；如果同时服用二甲双胍等降糖药要仔细观察是否有低血糖症状；没有研究或报告表明在妊娠期使用本品有问题 汉弗莱：B BSH:N/A

续表

草药	治疗性剂量			其他广为人知的好处	可能的不良反应	注意事项	分级
	茶	酊剂	胶囊				
啤酒花	将 1 汤匙啤酒花叶子叶子浸泡在 240 ml 水中 10 分钟；每天喝 1 ~ 2 次			刺激乳腺发育，让人放松，有助于诱发喷乳反射	接触后过敏反应	有抑郁症病史的人使用有争议	一般认为安全（啤酒花油、啤酒花萃取物）汉弗莱：B BSH:1,A
香蜂草叶	将 1.5 ~ 4.5 g 切碎的香蜂草叶子泡茶，每天几次；新鲜的香蜂草叶子泡茶喝，效果最理想	服 0.5 ~ 1 ml 香蜂草叶甘油溶剂，每天 2 ~ 3 次	对于干草药胶囊的用法，请遵照制造商的说明	镇静，防胀气，抗糖尿病	大剂量使用在老鼠身上，会影响其甲状腺功能；若患有甲状腺功能减退症，服用中等剂量是没问题的	如果已经服用镇静剂，请谨慎使用	一般认为安全 汉弗莱：A BSH:1,A
辣木叶	每天 3 ~ 5 杯	母爱（草药品牌）浓缩酊剂胶囊每天服用 4 ~ 6 粒	每天 3 次，次 1 ~ 3 粒辣木叶粉胶囊（每粒 350 mg）	营养丰富，抗糖尿病，抗氧化	大剂量使用在老鼠身上，会影响其甲状腺功能；辣木根和树皮易导致流产	如果在用华法林抗凝剂，服用时要非常小心	汉弗莱：辣木叶：A 辣木果：B BSH:n/a
药蜀葵根	将 1 汤匙药蜀葵根粉浸泡 150 ~ 240 ml 的冷水中 30 分钟，然后马上饮用完毕	无效的形式	每天 3 次，每次 2 ~ 4 粒胶囊	利尿，使乳汁更浓稠；富含维生素 A、钙和锌、铁、钠、碘和复合 B 族维生素	可能有过敏反应，但很罕见	黏液含量高，应避免与西药同时服用	汉弗莱：A BSH:1,A

续表

草药	治疗性剂量			其他广为人知的好处	可能的不良反应	注意事项	分级
	茶	酊剂	胶囊				
水飞蓟籽	将满满1汤匙新鲜压碎或切碎的水飞蓟种子浸泡在150 ml水中20～30分钟，每天最多喝5～6次	效果较差的形式	每次2粒胶囊（每粒500 mg），每天3次	抗糖尿病，对肝和胆囊有保护作用	可能的过敏原；头几天可能有轻微的泻药作用	如果出现低血糖，请与食物一起服用；可增加甲硝唑的清除率；最好与其他草药一起使用，而不是单独使用	汉弗莱：A BSH:1,A
荨麻或刺荨麻叶	1汤匙切碎的干草药浸泡在240 ml水中10～15分钟，每天喝2～3次	效果较差的形式	每天3次，每次1～2粒胶囊（每粒300 mg）	抗糖尿病，抗炎；利尿，降血压；富含铁、钙、维生素K、钾	轻度尿频；轻度的肠胃不适	未知	汉弗莱：A BSH:1,A
红三叶草地上部分	将1～3汤匙红三叶草浸泡在240 ml水中10～15分钟，每天喝3次	每天3次，每次2～6 ml	每天3次，每次2～3粒胶囊	利尿，刺激乳腺发育，富含营养；含植物雌激素；提升母羊体内的甲状腺激素水平	偶尔会引起稀便或恶心	在孕期使用有争议，但适量使用可能是好的；通常与其他草药一起服用	一般认为安全（调料，油）汉弗莱：B BSH:1,A
红覆盆子叶	将1汤匙红覆盆子叶浸泡在150 ml水中2～4分钟，每天喝2～4次	每天3次，每次3～4 ml	每天3次，每次3粒胶囊（每粒300 mg）	有助于诱发喷乳反射，富含铁、钙，可抗糖尿病	未知	只能短期使用；长期使用（超过2周）可能导致奶量下降	汉弗莱：A BSH:1,A

续表

草药	治疗性剂量			其他广为人知的好处	可能的不良反应	注意事项	分级
	茶	酊剂	胶囊				
锯棕榈浆果	将 1/2 ~ 1 汤匙锯棕榈浆果浸泡在 240 ml 水中,将水烧至沸腾后再煮 5 分钟,每天喝 3 次	每天 3 次,每次 1 ~ 2 ml	每天 2 ~ 3 次,每次 1-2 粒胶囊	抗雄激素,利尿,平衡激素水平,刺激乳腺发育	偶发肠胃不适、腹泻、头痛;可通过与食物一起服用来避免其不良反应	如患有出血性疾病,应避免使用;孕期禁用	汉弗莱:A BSH:1,A
天门冬根	制作饮料:将 2 汤匙天门冬根粉与温牛奶搅拌,每天喝 1 ~ 2 次		每天 2 次,每次 1 ~ 2 粒胶囊(每粒 500mg)	利尿,刺激乳腺发育,富含营养	可能有腹泻作用;可能会增加饮性欲	在阿育吠陀传统中作为孕期的饮料饮用;详情见正文	汉弗莱:B BSH:1,A
马鞭草地上部分	将 1 汤匙本品浸泡在 150 ml 水中 10 分钟,每天喝 3 次;或将 1/4 ~ 1/2 杯草药浸泡在 1000 ml 的水中 10 ~ 15 分钟,每次喝 1/2 杯,每天 3 次	每天 3 次,每次 2 ~ 4 ml		抗焦虑,降血压,增强甲状腺功能	未知	通常与其他药草结合使用,而非单独使用;味苦;不建议在孕期使用	一般认为为安全(调料) 汉弗莱:B BSH:2b,A

此处的使用剂量是按照初始剂量推荐的;你需要根据你的具体情况,增加或减少剂量。不管是散装茶还是茶包,均需用沸水烹煮,除非另有说明。

来源:请参见第 14 章的注释。

哺乳妈妈的病症及可能对其有益的催乳草药

症状	草药	草药特性
产后出血，贫血	苜蓿，蒲公英，胡芦巴，辣木，荨麻，红覆盆子	富含铁质或可增强垂体功能
高血压	南非醉茄，黑升麻，黑种草籽，茴香，马鞭草	降血压
产后水肿	苜蓿，蒲公英，荨麻，天门冬	利尿
高血糖或胰岛素抵抗	黑种草子，葫芦巴，葛缕子，茴香，蒲公英，胡芦巴，山羊豆，水飞蓟，辣木，荨麻	抗糖尿病（请同时向医生确认）
激素分泌不平衡	南非醉茄，水飞蓟，圣洁莓，锯棕榈	平衡激素水平
雄激素过多症	锯棕榈，茴香，圣洁莓，黑升麻	抗雄激素
甲状腺功能减退	南非醉茄，蒲公英，荨麻，马鞭草，红三叶草	增强甲状腺功能
甲状腺功能亢进	胡芦巴，辣木，香蜂草	抗甲状腺
乳腺发育不全或妊娠期乳腺发育不良	山羊豆，圣洁莓，茴香，葫芦巴，红三叶草，锯棕榈，天门冬，苜蓿，黑升麻，啤酒花，水飞蓟	刺激乳腺发育（通常含雌激素）
产妇或婴儿排气多	大茴香，葛缕子，莳萝，茴香，啤酒花，香蜂草	防胀气
营养不良	苜蓿，蒲公英，辣木，荨麻，红覆盆子叶	维生素和矿物质含量高
喷乳反射慢	大茴香，黑升麻（短期使用），水飞蓟，葛缕子，圣洁莓，莳萝，茴香，啤酒花，红覆盆子（仅限短期使用），野莴苣	增加乳汁的流动，或让人放松以帮助乳汁流动
压力大	大茴香，葛缕子，莳萝，茴香，啤酒花，香蜂草，燕麦胚牙米，马鞭草	让人放松

来源：请参见第 14 章的注释。

第 15 章
重返职场或学校后如何增加奶量

很多哺乳妈妈都是一边哺乳一边工作。随着时代的发展，女性的工作内容日新月异。在过去的几个世纪里，成为妈妈的女性要耕种、缝补、做饭等，主要是在家庭中工作，还要给宝宝哺乳；而现代的妈妈，可以在家或外出工作、学习，并继续母乳喂养。社会对妈妈提出的要求在发生着巨变，然而，现实状况有时却又不尽如人意，比如，哺乳妈妈得不到充足的社会支持、吸奶器之类的哺乳辅具使用不便、新的育儿挑战不断出现等。如果此时，你的奶量已经不足或者因重返工作或学校后奶量下降了，需要支持，那这一章将帮助你找出问题所在并制订策略，让你的奶量尽可能地提升。

制订你的哺乳计划

在返回职场或学校前，你需要制订一个计划，安排好外出时你如何挤奶、宝宝如何喂养。没有任何一个计划是适合所有人的，因为每个妈妈面临的工作、学习和宝宝的照护情况各不相同。以下是影响你计划的主要因素：返回职场时宝宝的月龄、每次和宝宝分离的时间、你的工作地点距离宝宝有多远，以及工作日需要给宝宝提供的食物种类。如果你想让宝宝只吃你的母乳，或者尽可能多吃母乳，你需要在和宝宝分离时安排挤奶。就像产后头几周一样，重返职场或校园也会让你觉得不知所措。你需要一点时间，找到适合自己的方式，并让一切步入正轨。下面的建议会帮助你把新生活对奶量的影响降到最低。请记得，保持一定的灵活性，这样你才能应对很多意想不到的状况。

根据你的喜好提前安排

如果你想在重返职场后保持奶量，最有效的做法是，在此之前多花时间建立自己的最大产奶量。正如第 5 章所讨论的，哺乳初期建立的奶量越大，今后遇到困难时奶量恢复起来也越容易。[1]

重返职场前，有的妈妈会在亲喂之后再挤一些奶，一天挤一次或多次，通过刻意增加对乳房的刺激储存一些母乳，以应对重返职场后不可避免的奶量下降。但是，除非你在产后很快就要回到工作岗位，否则在产后的头几周，先别考虑吸奶，而是把注意力集中在母乳亲喂上。享受亲喂的时光，建立好你与宝宝的哺乳关系。产后最初的几周里，宝宝会吃得特别多，你需要确保乳房有奶，随时提供给刚刚开始学习吃奶、想要填满肚子的宝宝。如果你把宝宝吃奶的需求放在第一位，其他的安排都以此为前提，你会分泌出更多的乳汁，并更容易适应重返职场后的变化。一旦你开始挤奶，而你发现，宝宝在你挤完奶后还想要吃，你就不得不把挤出来的奶又喂回给他。针对这个问题，一个不错的解决之道是：只挤先开始哺乳的那侧乳房。这么做的话，虽然你挤出的奶量会有所下降，但还是可以增加对乳房的刺激并挤出部分乳汁，同时在另一侧乳房中给宝宝留点"存货"，以备他还想回来再吃一些。

如果产后你一直没怎么挤奶，不要惊慌，这并不意味着你重返职场后一定会遇到问题。挤奶的作用是"告诉"乳房需要增加产奶量。如有必要，你可以随时多挤一到两次，但是要知道，奶量不会马上增加，你需要几天的时间才能看到效果。请记住，一旦你回到工作岗位，你至少需要挤够宝宝平常白天需要的奶量。

准备高质量的吸奶器

当你离开宝宝的时候，即使你很擅长手挤奶，你也可能会发现一个高质量的双边吸奶器会让你吸奶更高效。如果一开始你的奶量就充足，一台高品质的家用级吸奶器通常就够用了；如果你的奶量并不理想，一台高品质的医用级吸奶器是一个更明智的选择，至少暂时需要如此。高品质的吸奶设备可以让你事半功倍，所以在你能够负担的范围内，投资一个最好的产品吧。关于如何选择吸奶器，请参阅第 13 章。

让你的喷乳反射适应新的变化

在返回职场之前，你已经哺乳了数周或数月，此时只要一看到宝宝的模样、听到宝宝的声音、感受到宝宝饿了，你的喷乳反射就会启动。如果在这之前你很少吸奶，你的大脑需要一点时间进行调整，以便让乳汁能够为吸奶器（而非为宝宝）快速地流动起来。泌乳顾问芭芭拉·罗伯逊（Barbara Robertson）谈到，哺乳妈妈需要"爱"她们的吸奶器并与之建立连接。这需要时间。[2] 任何能让你联想到宝宝的事物都会有助于引发你的喷乳反射。看看宝宝的照片是非常有效的。同样，闻到带有宝宝气味的衣服或毯子，或是听他的录音，效果也不错。一位妈妈通过用一侧乳房亲喂宝宝，另一侧乳房使用吸奶器吸奶的做法，来调节自己对吸奶器的反应。这么做帮助她把吸奶器和宝宝联系在了一起，很快，她就可以在只使用吸奶器的情况下也能顺利启动喷乳反射了。另一位妈妈将引导式想象加上吸奶时结合挤压和按摩乳房的技术，作为她的"灵丹妙药"。第 12 章有更多关于触发或调节喷乳反射的方法，那些方法也适用于吸奶。

吸奶时如何保护隐私是一个令人困扰的问题，看看你是否能找到一个更加私密的地方（不是洗手间！）来吸奶。吸奶时，你能挂个牌子来劝阻访客不要打扰你吗？你能给吸奶房间的门安把锁吗？你能挂上窗帘吗？你可以在车里吸奶吗？如果你自己想不出解决办法，试试向你的上司寻求帮助。对于美国家庭来说，《平价医疗法案》（Affordable Care Act）规定了雇主应该如何为哺乳妈妈提供便利，包括保护其隐私和休息时间（参见 bit.ly/MMM-Laws）。

制订吸奶和喂养时间表

当你不在家时，宝宝通常会吃多少次奶？你的目标是保证吸奶也能达到这个次数。另外，当你在家时，你还可以抓住机会亲喂和挤奶，以帮助维持奶量。

让我们一起来看看。如果你和宝宝在工作日要分开 8 个小时，可以如何安排吸奶：如果你通常早上 6 点起床，那么可以在 5∶30 时给宝宝喂一次奶，最好在床上喂，这样你就可以多休息一会儿。一旦宝宝吃饱了，你就可以去做其他准备了。在你出门前，再给宝宝一次 "加满油箱" 的机会。如果你有时间，一到公司或学校就赶紧吸奶，"排空" 乳房。然后在上午、午餐和下午休息时都分别吸一次奶。请看护人不要在你即将回家前再给宝宝喂奶了，这样当你回到家时，他就已经准备好要立即吃奶了。如果你比平时晚到家，看护人可以给宝宝喂 30 ml 左右的奶垫垫肚子，直到你回来为止。晚上在宝宝睡觉前，再哺乳一两次，夜间至少要哺乳一次。

到现在为止，你在一天内已经完成了超过 8 次的吸奶或亲喂了。即使你与宝宝分开了 8 ~ 10 个小时，但与一直跟宝宝在一起的妈妈相比，你亲喂和吸奶的次数跟她们的哺乳次数是一样的。从长远看，这么做非常有利于保持较高的奶量。

对于一些忙碌的妈妈来说，无论是在家里或工作单位，都没有时间来吸那么多次的奶。那么在上下班的路上呢？国外有些聪明的妈妈在上下班的路上使用免手扶吸奶器或吸奶装置吸奶。对于有些人来说，这是她们一天中最长的挤奶时间，也是她们长期成功维持奶量的关键。

找到你的魔法数字

上面给大家举例说明了在工作日可以如何安排吸奶，但是每个人的日程安排都不同，身体状况也不一样。泌乳顾问南希·莫赫巴克尔（Nancy Mohrbacher）提出了一个 "魔法数字" 的概念，即一位哺乳妈妈需要在 24 小时内通过亲喂或吸奶来维持正常奶量的最少次数。要找到专属于你的 "魔法数字"，首先你要了解，当你和宝宝在一起的时候，每 24 小时的平均哺乳次数。用这个方法寻找你的 "魔法数字" 的前提是，你的宝宝已经超过 6 周大且是按需喂养，并且宝宝通过纯母乳喂养体重增长得很不错。乳房储存容量较小的妈妈，哺乳就会更频繁，哺乳次数也会更多；而那些乳房储存容量较

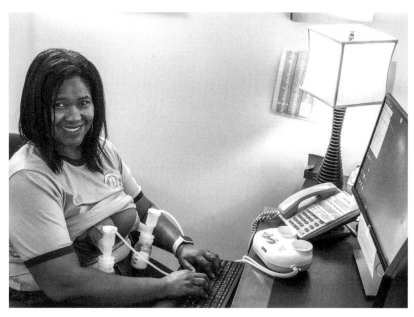

免手扶吸奶器可以让你一心多用［图片由瑟丽塔·艾莉（Syreeta Elie）提供］

大的妈妈，哺乳间隔会更长，哺乳次数也会相对少一些。南希估计，小容量的乳房，每天的喂奶次数为 8 ~ 9 次，中等容量的为 7 ~ 8 次，大容量的为 5 ~ 6 次。[3] 只要哺乳妈妈每天吸奶和亲喂次数的总和达到或超过自己的"魔法数字"，就能够维持较好的奶量。更多详细信息，请参阅 bit.ly/MMM-Number。

当你不需要工作的时候，请把母乳亲喂作为头等大事优先考虑。你可以制订一个规则：只有在你工作的时候，才给宝宝使用奶瓶，其余时间尽量频繁地亲喂母乳。不要仅仅因为母乳已经在奶瓶中备好、就在手边，而你正好有其他事情要做，就让其他人用奶瓶喂宝宝。尽可能地抵制这种诱惑吧。因为让别人使用奶瓶喂养，不仅仅意味着你会减少一次亲喂的机会，往往也会错失一次吸奶的机会，这会导致产奶速度变慢。如果你的宝宝吸吮奶瓶的时间比在乳房上吃奶的时间还长，那么频繁使用奶瓶还会导致宝宝拒绝亲喂。在晚上和周末，你可以带宝宝去任何你想去的地方例如餐厅，这样你就可以在他想吃的时候随时给他哺乳。如果对你来说，带宝宝外出很困难，那也不要为此焦虑，你只要在条件允许的时候多亲喂宝宝就可以了。要知道，哺乳时间只是你生命中的一小段时间，这段经历很快就会过去的。

发挥创造性

在安排吸奶和喂养时间时，不要低估你的创造力！你能把和宝宝分离的时间尽量缩短吗？是否能在最开始跟宝宝分离的时候，不安排全天的上班或上学？能参加在线课程或者在家工作吗？在最初的几周或几个月，宝宝能有部分时间或全天都跟你在一起吗？宝宝能被从家中送到你身边或者你能在工作间歇去看宝宝吗？这样的话，你至少可以在白天亲喂一次。你能否在星期三休息半天或一天？这样你周三可以亲喂，只需要在一周的前半段和后半段连续吸两天奶以维持正常奶量。你能否灵活调整工作时长呢？对你来说，隐私与便利相比哪个更重要？别犹豫，一定要把你的需求告诉给那些能够帮助你的人，尤其是你的雇主或你就读学校的负责人。

珍妮不喜欢吸奶，她一直处于痛苦的挣扎中。但她没有选择躲起来独自与吸奶器相伴，而是选择在同事面前用手动吸奶器吸奶，这样她会感觉更舒服。"这么做，让我对吸奶的痛恨少了一些。单侧吸奶的同时，我会用手按摩另一侧乳房，以吸出更多的奶。这样我就可以边吸奶，边和同事聊天。吸奶的时候跟身边人在一起，让我觉得这项任务变得可以忍受。"当大多数人重视个人隐私的时候，珍妮意识到她需要社交时间，并且选择在吸奶时舒服地和她的同事待在一起。

常见的陷阱

职场妈妈常常会遇到奶量不足的问题，这似乎是不可避免的。在一周刚开始的时候，你的奶量可能很不错，但到了后面几天，奶量就会下降。周一效果良好的吸奶流程，可能到了周四或周五时就吸不出等量的乳汁了。还有的妈妈发现，在她们重返职场或学校后的 2 ~ 3 个月内，奶量似乎降低了。有很多原因会引发这些问题。

乳汁移出不充分

当职场妈妈的奶量下降时，最可疑的原因就是吸奶次数减少了。如果你的工作或学习安排让你在大部分时间都很忙碌，那么将吸奶纳入日程是极具挑战性的，特别是如果你只能在休息时间吸奶的话。一开始你可能每天吸奶 3 ~ 4 次，但随着工作忙碌起来，你每天最多只能吸奶一两次。解决方案之一是使用免手扶吸奶装置，这样你就可以在吸奶的同时一心多用。另一个办法是，在手机上设置闹钟来提醒自己吸奶。如果你没有足够的时间来好好地吸一次奶，一次只吸几分钟也比完全不吸要好。只要吸，就比不吸强。

职场妈妈奶量下降的另一个常见原因是夜间哺乳不充分。宝宝是否开始在晚上睡得更久？你开始他的睡眠训练了吗？一开始，睡眠训练的效果看起来很不错，因为你得到了更多的休息。但是，因为宝宝在夜间醒来吃奶的次数减少了，那么他必须以其他方式弥补没吃够的奶量，结果很可能是白天当宝宝和看护人在一起时，他需要更多的奶瓶喂养。为了跟得上宝宝在白天增加的奶量需求，你需要在白天多吸奶一两次，或在你睡觉前叫醒宝宝再喂一次奶。你需要在喂养宝宝和整夜不被打扰之间做个选择。

如果你能让宝宝在夜间至少吃一次奶，那么在接下来的几个月里，你可以让他与你同睡或在离你更近的地方睡觉，从而最大限度地降低夜间哺乳的难度。这一点对夏洛特很有帮助："和我的孩子睡在一起让我得到了充足的睡眠，也让夜间哺乳变得更容易了！跟宝宝同床睡眠让我拥有了更多的睡眠时间。"请记住：如果你在家时宝宝吃奶吃得越多，那么当你不在家时他需要的母乳就越少，你需要挤出的母乳也就越少。（关于安全同睡的信息，请回顾第5 章提到的"安全睡眠七原则"。）

对于一些哺乳妈妈来说，把吸出的奶冷冻保存反而会导致奶量下降。虽然有备用奶心里会很踏实，但如果妈妈经常会因为目前吸出的乳汁不够用而使用之前的备用奶，就是一个非常危险的信号了。当你有一个装满冻奶的冰箱，在你的奶量开始下降时，你可能没有紧迫感，也就不会想要马上采取干预措施。但如果等到所有的冻奶都用完了再做调整，那你的奶量就很难恢复了。所以，请不要因为自己的冷冻母乳还很充足，就忽视奶量下降的问题。

还要提醒大家的是，不要胸部很胀才吸奶。这往往会导致吸奶间隔时间越来越长。因为当乳汁在乳房中积聚一段时间后，产奶速度就会减慢。

一些职场妈妈选择不在家的时候完全不吸奶，只在晚上和周末给宝宝哺乳，其他时间由看护人给宝宝喂配方奶。这会给维持奶量带来更大的挑战，尤其当你和宝宝每天分离的时间很长的时候。当然，如果你在职场中实在无法吸奶，也不要为此太过焦虑，最重要的还是当你和宝宝在一起时，一定要尽可能多地哺乳。

吸奶器的工作效率低

吸奶设备出现问题，也是导致哺乳妈妈外出工作或学习期间吸奶量下降的重要原因。你的吸奶器质量如何？为了有效移出乳汁，准备一台高品质的吸奶器是很有必要的。请确保吸奶器的喇叭罩安装良好，所有零部件都已清洁并正确连接。如果吸奶器的阀门和隔菌膜没有分开清洗，残留的乳汁会使它们粘在一起，导致吸力降低。如果这些都没有问题，试着将吸奶器的速度调快或者变慢，以更好地模仿宝宝吃奶的模式。如果你使用的是家用级吸奶器，那么你需要了解这个吸奶器已经被使用多久了。正如前面所讨论的，家用吸奶器能够高效吸奶的期限最多不会超过一年，因为会出现设备逐渐老化的问题。如果在你哺乳上一个宝宝的时候，你就在使用这台吸奶器，或者这是你从别人那里借来的，那么试着新租一个吸奶器使用一个星期，看看你是否能吸出更多的乳汁。如果是的话，你就要投资一个新的吸奶器了。请再回顾一下第 13 章的相关提示，以帮助增加你的吸奶量。

旅行

对一些家庭来说，外出旅行会打乱哺乳妈妈的吸奶计划。旅行带来的问题常是哺乳妈妈在哪里吸奶，以及如何储存吸出的乳汁。你需要发挥创造性来扫除任何与旅行相关的障碍，比如在汽车或飞机的洗手间里吸奶，或者带着你的孩子和看护人一起旅行。一些机场和公共场所现在已经设置了专门的哺乳区，甚至还有专门设计的私密空间供哺乳妈妈使用（例如母婴室）。这些都可以让哺乳妈妈在旅行时吸奶更轻松。

如今很多电动吸奶器都非常小巧，但如果你还是觉得组装和携带麻烦，手动吸奶器是一个不错的选择。它很容易收纳，几乎在任何地方都能使用。保温冷藏设备使你能够方便地储存和运输吸出的乳汁。有一些长途旅行的哺乳妈妈，甚至会将吸出的乳汁以冷链的方式快递回家。如果在旅行中没有条件储存和运输母乳，有一些哺乳妈妈会选择将吸出的母乳倒掉。虽然浪费乳汁很可惜，但持续吸奶会帮你维持原有的奶量。不管你选择哪种方式，一定要让乳汁保持流动。

看护人的喂养安排

你可能认为你的奶量有问题，因为宝宝的看护人说宝宝白天需要的奶量比你每天带回家的更多。如果因为某些原因在你下班后宝宝的吃奶量下降了，那他确实会在白天向看护人"索要"更多母乳。如果他与你在一起时的吃奶量没有变化，你吸奶的量也没有改变，那么更有可能是看护人喂养宝宝的方式出了问题。[1, 2]

当宝宝烦躁不安时，看护人是否会第一时间用奶瓶来安抚他？有些宝宝，当他们的真正需求是躺在妈妈怀里吃奶而妈妈又不在身边时，就会用吸吮奶瓶来安抚自己，不管他是否感到饥饿。你要鼓励看护人尝试用其他方法安抚宝宝，而不仅仅是伸手就拿奶瓶。如果宝宝在使用安抚奶嘴，试着在吸吮完奶瓶后再提供给他，这会让宝宝的大脑通过吸吮安抚奶嘴逐渐得到他已经吃饱的信号，而不会过度喂养（译者注：这里不是提倡使用安抚奶嘴，而是说明已经在使用安抚奶嘴的宝宝如何正确使用安抚奶嘴）。

你的宝宝是按时喂养还是按需喂养？如果看护人按照日托中心的时间表给宝宝喂奶，就会鼓励宝宝吃下更多原本不需要的乳汁。你可以和看护人谈谈，如何给宝宝提供灵活的、回应性的喂养方式。[4]

你的宝宝是不是在白天喝的奶越来越多了？如果他喝奶的速度超过了胃

获得饱腹感的速度，就会出现这种情况。看护人是否在喂宝宝时一直斜拿奶瓶，使得奶瓶的流速一直很快？宝宝的奶嘴是否已经升级，不再使用"新生儿"或"慢流量"的型号？看护人是否将奶嘴开口剪得更大，让奶水流得更快？这些都会导致过度喂养。母乳喂养的婴儿在单次吃奶时，不需要比完全奶瓶喂养的婴儿吃得更多，因为母婴喂养的婴儿通常会吃得更频繁，有更好的食欲调节能力。如果看护人事先不了解这些知识，他们会认为吃得多才是对的，而不会意识到是自己的喂养方式出了问题。[4] 妈妈可以向看护人示范如何让奶瓶喂养的节奏更缓慢：平拿奶瓶，或定时将宝宝身体前倾，或在奶瓶流速过快时将奶瓶底向下倾斜，让宝宝从急促的吸吮中停下来休息一下。这些都会帮助看护人和宝宝学会更加自然地调节奶瓶喂养的速度（参见第 4 章）。这个网址 bit.ly/MMM-Paced 有一个很好的演示视频，可以供大家参考学习。

当你的宝宝看起来已经吃饱了且非常满足的时候，你是结束这次喂养，还是鼓励宝宝将奶瓶里的奶彻底吃光以避免浪费呢？试着使用平拿奶瓶的喂养方式，看看宝宝是否会使奶瓶中的乳汁剩余一部分，如果有，会剩余多少？剩余在奶瓶中的母乳，其实比配方奶的安全保存时间更长，至少可以在喂养后的几个小时内被安全地再次使用。[5] 研究表明，这种情况下的乳汁的安全保存时间会比我们目前使用的乳汁储存指南中提到的时间更长。[6] 如果瓶喂母乳时宝宝经常吃不完，妈妈可以在储存母乳时将每份的奶量减少一些，并请求看护人只在宝宝想要吃更多时才提供额外的母乳。

关于看护人对宝宝喂养管理的问题，南希·莫赫巴克尔（Nancy Mohrbacher）在 bit.ly/MMM-Caregivers 提供了一个很好的宣传单页，你可以浏览看一下。

猛长期

即使看护人所有的喂养方式都是非常正确的，也会有那么几天，宝宝会在中午之前喝完你前一天挤出来的所有乳汁。等你回家后，他还是会一刻不停地挂在你身上吃奶。他可能正在经历让很多妈妈都烦恼不已的"猛长期"，想要吃比平时更多的奶。在这段时间里，你可能需要额外多吸一两次奶，以跟上宝宝的需求。如果增加吸奶次数不太现实，而你有冻奶储备，那是时候动用一下了。猛长期通常只会持续 2 ~ 3 天，之后宝宝的需求就会恢复到正常水平。

这并不总是和工作有关

如果你使用高品质的吸奶器吸奶的频率是足够的，宝宝的看护人也没有过度喂养，但你还是无法吸出足够的乳汁，而且在你重返职场之前，你的奶量一直很好，那么你要问自己的第一个问题是："回来上班后，发生了什么变化？"然后再考虑一下，第 6 章和第 7 章中列出的所有可能的原因。现在你在家里哺乳的次数减少了吗？你怀孕了吗？你是否开始服用减充血剂或其他新药？你吃过很多薄荷糖或很多含鼠尾草的食物吗？你经常会少吃一顿饭吗？你开始服用激素避孕药了吗？你的宝宝开始睡整夜觉了吗？如果以上问题都没有，可能是你的激素水平出了问题，例如甲状腺激素的问题，请及时咨询专业人员。

重返职场后增加奶量的方法

当你的奶量开始下降的时候，你越早采取干预措施，问题就越容易被解决。不要犹豫，也不要心存侥幸——觉得奶量会自行恢复。现在就去查找奶量下降的原因，这会帮助你更快地回到正轨。如果问题是由吸奶器故障或日常的喂养安排引起的，下面的方法可能会对你有所帮助。

增加在家亲喂的频率

增加奶量最有效的方法之一就是当你在家休息的时候，更多地亲喂你的宝宝。这可以帮助你在新的一周重新建立奶量。如果你的宝宝不想频繁吃奶或有其他事情干扰，第 13 章中描述的"密集吸奶"可以达到同样的效果。

挤压乳房

挤压乳房是指哺乳妈妈在吸奶的时候给乳房施加压力，以增加乳汁移出量。这么做能帮助乳汁更有力地流过乳腺导管，几乎就像触发了另一个喷乳反射一样，通常也会加快乳房排空的速度。

尝试增加夜间哺乳次数

作为一名住院医生，为了减少白天吸奶的压力，以应付自己密集的工作日程，玛里琳·格拉姆医生想出了她自己独特的策略，她称之为"反向循环"——刻意在晚上更加频繁地哺乳。她发现，当她多次鼓励宝宝在夜间吃奶时，宝宝在白天需要的奶量就会减少。她还发现，这样做使她能够在极具挑战的工作环境下，仍然保持充足的奶量。同时，她在夜间的休息质量并没有因此受到影响，因为她学会了舒服地躺喂——可以边喂奶边睡觉。这是一种与通常的做法相反的策略。一些职场妈妈也采用了玛丽琳的做法，效果很不错。宝宝也会学着自我调整，白天在看护人那里吃得不多，等妈妈回家后才开始认真吃奶。

如果你担心自己的睡眠不足，那就在夜晚的时候先给宝宝哺乳，然后让伴侣来照顾宝宝，这样你就可以先去睡觉，比如比平常早睡 1 ~ 2 个小时。在周末的早晨，哺乳完宝宝后，你可以请其他人带着宝宝先起床，这样你就可以继续睡个回笼觉。一旦有机会，要尽可能多地和宝宝一起小睡一会儿。这些都可以帮助你弥补睡眠时间。

使用催乳剂

如果你已经尽了最大的努力来移出乳汁，但是奶量仍然不足，催乳剂也许会对你有所帮助。煮一壶市售的或自制的催乳茶并冷藏在冰箱中，想喝的时候倒上一大杯，可以慢慢喝一整天。你也可以将催乳食物当作零食或加入正餐中食用（参考第 14 章的建议）。如果这些做法还不见效，使用一种或多种催乳草药也许能帮助你提升奶量。

添加辅食会帮你减轻压力

一旦你的宝宝开始吃辅食，看护人就可以在白天用辅食代替部分母乳，这样可以帮你在一定程度上减轻每天吸奶的压力。当然，一开始我们只能给宝宝提供少量辅食，用辅食代替白天的部分母乳，这个转变是循序渐进的。当妈妈在家时，一定要先喂母乳，让宝宝先吃够乳汁再吃辅食。当妈妈不在家时，先喂辅食，再瓶喂母乳，以减少宝宝对母乳的需求。

第 16 章
在特殊情况下怎样产出更多的乳汁

母乳喂养是一件很不容易的事，如果还有其他特殊情况，如哺乳妈妈是纯吸奶、早产、生育多胞胎、再度泌乳、诱导泌乳，则需要专门的提高奶量的策略来积极应对。

纯吸奶

妈妈选择长期纯吸奶加上奶瓶喂养，是有多种原因的，比如妈妈很难实现亲喂或者根本无法亲喂，又比如妈妈想让宝宝吃母乳但对亲喂感到不适。无论是什么原因，纯吸奶都会给妈妈维持奶量带来挑战，因为妈妈得不到宝宝的充分吸吮。尽管宝宝喝的都是母乳，但母乳瓶喂不同于母乳亲喂，因此，仅靠母乳瓶喂的喂养模式并不能完全保证会指引你制订出恰当的吸奶日程表。同一个日程表也无法适用于每一个纯吸奶的妈妈。经过最初几个月的磨合，有些妈妈只需每天吸几次奶就能维持较大的奶量，而大多数妈妈需要更频繁地吸奶才能维持足够的奶量。

成功建立充沛奶量的纯吸奶妈妈，会在产后头几周和几个月内频繁吸奶，目标是让自己的奶量比宝宝所需稍微多一点，并把多余的乳汁储存在冰箱里，以备不时之需。在产后最初几周，妈妈的目标是每 24 小时至少吸 8 次奶，总的吸奶时长为 120 ~ 140 分钟。但一定不要"等到"你的乳房完全充盈后再吸奶，否则，奶量就会开始缓慢下降。因此，两次吸奶间隔不要超过 4 ~ 6 小时。[1] 当大部分乳汁被移出后，你会感觉到乳房更轻更柔软。乳汁移出不规律是长期保持奶量充足的劲敌。规律的吸奶可以帮助你维持充足的奶量。

大多数哺乳妈妈单次吸奶需要 15 ~ 20 分钟，但也有少数人似乎需要 30 分钟或更长的时间才能把奶水完全"排空"，她们每天需要用很长的时间来吸奶。这些妈妈可能是因为喷乳反射来得比较缓慢，或者她们的吸奶器出了问题。还有一些哺乳妈妈每天只吸奶 4 ~ 5 次，这对于维持奶量是有风险的。每次花很长时间吸奶通常是不必要，这会占用哺乳妈妈太多的时间。如果你属于这种情况，值得仔细探究一下原因到底是什么。

从纯吸奶妈妈的经验来看，产后的前 12 周奶量可以持续增加，所以在产后一段时间内频繁吸奶是有好处的。在这之后，你可以不断尝试调整，以确定维持奶量需要的吸奶频率。《纯吸奶的母乳喂养》(*Exclusively Pumping Breastmilk*) 的作者斯蒂芬妮·凯斯摩（Stephanie Casemore）建议，如果你想减少吸奶次数，那就先只减少一次，同时在其他的吸奶时间段里多吸一会儿，这样可以保持每天的吸奶总时长是不变的，以此维持稳定的吸奶量。一旦做了这样的安排和改变，至少在几周内不要再做任何其他改变了。

如果你的吸奶量很难满足宝宝的需求，首先要确保你的吸奶器没出问题，使用的喇叭罩也很合适（参见第 13 章）。除此之外，增加每天的吸奶次数或者短期内密集吸奶可以帮助提升奶量。当你开始增加吸奶频率却发现每次吸出的奶量下降了，不要惊慌，这是正常的，你的奶量会在第 3 天的时候开始增加。许多哺乳妈妈会急于使用催乳剂，但如果不能频繁移出乳汁，催乳剂也不太可能会起作用。上文提到的斯蒂芬妮·凯斯摩的书——《纯吸奶的母乳喂养》是一个全面的资讯来源，里面介绍了许多具体的操作细节。

长时间的纯吸奶需要妈妈付出很多，有时候很难一直动力十足。有一些线上支持小组，可以让你与其他纯吸奶妈妈多联系、多交流。这样会让纯吸奶变得不那么艰难。

早产

当宝宝早产时，很多因早产带来的医疗状况会被优先处理，于是母乳喂养很少能够正常开始。一个体重较轻但是很健康的早产儿很快就能开始吃奶，但他往往还没有强壮到可以从妈妈的乳房上吃到自己所需的全部奶量，也无法充分刺激乳房。很多时候，早产儿出生后根本没有准备好吃奶。他们出生时的胎龄越小，吃奶就越困难。一直以来，早产儿妈妈都在为建立并维持良好的奶量而苦苦挣扎。经过十年的研究，我们终于明白了，到底是什么造成了早产儿妈妈之间巨大的奶量差距。

与早产相关的医疗问题，医疗专业人员会解决，但你可以做的是积极地进行母乳喂养，因为哺乳的"供需法则"依然在起作用。产后第一周，早产儿妈妈通常会开始产出跟足月儿妈妈一样多的奶量。但在 6 周后，早产儿妈妈的奶量会比足月儿妈妈的奶量减少很多。主要原因是，早产儿妈妈不会在产后立即开始吸奶；而且与足月儿妈妈的哺乳次数相比，早产儿妈妈的吸奶次数通常是不够的。[2, 3] 为了达到最好的产奶效果，只要有可能，早产儿妈妈就可以在产后的第一个小时内开始吸奶。[4] 一定要频繁吸奶，每天吸奶 8 次或更多，不要认为"少吸一次也没关系"。因为刚开始每天只需要一点乳汁的小宝宝会越长越大，越吃越多。

吸奶频率是影响奶量的重要因素，同时，还有其他因素在影响着奶量。还记得儿科医生简·莫顿吗？她发现模仿新生儿吃奶有利于妈妈长期的奶量提升。她观察到，在初乳阶段，手挤奶会更有效。所以在产后头 3 天，她鼓励妈妈尽可能多地手挤奶，同时配合吸奶器吸奶。在产后初期手挤奶越频繁，之后的产奶量就会更高（参见第 13 章和下一页的插图）。

良好的吸奶目标是每天至少 500 ml，但最好在产后两周达到 750 ~ 1000 ml，以充分挖掘出你的产奶潜能。[7] 如果你尚未达到这个产奶量，那请继续努力，也许可以考虑服用催乳剂。[8] 如果奶量有时波动很大，那要看看你的生活中有什么影响奶量的因素。如果你听说了一些跟宝宝有关的令人沮丧的消息，吸奶量暂时有所下降是很常见的。当宝宝的情况好转且你也感觉好些时，奶量

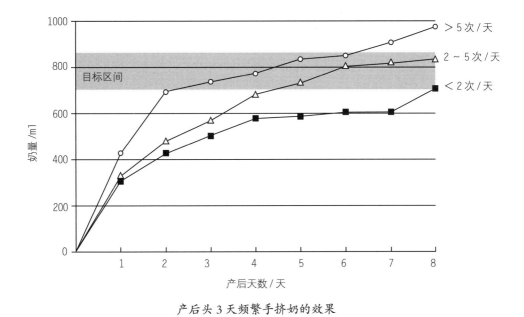

产后头 3 天频繁手挤奶的效果

来自莫顿的研究：所有参与实验的人每天的吸奶次数是相同的。唯一的区别在于，她们在产后前 3 天手挤奶的次数（改编自 Morton et al.，[5] 经授权使用）

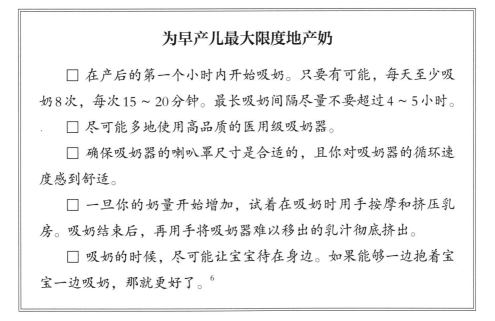

为早产儿最大限度地产奶

□ 在产后的第一个小时内开始吸奶。只要有可能，每天至少吸奶 8 次，每次 15 ~ 20 分钟。最长吸奶间隔尽量不要超过 4 ~ 5 小时。

□ 尽可能多地使用高品质的医用级吸奶器。

□ 确保吸奶器的喇叭罩尺寸是合适的，且你对吸奶器的循环速度感到舒适。

□ 一旦你的奶量开始增加，试着在吸奶时用手按摩和挤压乳房。吸奶结束后，再用手将吸奶器难以移出的乳汁彻底挤出。

□ 吸奶的时候，尽可能让宝宝待在身边。如果能够一边抱着宝宝一边吸奶，那就更好了。[6]

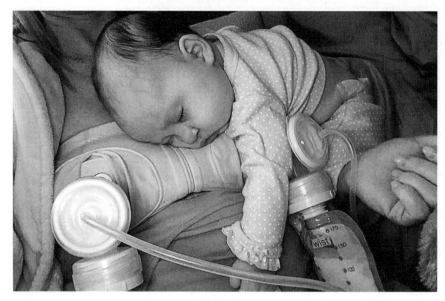

抱着宝宝的同时吸奶可以增加产奶量［照片由莎拉·莱斯特（Sarah Lester）提供］

通常会回升。如果宝宝身患重病，妈妈会承受着巨大的压力，这也会影响妈妈的喷乳反射。

错过最佳时机该怎么办

如果你错过了在产后初期建立奶量的最佳时机，也不必太沮丧，毕竟已经无法回到过去。好消息是，我们依然可以有所作为。你可以更频繁地吸奶，尝试在吸奶的同时挤压和按摩乳房，并在吸奶结束后再用手挤出剩余的乳汁。这些操作仍然可以帮助你挤出更多的乳汁。下一章介绍的做法可能也会对你有所帮助。

其他影响因素

我们需要考虑的一个问题是，当你分娩了一个早产儿，你的乳房是否准备好了"马力全开"。乳房基本的腺体结构在孕期的前半程已经发育完毕。据此，人们推断，即使宝宝早产，"母乳工厂"也已经准备就绪。但事实并非总是如此，尤其是当宝宝在孕 22 ~ 34 周分娩时。[9] 在孕期的后半程，泌乳细胞会增大并"成熟"。研究表明，妈妈最初的产奶量与宝宝出生时的胎龄正相关。胎龄越大，妈妈初期的奶量就会越多。[10]

我们还需要考虑的是，宝宝早产的原因是什么。如果是早就存在的医疗问题或不孕症导致的早产，那么这也可能会对妈妈发育中的乳房产生微妙的影响。如果你的宝宝是小于胎龄儿（SGA）、宫内生长发育受限（IUGR），或者医生怀疑你的胎盘有问题，一定要阅读第 8 章中有关胎盘的问题，并记住，乳房组织在产后仍然可以继续发育。

一个常见的错误

在产后初期，哺乳妈妈很容易理解吸奶的必要性，但是现在宝宝回家了，也能在乳房上吃奶了，妈妈可以停止吸奶了吗？你可能很渴望跟"正常的"妈妈一样亲喂宝宝，但一定要小心谨慎。我们遇到过很多类似情况，在宝宝回家之前，妈妈通过纯吸奶维持了不错的奶量，但是当宝宝回到家中，妈妈开始百分之百亲喂后，情况开始变糟了。早产儿吸吮能力变得成熟需要时间，虽然也许一开始他能从你那里吃到充足的乳汁，但他可能无法通过充分刺激乳房来维持你的奶量。[11]

除非宝宝的吸吮真的非常有力，不然，明智的做法通常是继续吸奶，以获得最佳的奶量。如果你的奶量还不够理想，就要继续吸奶或者使用催乳剂，即使宝宝的吃奶技术已经"炉火纯青"了。当你的奶量已经充分建立时，你就可以逐渐停止吸奶了。

养育多胞胎

抚养一个宝宝已经很有挑战性了，如果你养育的是双胞胎甚至三胞胎、四胞胎，你会更加担忧奶量的问题！幸运的是，大多数多胞胎母亲能够为宝宝们提供足够的乳汁。[12, 13] 动物研究表明，胎盘总重量越重，妈妈在孕期发育的乳腺组织就越多。[14] 人类也是如此。所以当你怀了两个或更多的宝宝时，你本身就自带红利——"母乳工厂"一开始就比只怀一个宝宝的妈妈规模更大。[15]

　　尽管如此，多胞胎妈妈通常都会对产奶量非常担忧。养育多胞胎宝宝时，要对每个宝宝的体重增长和尿布量都密切关注。如果一个宝宝吃得很好，而另一个吃得不好，可能是因为吃得不好的宝宝吃奶次数不够，或者每次吃奶的时间不够（也许是因为他比其他兄弟姐妹吃得更慢）。一个宝宝不能有效地从乳房中移出乳汁，还可能是因为他不成熟、不协调的吸吮模式。在宝宝发育成熟之前，他可能需要补充喂养。或者他舌头的灵活度有问题，需要评估和治疗。与此同时，不要给每个宝宝固定分配某侧乳房，应换着来，以确保两侧乳房都能够接受等量的刺激。如果宝宝不能有效移出乳汁，要及时吸奶。多胞胎常常是早产儿，且发育程度不同，经常会出现一个或多个宝宝的吸吮效率低下的情况，此时可以咨询泌乳顾问。请你再次阅读第9章内容，将会对你有所帮助。

　　当多胞胎早产时，在宝宝能够在乳房上吃奶前，你必须为他们挤奶，因为早产儿妈妈奶量不足的风险会更大。如果没有做好相应的调整，哺乳妈妈的奶量可能不会非常理想。如果有一个或多个宝宝从医院回家，在你努力增加奶量的同时，请使用第4章中的策略，以支持母乳喂养的方式进行补充喂养。

　　宝宝出生后，你要尽快开始手挤奶，并配合吸奶器吸奶，最好是在产后第一个小时内就开始做，目标是每天8次或更多次的双边吸奶。不要忘记，当乳汁流速变慢时，要加上用手挤压并按摩乳房，并且在吸奶结束后用手挤出剩余的乳汁。现实生活中，如果你每天都去医院看望宝宝，要将这么多次的吸奶融入繁忙的生活是很困难的。不用强求吸奶的间隔时间必须保持绝对一致，也可以在某个时间段集中吸几次奶，就像你的宝宝在刚开始吃奶时，他可能会在某个时间段密集吃奶一样。请记住，当你开始比以往更频繁地吸奶时，每次吸出的奶量可能会减少，但24小时内总的吸奶量将是相同的，而且坚持做一段时间后总的吸奶量会增加。

　　当涉及为多胞胎建立奶量时，选择高品质的吸奶器是至关重要的。泌乳顾问和养育多胞胎专家凯伦·格罗马达（Karen Gromada）强烈建议，如果可能的话，至少在能为所有宝宝提供足够的奶水，或在他们都能有效地进行母乳喂养之前，一定要使用高品质的医疗级别吸奶器。这种吸奶器通常需要租赁，虽然成本会很高，但吸奶量的"回报"也更高（参见第 13 章）。

　　一旦所有的宝宝都开始在乳房上吃奶，你可能会减少吸奶或完全停止吸奶，这取决于每个宝宝吃奶的效率。如果你不放心，可以在每次哺乳后再吸一次奶，以保证乳房得到良好的排空和充分的刺激。如果宝宝们不能百分之百有效地移出乳汁，妈妈就需要花更多的时间吸奶。先少一些母乳亲喂，直到所有的宝宝都能更好地吸吮乳汁，再过渡到全部亲喂，这对你的泌乳是有好处的。

　　很多双胞胎妈妈会给两个宝宝同时哺乳，这真的可以节约很多时间，另外，宝宝们还可以互相帮助，刺激喷乳反射。[16] 这种方法并不一定适用于每个人，但值得一试。妈妈们不用着急，至少应等到有一个宝宝能够有效含乳和吃奶，你才可以尝试同时亲喂两个宝宝。妈妈可以先把吃奶比较困难的宝宝喂上，然后再把另一个宝宝也喂上，这样做会更容易一些。如果开始的时候并不顺利，那就在几周或一两个月后再尝试。通常情况下，当宝宝长大了，吃奶技能也提高了，哺乳也就更容易了。

　　如果你在各个方面都做得不错，但奶量依然不高，你还需要考虑是否存在生殖方式对泌乳的影响。你是使用了辅助生殖技术怀上的多胞胎吗？如果激素问题曾经影响了你的生育能力，那么现在它们可能还会影响你的泌乳能力。与此同时，你出现产后大出血、贫血、甲状腺问题或宝宝胎盘发育不良等问题的风险也会更高，这些都会影响"母乳工厂"的运行。如果能解决这些问题，就可以改善你的泌乳状况（第 8 章和第 11 章有详细介绍）。想了解更多关于多胞胎的信息，请阅读凯伦·格罗马达（Karen Gromada）的书籍《多胞胎哺乳》（*Mothering Multiples*），并访问她的网站 https：//nursingtwinsandmultiples.com。

再度泌乳

　　再度泌乳是指妈妈在离乳数周、数月甚至数年后重新开始泌乳的过程。之前导致妈妈离乳的原因是多种多样的。比如，妈妈的奶水一直很少，让妈妈觉得不值得再继续坚持下去。或者，妈妈被告知必须离乳才能服用某些药物或接受某种医学检查。又或者，在医护人员不知道如何提供帮助的情况下，将离乳当作解决某问题之道。长时间的母婴分离、宝宝一直拒绝妈妈的乳房或者妈妈担心宝宝对母乳过敏，也可能导致出人意料的离乳。

无论妈妈曾经因为何种原因离乳，再度泌乳都是可能的。一般来说，已经离乳多长时间，现在就需要同样的时间来恢复纯母乳喂养，但前提是离乳前妈妈的母乳量是充足的。这意味着，如果宝宝已经离乳一个月了，那么就需要长达一个月的时间来恢复之前的全部奶量。如果你正在哺乳，还想再喂养一个非亲生的新宝宝，你可能无法通过追奶来满足新宝宝的全部奶量需求，因为你已经哺乳了一段时间，不再处于产后增加泌乳量的黄金期。但这总是值得一试的，因为新宝宝会从你所付出的任何努力中受益。

再度泌乳的过程很简单：不管是让宝宝吸吮，还是用手挤奶或用吸奶器吸奶，给乳房和乳头足够频繁的刺激，向"母乳工厂"重新发出产奶信号即可。[17]在西方国家，哺乳妈妈倾向于依靠吸奶器来再度泌乳，这常常是因为宝宝已经习惯了使用奶瓶而拒绝在乳房上吃奶。但有时也只是因为妈妈觉得吸奶器更方便才这样选择的。频繁的吸奶会让人厌烦，也肯定不会像亲喂那样让妈妈获得情感上的回报。因此许多妈妈往往在还没达到她们的既定目标之前就放弃了。相比之下，在很多传统做法中，哺乳妈妈只是非常频繁地把宝宝放在乳房上，每侧吸吮 10～15 分钟，然后用杯子或勺子给宝宝补充喂养。如果宝宝在妈妈的乳房上拒绝吃奶，可以将补充喂养的奶水滴在妈妈的乳房上（"滴落喂养法"）或通过喂养管在乳旁加奶来吸引他。使用这些方法后，哺乳妈妈开始分泌第一滴乳汁的时间平均为 6 天左右，也可能发生在两天到几周内，[17, 18] 然后在一周到两个月时达到妈妈的最大产奶量。[19]

一般来说，大多数哺乳妈妈即使不能完全实现母乳喂养，至少也能部分实现，一点乳汁也不分泌的情况并不常见。宝宝越小，离乳的时间越短，再度泌乳就会越快、越容易。[20, 21] 当离乳时间小于两周时，哺乳妈妈恢复泌乳的速度最快。在一项研究中，哺乳妈妈再度泌乳的成功率为 95%。[22] 这是有道理的，因为离乳——也就是拆毁"母乳工厂"的过程，通常花费的时间会超过两周。但是，即使已经离乳长达两个月，泌乳也常常可以恢复，尽管再度泌乳的成功率会随着时间的推移而下降。有一位妈妈离乳长达14周，经过努力，在第6天就分泌了几滴乳汁，到第11天时，已经不需要在乳旁加奶补充喂养了。[22, 23] 这是很罕见的案例。[24] 另一个案例是宝宝离乳两个月，妈妈在再度泌乳的第3天就开始分泌乳汁，第8天就实现了纯母乳喂养。[25]

这些哺乳妈妈成功的关键是什么呢？如果她们抛弃奶瓶和奶嘴，用喂养管进行乳旁加奶，或在亲喂后用杯子或勺子给宝宝补充喂养，那成功的可能性会更大。对宝宝进行袋鼠式照护，尽可能多地与宝宝肌肤接触，会进一步提高再度泌乳的成功率。[26] 但最重要的因素之一是——心怀希望。那些相信再度泌乳是可能的并且有强烈愿望的妈妈，更有可能实现她们的目标。[18] 一些家庭无法达成目标，最常见的障碍包括奶瓶的干扰，宝宝存在含乳、肠绞痛、拒绝乳房等问题。当一些洞察力极强的临床医生意识到让妈妈独自面对这些问题太艰难的时候，他们调整了做法，让母亲和宝宝一起住院疗养。结果发现，妈妈再度泌乳的成功率提高了。因为医院里的泌乳专家可以帮助她们渡过难关。[18, 21]

如果你的宝宝现在拒绝你的乳房，请记住，宝宝天生就是要吃母乳的，有很多方法可以温柔地诱导他们来到乳房上。对一些宝宝来说，在他们愿意在乳房上吃奶之前，妈妈先恢复奶量是非常必要的。哺乳辅助器可以帮到你，因为它能够让宝宝在妈妈的乳房上吃到奶的同时得到积极的体验。乳头保护罩不管是否跟乳旁加奶同时使用，因材质上跟橡胶奶嘴更接近，宝宝更熟悉，也就更愿意试试看。让宝宝从使用奶瓶转到使用杯子，可能会遭到宝宝的抵抗，但确实会给再度泌乳带来积极的影响。如果宝宝还是不愿意含乳，不要犹豫，去找一位经验丰富的泌乳顾问来帮忙，她会根据你的情况提供一些有用的建议。一旦你的宝宝能够很容易地含乳，抓住一切机会鼓励他吃奶。催乳剂可以在此过程中提供帮助，但是频繁地刺激乳头、移出乳汁，绝对是重中之重。

当宝宝很难或不可能在乳房上吃奶时，必须要将乳汁及时移出。妈妈坚持频繁吸奶或手挤奶，有助于加速再度泌乳的进程。你可以在吸奶时配合按摩乳房和手挤奶，并且尽可能多地抱抱宝宝，尤其多跟宝宝进行肌肤接触，这些都是行之有效的方法。

诱导泌乳

诱导泌乳是指在你从来没有生育过的情况下，诱发乳汁分泌的过程。这个词也常用于那些有过生育经历的女性，希望给非亲生的孩子进行母乳喂养的情况。诱导泌乳有着悠久的历史，现在当妈妈和专业的医护人员认识到诱导泌乳确实可行时，这种做法就变得更加普遍了。[27] 母乳喂养不仅给宝宝提供母乳，还是一种让你和宝宝在更深层次上彼此连接的方式，会在宝宝出生后持续支持他的成长。虽然诱导泌乳需要你付出时间、精力、毅力、坚韧和耐心，但给宝宝哺乳可以得到极大的回报。

跟再度泌乳一样，宝宝越小，越容易接受在乳房上吃奶。如果他拒绝吃奶，使用乳头保护罩会帮助宝宝很好地过渡。3 个月以上的宝宝已经习惯了使用奶瓶时的吸吮模式，重新学习如何在乳房上吃奶对他们来说难度颇大。当妈妈的奶量更充沛时，大多数宝宝会更愿意在乳房上吃奶，所以竭尽全力最大限度地增加奶量或者提升哺乳时乳汁的流速，都会有所帮助。如果妈妈没有潜在的阻碍泌乳的隐患，比如内分泌失调、乳房组织发育不全，那么实现完全母乳喂养是有可能的。如果你患有不孕症，可能是激素问题限制了你的泌乳能力。不管怎样，大多数妈妈至少可以产出一部分乳汁，奶量的多少并不会影响到美好的母乳喂养关系。不管你是否会分泌初乳，你乳汁的营养与宝宝亲生妈妈的乳汁是一样的。[28, 29]

诱导泌乳有两种基本方法：①通过手、吸奶器或宝宝刺激乳头来诱发泌乳；②在刺激乳头的同时服用西药和（或）草药来诱发泌乳。无论你选择哪种方法，要记住，在开始的时候你只有少量备用的泌乳细胞来启动产奶，因此需要你非常有耐心。

"诱导泌乳"实际上更像是用砖块和泥灰手工建造一座"母乳工厂"，而不是让建筑公司（怀孕）用他们所有的专业配件和设备来完成这项工作。这是一个非常缓慢的过程，但迟早会有新的工人和装配线慢慢投入建设，之后你的产奶量就会提高。

通过宝宝吸吮诱导泌乳

即使是乳汁充足的哺乳妈妈，也不总能有效吸奶，尤其是在刚刚分娩完宝宝的日子里。与吸奶器不同，吃奶的宝宝会让妈妈更放松。宝宝吸吮不仅会诱发喷乳反射，宝宝的气味、样子和声音也会让妈妈分泌更多的催产素，这是吸奶器无法做到的。如果可能的话，在使用吸奶器的同时，你可以结合使用哺乳辅助器进行乳旁加奶，以达到最佳效果。同时加上手挤奶，可以给乳房增加额外的刺激，比单纯吸奶更快获得乳汁。对一些哺乳妈妈来说，服用催乳西药和（或）草药也可以显著提高泌乳量。

通过吸奶以诱导泌乳

在宝宝来到之前，通常可以用吸奶器来刺激泌乳。吸奶不会像宝宝吸吮那样带给哺乳妈妈温暖的感觉，所以加上乳房按摩会有所帮助。

通过吸奶来诱导泌乳的基本指南：

1.在宝宝出生前的 2 ~ 4 周（或更久），用手按摩乳头和乳房，每天 8 ~ 10 次，每次 10 分钟，持续两周。

2. 两周后，用医用级吸奶器每天吸奶 8~10 次，每次 10~15 分钟。如果你发现吸奶时没有乳汁流出让你很不舒服，试着用一点橄榄油或椰子油润滑喇叭罩的内壁。有时这种不适是由于乳头组织缺乏弹性造成的（孕激素会增加乳头的弹性，所以经怀孕后哺乳的妈妈没有这个烦恼）。在这种情况下，泌乳顾问阿莉莎·施耐尔（Alyssa Schnell）建议使用好医生乳房凝胶 ™（Dr.Nice Breast Gel），可能会有所帮助。你也可以用手指给乳头做一些温和的拉伸，或尝试柔软杯 ™（Supple Cups）（参见第 10 章）来帮助乳头增加弹性。

3. 宝宝出生后，使用哺乳辅助器进行乳旁加奶，进行补充喂养（参见第 4 章）。如果时间允许，你可以在每次哺乳后都吸奶，或者至少选择在几次哺乳后吸奶。请密切关注宝宝的体重增长情况，以确保他获得了充足的母乳。

4. 当你的乳房开始变得充盈、沉重、有些敏感时，如果宝宝愿意，可以尝试让他在吃奶的最初几分钟仅吸吮妈妈的乳房，而不给予补充喂养。请持续关注宝宝的大小便量或体重增长情况。

5. 只要宝宝没有因为过度饥饿发出危险信号，且体重增长达标，妈妈就可以在喂养时逐渐减少宝宝从哺乳辅助器中获得的补充喂养的奶量。最终，在喂饱宝宝的前提下，你会找到宝宝需要的最低补充喂养量。

用激素诱导泌乳

我们的策略是，用激素来模拟女性怀孕时的身体变化，以便在宝宝出生前就提前建立"母乳工厂"。如果时间允许，妈妈可以首先服用含有雌激素和黄体酮的避孕药，以刺激更多有泌乳功能的乳腺组织的生长。然后加上一种可以长期使用的、安全的、刺激泌乳素分泌的药物（参见第 14 章）。最后，使用吸奶器启动泌乳。

在许多情况下，使用激素方案比单纯的吸奶或让宝宝吸吮能够让哺乳妈妈分泌更多的乳汁。模拟怀孕的时间越长，泌乳组织的发育就会越充分。预计一下宝宝出生的时间，至少提前 4 个月就开始使用激素，以达到最佳效果。如果做不到提前那么长时间准备，无论使用多长时间的激素，都是有帮助的。

当然，在诱导泌乳中，单纯使用激素，妈妈并不会泌乳。只有开始吸奶，乳汁才会分泌。哺乳妈妈开始分泌的乳汁只有几滴，有的透明，有的不透明。随着奶量的增加，你会看到细小的水柱，最终变成小溪流。达到较大的奶量需要的时间因人而异，也取决于所使用的激素方案。可能需要几天、几周或几个月，乳房才开始产奶。当乳房增大至少一个罩杯，并且饱满、沉重、有些敏感时，你就知道你的身体确实正在准备产奶。

因为激素方案需要使用处方药，所以与你的医护人员密切合作是非常必要的。向她们分享整个方案，并解释服用避孕药是为了发育泌乳组织，而非避孕。激素的使用可以在月经周期的任何时候开始，因为其目的是模拟怀孕而不是预防怀孕。如果你患有血栓或心脏疾病，或者有严重的血压问题，那不推荐使用激素治疗方案。

诱导泌乳的纽曼 – 戈德法布（Newman–Goldfarb）方案是由杰克·纽曼（Jack Newman）博士首先为丽诺尔·戈德法布（Lenore Goldfarb）和她的第一

个孩子制定的。之后，在他帮助已经领养或打算领养宝宝的家庭中，该方案不断得到了改进。该方案还没有经过正式的临床试验，但据报道，对许多妈妈很有效。[31] 类似的使用药物来刺激泌乳相关激素的方案经过了测试，并被证实是有效的。[27, 32]

　　根据宝宝将要到来的时间的长短不同，以及你自身的激素状况，使用激素来诱导泌乳有 3 种方案：常规版、加速版和停经版。一般来说，准备的时间越长，当宝宝到来的时候，奶量就会越多。需要注意的是乳房的状况。如果乳房本身发育不全，那么产奶就较少。想要了解更多激素诱导泌乳的相关信息，请访问 bit.ly/MMM-Protocols。

　　关于诱导泌乳的其他综合信息，我们强烈推荐阿莉莎·施耐尔（Alyssa Schnell）的书——《未经分娩的母乳喂养》（*Breastfeeding Without Birthing*）。另一个与为收养宝宝哺乳有关的网站 https://alyssaschnellibclc.mykajabi.com/，也是一个很好的资讯来源。

第 17 章

跳出常规：补充疗法与替代疗法

在追奶过程中，如果常规策略效果不明显，或许你可以尝试一些"替代疗法"或"补充疗法"这样的非主流疗法。这些非主流疗法，其中一些有研究证据支持，而另一些缺乏循证支持。

如今许多医护人员开始认识到，西医并不能解决所有问题。整合医学（holistic integrative medicine）为人们拓宽了治疗方法的选择范围。我们喜欢这种将不同的追奶方法进行整合的理念，也尊重人们想要打破常规思维的意愿。事实上，不管是否有研究支持，一些父母确实从这些方法中受益了。

本着毫无保留的精神，我们将以下方法提供给大家做参考。有些方法在某些文化中有着悠久的历史，有些则是近些年才出现的新策略，还有一些则比较理论化，听起来很"奇特"。我们将所有非主流的追奶方法都介绍给大家，这样你就可以做出适合自己的选择。

脊骨神经医学

脊骨神经医学致力于解决由神经受压引起的脊柱半脱位问题。人们意外地发现，脊骨神经医学有时可以帮助某些身体很紧张或经历过某种创伤的哺乳妈妈增加奶量。一篇发表在脊柱医学相关杂志的文章介绍了 3 个案例：这 3 个案例中的哺乳妈妈都存在奶量不足的问题，但只有一位妈妈是为了解决奶量问题而寻求帮助的。第一位妈妈养育第一个孩子时，奶量很充沛，现在她生育了第二个孩子。第二位妈妈有背痛的症状。而第三个妈妈本以为是宝宝的吸吮问题导致了奶量不足，因而带着宝宝寻求治疗。在治疗过程中，医生为前两位妈妈找到了问题的根源。而在第三个案例中，医生并未发现宝宝有任何问题，所以转而给妈妈做了检查，发现妈妈的几处脊柱问题。每个案例的病史和存在的问题都大不相同，但经过几次治疗后，3 位妈妈的奶量都有了显著的提升。[1]

有一位妈妈，她之前的几个孩子都顺利实现了母乳喂养。当她哺乳刚出生的新生儿时，奶量却一直很少，这让她的泌乳顾问怀疑，是不是因为这位妈妈年龄过大或者是宝宝存在吸吮问题。通过吸奶和服用催乳剂，这位妈妈的奶量并未改善。泌乳顾问决定让当地有经验的整脊师对其进行评估。在那次诊疗中，整脊师询问妈妈平时的身体感受如何。她提到，她从最后这次怀孕开始背部就一直疼痛，于是整脊师对其进行了治疗。此后不久，这位妈妈的奶量就开始增加了，并且最终能够完全满足宝宝的需求。这说明，有时我们确实找错了问题的根源！

脊骨神经医学可以通过改善或恢复身体关键区域的神经功能而发挥作用。当你已经排除了其他影响奶量的因素，特别是如果你在孕前、孕期或分娩时经历过身体创伤、神经疼痛、身体麻木或被撞击，这种方法值得一试。

中药、针灸和指压疗法

针灸是中医的治疗方法。在治疗过程中，医生使用非常细的针刺入身体的特定穴位。尽管针灸疗法在西方国家并不常见，但使用该方法治疗奶量不足已经有两千多年的历史了，且已经被研究证明确实有效。[2~4]针灸可以促进泌乳素和催产素的分泌，这取决于治疗师选择哪些穴位。该方法也能治疗内分泌失调问题，包括甲状腺功能减退和不孕不育。如果哺乳妈妈的身体有解剖学上的问题，比如乳腺组织发育不全，那么针灸和下文介绍的各种疗法可能不太有效。

指压疗法不是用针而是用手指按压身体特定部位以达到治疗效果。一项针对奶量不足的哺乳妈妈的研究发现，与未接受治疗的哺乳妈妈相比，接受治疗的哺乳妈妈在指压疗法的协助下，奶量得到了持续提升。[5] 耳穴疗法会刺激耳朵上的特定穴位，而反射疗法关注的是脚或手上的特定反射区。研究发现，这两种疗法都能增加哺乳妈妈的奶量。[6-9] 使用指压法提高奶量的视频可以在这个网址 bit.ly/MMM-Acupressure 查看。

虽然你可以自己在网络上搜索一些疗法，但寻求有资质的、经验丰富的中医师是更明智的。与此同时，他还能帮助你解决身体上其他的潜在问题，让你获得最佳的治疗效果。他们也会教你一些在家中就能使用的技巧。除了这些方法，中医师还会评估你的情况，提供他们自行配置的中药。你可以打听一下，在你居住的地区有哪些知名的中医师。更多信息可以查看 bit.ly/MMM-Acupuncture。

乳房按摩

在一些文化中，人们主张通过乳房按摩来刺激哺乳妈妈泌乳。在产后的头 10 天，韩国妈妈每天接受两次乳房按摩，每次 30 分钟，跟没有接受乳房按摩的妈妈相比，这些妈妈乳汁中的钠含量较低，这表明她们的奶量提升得更快。[10]（译者注：乳汁中的钠含量低，说明妈妈的乳汁从初乳转换到过渡乳及成熟乳的速度更快。）一项针对中国剖宫产女性的研究，是让这些产妇在分娩后 2 小时、12 小时或 24 小时开始做乳房按摩，并且持续 3 天。结果表明，最早开始接受乳房按摩的产妇体内泌乳素水平最高，并且最快达到"充分泌乳"。[11] 桶谷式乳房按摩法（Oketani）在日本很流行，据说可以帮助哺乳妈妈产奶。[12] 最近一项全球调查发现了 10 种不同的乳房按摩方法，其中一部分是专门针对哺乳妈妈的。[13] 目前正在进行一项针对乳房按摩对解决母乳喂养问题（包括泌乳）有效性研究的系统回顾，它将为我们提供更多的信息。[14] 与此同时，如果你知道有人擅长通过乳房按摩帮助哺乳妈妈产奶，也可以尝试请她来帮忙。当你的喷乳反射遇到问题时，一次乳房按摩可能有助于让乳汁流动起来。如果你想提升奶量，坚持多个疗程可能更有帮助。（译者注：首先需要提醒的是，所有的乳房按摩不应该给妈妈带来任何程度的疼痛，或者造成乳房的任何不适。其次，此处分享的乳房按摩，是在使用了前面章节提到的提升奶量最基本的母乳喂养管理没有效果的情况下，有可能做的尝试。最后，作者并未指出，乳房按摩是万能的。请读者一定谨慎对待。）

肌内效贴布

整脊医师、职业治疗师和物理治疗师会使用肌内效贴布进行各种康复治疗。它与普通的透气胶布的区别在于，它能提供支撑作用，有助于运动而非限制运动。贴布的使用位置和方向决定了刺激效果。肌内效贴布有时可以用于帮助有吸吮问题的婴儿——代替手来支撑面部肌肉。同时，因为贴布能提升皮肤紧致度，并有助于淋巴回流，也可被用于治疗乳房肿胀。一项针对 11 位墨西哥哺乳妈妈的小型研究报告称，将贴布贴成扇形，可以固定或承托胸肌，并帮助乳房中所有的液体（译者注：包括乳汁、血液和淋巴液）流动起来，让哺乳妈妈的泌乳量得以增加（还会帮助某些哺乳妈妈立即产生喷乳反射）。这些妈妈的情况各不相同，有的妈妈在重返工作后吸奶量下降了，有的做过隆胸手术，有的正在诱导泌乳。肌内效贴布一次可以贴 3 ~ 5 天，有时需要多用几次，以达到最佳效果。[15] 如果能够被恰当使用，肌内效贴布可能会发挥巨大的支持母婴哺乳的潜力。

瑜伽

瑜伽是一项系统的运动，能够促进人们对身心的掌控。注册瑜伽教师、泌乳顾问阿塔·考尔·卡尔萨（Awtar Kaur Khalsa）报告说，几名正在哺乳的瑜伽学员在参加了她的昆达里尼瑜伽课程后，奶量很自然就得到了增加。她认为，手臂的运动会促进血液循环，从而使身体更加放松，也会使乳汁更容易流动起来。还有一些妈妈报告说，在进行了各种上肢活动后，她们的奶量增加了。这支持了上肢运动可以刺激乳汁分泌的观点。从实践的角度来看，瑜伽可以让人放松，也有助于哺乳妈妈产生喷乳反射。

来点性的浪漫怎么样

现在提出产后性生活这个话题也不算太早。性高潮会让哺乳妈妈释放大量的催产素和泌乳素。[16] 实际上，有人建议将性生活作为改善奶量不足的一种选择，而且它不存在服用药物可能会带来的不良反应。[17] 是否要告诉你的伴侣这个方法，你自己决定吧！

催眠

琳达·平卡斯开设了产后催眠治疗课程，帮助她的客户应对初为人母带来的压力。令她吃惊的是，有几名学员课后反馈，她们的奶量得到了增加，尽管有的学员并不存在奶量问题。当琳达意识到她的课程带来的效果后，她为奶量不足的妈妈制作了一张自我催眠 CD。[18] 希拉里·雅各布森（Hilary Jacobsen）会在咨询中使用催眠疗法来帮助有分娩或哺乳创伤的妈妈。她发现在运用这种疗法后，患多囊卵巢综合征的哺乳妈妈的奶量不足问题似乎得以"解决"——妈妈的奶量不再忽高忽低了，变得比较平稳。催眠似乎还可以帮助妈妈应对如宝宝舌系带过短这类哺乳相关的难题。妈妈的焦虑和绝望减轻了，奶量也得到了提升。

在 1989 年一项针对早产儿妈妈的研究中，参与研究的妈妈被分为两组，其中一组从分娩后的 3 ~ 5 天开始，每天听 20 分钟帮助放松和冥想的音乐，然后再吸奶，并持续一周以上。她们平均每天只吸一次奶，但还是比另一组不听音乐的妈妈多吸出 60% 的乳汁。更有趣的是，妈妈们每天听音乐的次数越多，吸出的乳汁就越多。[19] 研究结果是如此令人印象深刻，以至于作者相信，音乐带来的影响不仅仅是刺激催产素的分泌、诱发喷乳反射，还包括刺激泌乳素的分泌。这是很有可能的，因为催产素本身就会影响泌乳素的分泌。[20] 印度尼西亚的一项研究发现，接受催眠治疗后，妈妈体内的泌乳素水平更高了，这看起来也支持了这一理论。[21]

网络上有一些专为刺激泌乳而创作的音频，如罗宾·弗雷斯（Robin

Frees）创作的《催眠助你增加奶量》（*Hypnosis for Making More Milk*）、詹姆斯·维尔兹比奇（James Wierzbicki）和贝特西·费尔德曼（Betsy Feldman）创作的《奶水下来吧》（*Letting Down*）、安吉公司发行的《独一无二的连接》（*A Bond Like No Other*），还有雪莉·梅纳丽（Sheri Menelli）的《母乳喂养冥想》（*Breastfeeding Meditations*）。在 YouTube 上搜索"催眠疗法""放松""冥想"的同时加上"母乳喂养""泌乳""母乳供应"或"产奶"等关键词，也可以搜索出相关的音频。这个方法没有任何风险，可能会有帮助，非常值得一试。

更多其他选择

早在 19 世纪末，爱德华·罗斯（Edward Routh）博士就撰写过一篇关于他和同事如何应用一种新的方法来帮助哺乳妈妈增加奶量的文章。"另一种刺激乳房分泌乳汁的方式是电流刺激……该实验仍处于初级阶段。其实，我们已经了解到，当电流通过腺体时，腺体分泌的激素等就会增加。"神经是由电脉冲驱动的，所以爱德华和其同事敏锐地将其应用于解决哺乳妈妈的泌乳问题上。罗斯博士还介绍了该方法如何协助突然停止了泌乳或者一直奶量不足的哺乳妈妈增加奶量。[22] 有了这些研究作为前提，下面的这些做法就不会让你感到不可思议了。

经皮神经电刺激

经皮神经电刺激（Transcutaneous Electrical Nerve Stimulation, TENS）有时被用来抑制疼痛，通过向人体局部发送温和的、低频的电脉冲来阻断疼痛信息，帮助释放会让人感觉良好的内啡肽。在泌乳领域里，TENS 有时被用于协助诱导哺乳妈妈泌乳。目前这方面的相关研究还比较缺乏，但一位助产士分享了自己客户的故事：她的客户用 TENS 来治疗腰痛，后来这位客户告诉助产士，她认为 TENS 也帮助其产出了更多的乳汁。如果你有兴趣，可以在网上查看（bit.ly/MMM–TENS），并与你的医护人员讨论这种方法的利弊。

激光

低剂量激光疗法被用于促进伤口愈合和解决其他一些医学问题。因此，当有人决定研究它是否可以帮助奶量不足的哺乳妈妈分泌更多乳汁时就不足为奇了。在一项研究中，在接受了持续 3 周 12 个疗程的治疗后，使用激光组的哺乳妈妈体内的泌乳素、乳汁中的乳糖含量都显著增加了。而且据报告称，她们的泌乳量也增加了。但是该研究的测量方法过于主观，不能确定其真实性。[23]

超声波

就像激光可能对泌乳有积极作用一样，给产后母鼠每天 5 ~ 10 分钟的低频超声波刺激，连续 7 天，可以提升其体内泌乳素的分泌及产奶量。而且在这个试验中，每天使用低频超声波 10 分钟组的母鼠泌乳效果更好。[24]

寻求其他的补充疗法

你是否发现了一些有趣的、值得一试的方法？如果某种疗法能够解决你身心的潜在问题，比如冥想可以帮助你减压或者脊柱按摩可以帮助你减轻背部或颈部疼痛，那么这种疗法很可能还会帮助你增加奶量。还有一些非常规的方法可能也会刺激泌乳，也值得一试。如果你发现了某些方法对你有用，我们非常希望能得到你的反馈。请访问我们的网站 lowmilksupply.org 来分享你的故事吧！

第五部分

立足当下，规划未来

我想要母乳喂养的真正原因

因为乳腺组织发育不良，我在养育5个孩子的时候，一直都在跟奶量不足作斗争。很多人来问我："你为什么要这么麻烦？""你哺乳时遇到那么多问题，为什么还要坚持？"我通常会有几种说法，比如"让孩子喝点母乳总比不喝强"，或者"想让宝宝和我的关系更亲密，让宝宝的视觉和口腔功能发育更好"。我最喜欢的回应是"母乳喂养不仅仅是给宝宝提供母乳"。但很多人不太理解这句话的含义。前几天，当我和最小的宝宝一起互动时，我再次深刻理解了这句话。当时，宝宝刚吃完一侧乳房的奶，跨坐在我的膝盖上。我呢，正忙着固定哺乳辅助器（SNS），准备给宝宝喂另一边。当我撩起我的衬衫时，他的眼睛就亮了起来。他微笑着，将两只手分别放在我两侧的乳房上，看看左边的乳房，又看看右边的，就像一个在糖果店里的孩子在决定到底要选择哪一个糖果。他很兴奋，眼睛睁得大大的，满脸都是傻笑，实在太可爱了！他来回看了好几遍，然后一下子扑在了我的怀里。他抬起双臂搂住我的乳房，好像在拥抱它们。这一温柔甜蜜的时刻，是对我长期追奶的最好回馈，也是对"母乳喂养不仅仅是给宝宝提供母乳"的完美诠释。为什么我遇到了那么多的哺乳难题，还能坚持不懈呢？答案很简单。因为哺乳能给我的宝宝带来快乐，而且我的乳房提供给宝宝的不仅仅是乳汁。即使每次吸出的奶并不多，但母乳喂养也代表了我作为妈妈的勇气和决心！如果这么衡量的话，没有一个妈妈的母乳喂养是失败的！

——吉娜，5个孩子的妈妈

第 18 章
应对奶量不足的心理调适

你是成功的

每当夜幕降临之时,你应该关注的不是你今天产了多少奶或者哺乳了多长时间,而是你为此付出的时间、精力和巨大的努力。母乳喂养可能不像你想象得那样美好,但你正在攀登别人从未涉足的山峰。你完全有理由为你的努力感到骄傲!不要一直对还没做到的耿耿于怀,为你已经做到的而欢呼庆祝吧!

奶量不足带来的情绪问题

那些与奶量不足作斗争的妈妈们描述了她们在哺乳过程中出现的各种各样的情绪。无论什么情绪,很可能也是别人曾经拥有过的。情绪没有对错之分。重要的是,你要先意识到你有了怎样的情绪。这会有助于你更好地应对情绪。

感到悲伤

悲伤是一种很少被承认的情绪。希拉里·雅各布森(Hilary Jacobsen)在她的书《治愈母乳喂养的悲伤》(*Healing Breastfeeding Grief*)中创造了"母乳喂养的悲伤"这个词语。人们会因为失去孩子而感到悲伤,但很少有人理解,不能实现母乳喂养的梦想也会让妈妈们痛苦至深。无法感同身受的人会说:

"高兴一点，反正还有配方奶啊。"这样的安慰不会减轻你的痛苦，反而会让你把自己的感受隐藏起来。我们要告诉你，母乳喂养的悲伤是真实存在的，你有权利为无法实现哺乳目标而伤心。我们希望你能意识到，你正在承受着"母乳喂养的悲伤"，同时，我们会分享其他哺乳妈妈是如何走出这份悲伤的，以协助你找到自己的疗愈之路。

感到内疚或后悔

一些哺乳妈妈对自己曾经做过的决定感到内疚，比如做过乳房整形手术、使用过质量不高的吸奶器，这些错误的决定影响了她们的奶量。另一些哺乳妈妈则觉得，之前她们并没有意识到自己的奶水不足，没有尽早采取措施，导致孩子没有吃够母乳。

你的内疚感也可能是由医护人员或家庭成员带给你的，他们会因为这样或那样的事情责怪你。但是区分内疚和后悔是很重要的。内疚是假定你在抉择之前就知道结果会是什么样的，是经过深思熟虑做出的决定。后悔是事情发生之后，我们才意识到这样的结局并不是我们想要的，而在事情发生之前，你是根据当时所掌握的所有信息，做了当下最好的选择。也就是说，为你事先不知道、不理解的事情而内疚，其实是没有必要的。

感到嫉妒、愤怒或怨恨

如果你的奶量不足，不舍得浪费奶瓶里的任何一滴珍贵的母乳，那跟奶量总像泉水一样喷涌而出、源源不断的妈妈相处，可能会让你感觉到不自在。说实话，在母乳喂养这件事情上，有些人就是要比其他人付出更多的努力，这的确是不公平的。当母乳喂养没有如你所愿顺利发生时，产生嫉妒、愤怒和怨恨的情绪是情有可原的。当哺乳遇到困难时，如果问题出在你身上，你会觉得身体背叛了自己。也许是医护人员或其他你信任的人不支持你，或者给你提供了不准确的信息，导致了你的哺乳困难。如果问题出在宝宝身上，你甚至会对他感到愤怒，随后你又会感到内疚，因为你知道宝宝是无辜的，而且他已经尽力了。

想要化解这种愤怒和怨恨，我们首先要接纳自己的情绪。压抑情绪并不能缓解压力。艾米丽分享了她的经历："遇到哺乳困难时，如同人们经历悲伤时的心路历程，愤怒、受伤和挫败感会在内心深处反反复复。通过帮助那些同样在哺乳中挣扎的人们，我得到了慰藉。我越分享自己的经历，就越能与自己和解。很多人对我说：'我希望我的姐妹、朋友们都能知道这些有用的沟通方式。'我分享的方式对她们有用，我也感到非常疗愈。"有一天，艾米丽感到特别难过和生气，丈夫问她是否需要帮助，而当时她已经受够了自己的情绪波动，她很生气地说："是的！请提醒我，这些都是暂时的，宝宝会没事的，即使他吃到的不全都是从我乳房里流出的乳汁！"多么好的表达啊！艾米丽没有简单地发泄情绪，而是把她的需求告诉了丈夫，教丈夫如何在她痛苦时给她想要的支持。

感觉自己像个失败者

为奶量而苦苦挣扎的妈妈们常常会觉得自己让宝宝和家人失望了。贾内尔就是这么想的。她不仅觉得自己是个失败者，甚至有时当她告诉别人她是哺乳妈妈时，会觉得自己是个骗子。在经历了 3 年中养育两个孩子的辛苦后，她选择寻求帮助来面对自己的情绪："我认为让合适的人给你提供恰当的帮助，来更深地探索那种感觉是至关重要的……我现在终于得到了我需要的帮助，不再沉溺于'为什么我不能给我的孩子喂奶，而其他人可以'这些愤怒和悲伤的情绪中了……我学会专注于我正在做的事，而非我没能做到的事，这对我很有帮助。"

当你只关注你不能提供的东西，失败感就会凸显出来。但如果你曾经给宝宝哺乳过，不管多少，你的宝宝已经比那些从来没有吃过母乳的孩子幸运得多。想一想，你为宝宝提供的母乳是多么的珍贵啊！这些珍贵的母乳已经为你的宝宝提供了巨大的保护作用！[1-3] 而且，母乳喂养不仅仅是给宝宝提供营养，还会增加你和宝宝之间的依恋和连接，为宝宝形成人生最初的亲密关系奠定基础。[4] 这些情感需求与食物需求同样重要，有些人甚至会说，这些情感需求的重要性远远超过了食物需求。所谓哺乳是否成功，不仅仅是看你让宝宝吃了多少母乳，还要看你和宝宝之间到底建立了多深的情感连接。

感到被宝宝拒绝

在你努力哺乳的过程中，如果宝宝不喜欢母乳亲喂，而是对补充喂养更满意，那的确会让你非常沮丧。更糟糕的是，如果在哺乳时宝宝非常烦躁，你会觉得他是在排斥你。这会深刻影响你对自己的认知，削弱你的自信。在这些时刻，重要的是，你要意识到宝宝是在拒绝乳房，不是在拒绝你。请记住，无论如何你都是宝宝的妈妈，你是最了解他的人，他也最了解你。你是宝宝寻求安慰的对象。即使宝宝对于吃不到母乳感到沮丧，他对你的需求和爱仍是深刻而永恒的。让自己放松下来，腾出时间好好享受你与宝宝的肌肤接触，提醒自己你们彼此之间拥有的美好感觉。

表现得过于自私

讽刺的是，在你为母乳喂养竭尽全力的时候，你自己或者别人会觉得，你有时候表现得过于自私。因为你为哺乳投入了大量的时间和精力，让身边人感到了不满或者担心。或者你自己突然意识到，你忽视了太多生活的其他部分。应对奶量不足时，你需要关注很多方面，比如你的宝宝、家庭、工作以及自身的幸福感，并从中找到平衡。每个人寻求平衡的方式各不相同。你需要倾听来自外界的声音，并考虑他们的提议。接纳他人的感受也是你需要考虑在内的。

想要评判他人

如果你一直为了母乳喂养而努力，你会很难接受那些奶量充足的哺乳妈妈，却选择了过早断奶。事实上，我们永远不可能真正了解她们正在经历什么。她们不再哺乳，或者看起来明显对母乳喂养缺乏毅力，都是由她们的自身状况决定的。她们所面临的困境，使得继续哺乳对她们来说就像你解决奶量不足问题一样异常艰难。也许，她们只是没有获得准确的哺乳资讯或者必要的哺乳支持来克服这些障碍。

被冷嘲热讽和批评所伤害

一位新手妈妈正在给她的宝宝频繁哺乳，当时正是她产后的第二晚。有个护士过来说了一句令人沮丧的话："你为什么要费这么大的力气呢？给他喝奶粉就好了啊！"有时人们会这么说话，却没有意识到这些话有多伤人。就好像你朋友的亲人刚刚去世，你想安慰他，但又不知道该说什么，只能说些词不达意的话来应对。

听到伤人的话，人们的自然反应是自我防御。有的人会愤怒反击，有的人不知所措、只能沉默以对。然而，为自己挺身而出并不意味着要发生正面冲突。一个简单的回应就可以转移话题："你为什么会这么说呢？""你为什么会这么想呢？"这些不带情绪、非常中立的提问，常常会让人们在惯有的思维模式里停下来。

另一种方法是理解对方的担忧但并不表示赞同，而是巧妙地坚持自己的立场。仔细想想对方潜在的担忧是什么，说出对方担忧的同时也将你的想法和感受和盘托出。例如，"听起来你很担心我花了太多时间追奶而没有足够的时间来亲近宝宝。表面上看可能是这样，但我这么做的原因是……"说出对方潜在的担忧，可以引发真诚、互敬互重的讨论，有助于你们更好地了解对方。

如果你因为没有纯母乳喂养而被另一位哺乳妈妈批评，你会感到更加受伤。许多人在母乳喂养支持小组的聚会上分享过，由于她们是混合喂养，其他妈妈表示不解和质疑。其实，针对这种状况，我们可以提前应对。你可以事先说明，目前你仍然需要补充喂养，因为你的奶量还不够充足，所以你来到这寻求支持。这样就可以避免一些不必要的误解。如果其他人已经听过你的故事，会更容易理解你、支持你母乳喂养的。如果她们仍然不理解你，也不要灰心，那就寻找一个包容度更高的母乳喂养支持小组，即使它的聚会地点离你很远。你可以提前与小组负责人联系，详细说明你的情况。去寻找一群思想开放、理解你所面临的挑战的人是值得的。更多应对批评的方法，请访问 https://www.llli.org/handling-criticism-becoming-your-own-advocate。

孤独感

奶量不足时坚持母乳喂养很不容易，这有时候也会让哺乳妈妈感到孤独。一个人承受这些真的很难。对于哺乳妈妈来说，得到充分的支持和正确的资讯一样极为重要。与有着相同感受、面临相同挑战的哺乳妈妈见个面好好聊聊，会让你感到安心，得到认可。拥有相似经历的人更容易互相理解。Facebook 上的一些线上母乳喂养支持小组，如乳腺组织不全及奶量不足支持小组（IGT and Low Milk Supply support group）、MOBI 支持小组，聚集了一些正在追奶的哺乳妈妈。请相信，花点精力去寻找能够真正理解你的妈妈群体是非常值得的。因为她们跟你的经历相似，能够为你提供所需的重要支持。

抑郁

大多数妈妈在分娩完宝宝之后都会有一段时间的抑郁情绪，即使她们的养育过程非常顺利。当你承担起养育子女的重大责任时，突然随之而来的自我形象和身份的转变会让人觉得无所适从，因此，产生抑郁情绪是一种正常反应。同时，回应婴儿的夜间需求会让人疲惫，再加上产后激素水平的变化（尤其是在产后第一个月）会放大这些抑郁的情绪。布丽奇特回忆起那段时光：

"对我来说，宝宝需要添加配方奶是毁灭性的打击，让我难以承受。我去咨询了泌乳顾问，她建议我给宝宝每顿提供 10 ~ 15 ml 的配方奶补充喂养。面对泌乳顾问，我强忍住自己的情绪，但一回到家，我就开始抽泣了。我觉得好难，所有人都不理解我。我知道我已经尽力了，但我的大脑无法控制我的情绪。我以前不是一个情绪化的人，这很不符合我的性格。我深深地爱着我的女儿，除了在哺乳方面遇到了挑战，我没遇到过其他的育儿难题。"

应对奶量不足会让哺乳妈妈的抑郁风险更高，因为你有双重任务要做，既要照顾孩子，又要努力增加奶量。这让你承受着额外的压力。是否有人已经开始暗示你应该断奶了？断奶并不一定能解决问题，因为泌乳相关激素可以缓解你的负面情绪，而这类激素的丧失通常会导致抑郁加重而非减轻。[5] 事实上，相较于不进行母乳喂养的妈妈，哺乳妈妈发生抑郁的概率更低，即使发生了，症状也会消失得很快。[6] 而且，当妈妈经历抑郁时，母乳喂养会对她的宝宝起到保护作用。[4] 当然，你需要考虑的不是别人认为你需要做什么，而是你想要做什么、希望发生什么。

如果你的情绪状态已经严重影响你照顾孩子的能力，你可能患上了产后抑郁症 (Postpartum Depression, PPD)。把你的感受告诉医护人员，以便获得帮助。在某些情况下，西药或草药是有帮助的，而在另一些情况下，心理治疗的效果也不错。药物和心理治疗相结合也非常有效。在大多数情况下，针对产后抑郁症的药物与母乳喂养是兼容的。[7] 当你的宝宝在母乳喂养之外还有补充喂养时，他暴露于药物的程度就会更低。大多数的泌乳顾问都有《药物与母乳喂养》(*Medications and Mothers' Milk*) 一书，你也可以在 LactMed 查询每一种药物的最新信息。

不堪重负

初为人母会让你不堪重负，而应对奶量不足会给你增加额外的负担，把你推向崩溃的边缘。如果有人来帮帮你该多好啊！新妈妈拉妮描述了她的困境，以及朋友们前来"救援"的幸福时刻：

"我的妈妈在宝宝出生后一周左右就离开了，独自一人照顾宝宝经常让我感到不堪重负。我的宝宝是 37 周出生的，体重不到 2.5 kg，他可能还存在尚未确诊的舌系带和唇系带过短的问题。我当时正经历着乳头疼痛，并在艰难尝试如何使用乳头保护罩。我相当于在进行三重喂养（亲喂、补充喂养、吸奶），补充喂养用的是捐赠的母乳。当宝宝只有两周大时，我们不得不搬家，而我还在经受着分娩后的疼痛。很快宝宝又出现了肠绞痛、胃食管反流，并且单次仰卧睡觉的时间不能超过 30 分钟。我是家里唯一的经济支柱，几个月后我就不得不返回工作岗位。当时，我们就靠着我基本工资的一小部分来生活。正当我感到生活不堪重负的时候，终于出现了转机——我竟然挤出了很多的奶，甚至冰箱里存了很多母乳以备我重返职场时满足宝宝的需要。事情是这样的：在我的孩子两个月大的时候，我的大学女同学们来看我，陪我度过了让我深感幸福的一周。在那些日子里，我的同学们负责帮我做饭，我也不再需要打扫卫生。我带着宝宝住在楼下单独的房间，远离所有人，这样宝宝哭起来也不会打扰到任何人。我每天需要挤 8 次奶，而她们所有的活动都会以保证我能顺利吸奶来展开，当我吸出很多母乳时，她们打心眼里为我高兴。我完全被支持我的朋友们包围着。在这样一个让人备受鼓舞的环境中，我如释重负，那几天的感觉真是棒极了。"

拉妮的故事描述了减轻压力对她产奶的积极影响。很幸运，她的朋友们悉心照料了她一个星期。接下来，你会学到更多减轻压力的方法。

来自一些哺乳妈妈的妙招

当你不堪重负时，不要想"这一切还会改变吗"而是思考"为了改变，我可以做什么"。你要想想可以做什么来让每一天都更轻松一些。下面是身在"战壕里"的妈妈们分享的一些有效策略：

- 首先请记住，母乳喂养并不是"全有或全无"。有许多介于两者之间的选择，而且对很多家庭都非常有效。

- 设定容易实现的短期目标。比如，今天的目标是吸 6 次奶，或者尝试一种新的方式进行补充喂养。集中精力解决一件事比完成一张任务清单更为可行。当一天结束的时候，你会因为达成了一项目标而感觉良好。

- 列出你今天完成的所有事项，例如为照顾宝宝和关爱自己都做了哪些事情，把完成清单贴在你随处可见的地方如冰箱门上。

- 在宝宝睡觉时抓紧休息，保证白天能小睡一两次。待办事项可以等一等再做，或者最好请别人来完成。

- 寻求支持——朋友、家人、保姆、邻居、助产士或者其他任何人，都可以为你提供帮助。你可以把未完成的事项列出来，这样别人才知道你需要哪些帮助。

- 与支持你的朋友和家人在一起，远离（至少暂时远离）那些对你的努力指指点点、削弱你信心的人。你需要的是能帮助你重新振作起来的人，而非消耗你能量的人。

- 如果经济允许，可以请人帮忙做饭，或者偶尔点个外卖吃也可以，但要注意卫生安全。

- 在你喂奶或吸奶的地方准备好零食和水，让自己可以舒服地坐下来，一边看着最喜欢的电影或电视节目，一边喂奶、吸奶，最好可以与宝宝依偎在一起。

- 如果朋友要来到访，可以请他们自带饮品，这样你就不用因为准备招待朋友而占用你和宝宝的休息时间。

- 经常带你的宝宝外出散步，即使只是在附近的小区或商场稍微溜达一小会儿。改变一下生活节奏，看看外面的风景，对你和宝宝都有好处。适当的运动和明媚的阳光可以让你身心愉悦。

- 如果你没有整段时间散步，至少可以腾出一点时间走出屋子，抬头看看天空，看看更广阔的世界，来几个深呼吸——即使只是快速吸一口新鲜空气，你也会感到自己重新充满了活力！

- 去好朋友或者亲戚家住上几天（或者只有一天），这样你就可以暂时不用洗衣服、做饭或打扫卫生了。如果你还有其他孩子，请别人帮忙照看他们，这样你就可以专注于照顾你的新生宝宝以及哺乳的事情了。

- 在饮食中添加 omega-3 脂肪酸，特别是二十碳五烯酸（EPA）和二十二碳六烯酸（DHA）。这样做有助于改善抑郁情绪，[8, 9] 作用类似于芳香疗法。[10]

- 向你值得信任的朋友、家人或伴侣发泄一下情绪。把不良情绪倾诉出来要比独自承受轻松得多。有时候，仅仅说一句"我今天真的很沮丧"就可以减轻你的沮丧感。

- 夜间和宝宝同室。美国儿科学会建议，至少在宝宝半岁前都应该这么做。[11] 这样会降低婴儿猝死综合征的风险。同时，简化夜间育儿步骤会使母乳喂养更容易，从而增加夜间睡眠时间。

- 如果你在夜间需要补充喂养，可以把所有可能用到的用具都放在床边的冰包里，这样夜间你就不用下床了。

- 如果你发现自己仍然处于极度疲劳的边缘，那么好好睡上一觉是非常必要的。在休息前给宝宝哺乳或用吸奶器吸奶，以充分排空乳房，请人帮忙照看你的孩子，然后去美美地睡上一觉，直到自然醒。你会惊奇地发现，自己感觉好多了。事实上，你甚至会发现，得到充分休息后，你的奶量增加了。

一步一步慢慢来

有些日子似乎永无尽头，你不知道要如何熬过这段母乳喂养的时光，也不知道可能要哺乳多久，可能是几周、几个月，甚至几年。当下，你也很难相信这些艰难的时刻终会过去。你可以对自己这样说："我就今天喂奶，只要我愿意，明天就断奶。"知道自己对是否断奶有百分之百的决定权，会让你对生活有掌控感，能帮你顺利度过每一天。如果你决定今天就断奶呢？当然可以！那也没关系的。

善待自己

有时候我们不自觉地就会对自己有一些负面的评价。贝基就曾经这样做过："我的大儿子伊芙琳刚出生时，我深信可以用自己的方式来实现全母乳喂养，然而事实并非如此。我留下每个用完的配方奶罐子，把它们摞在柜子上，这直观地提醒着我宝宝吃了多少配方奶粉。我希望通过这种做法坚定继续哺乳的决心。事后看来，堆积如山的奶粉罐似乎每天都在嘲笑着我，这是我做过的最糟糕的事情之一。在给我的下一个孩子科拉列喂奶时，我不再采用同样的策略。我准备了一个小笔记本，每次给科拉列喂奶后就记录一下。因为我给她做过喂奶前后的称重对比，所以我估计她每次至少能吃 30 ml 的母乳。每个星期、每个月的最后，我都会再看看我的笔记。我发现，在一个月内，科拉列从我这吃到了约 9000 ml 的母乳。能够了解到我到底给宝宝喂了多少母乳，会让我对自己有更多的肯定，也更有信心了。"

贝基意识到善待自己的重要性，并利用积极因素而非消极因素，使自己被疗愈了。

与奶量不足和解

对于一些哺乳妈妈来说，不管是否能够彻底解决奶量不足的问题，只要能找到一个合理的解释，就能给她们带来解脱与平静。而对另一些哺乳妈妈来说，她们总会因奶量不足而心情跌宕起伏。仙黛尔之所以能与母乳喂养和解，在于她放下了自己的期待："我曾经以为'母乳喂养的常态'就是随时给宝宝哺乳，直到自然离乳。现在我认为，使用捐赠的母乳，甚至有时使用配方奶粉来进行补充喂养，都是可以接受的。"她还发现，分享自己的经验来帮助他人，也可以排解自己的负面情绪。米歇尔则发现，关注自己的心理健康、远离那些容易引起她焦虑的哺乳妈妈社群，对她来说是不错的方法。阿曼达借助哺乳辅助器（SNS）给她的孩子哺乳长达两年半，她感觉自己整个身心都很舒适。

艾米丽描述了她的情绪拉锯战："现在我正在用 Lact-Aid（一种哺乳辅助器）给第 6 个宝宝喂奶。有时候我很感激有这个设备的帮助，但有时候我非常憎恶它，因为我不得不依赖于它。这个小塑料管能够协助我哺乳，我当然很高兴，但每次喂奶都要使用它，也让我很厌恶。当我意识到我的努力颇见成效，而且并不只有我有这样的问题时，我才能够平静下来。"

克里斯汀现在为奶量不足的妈妈提供咨询服务。对她来说，接纳现状、从容应对而非对抗，更有助于让哺乳妈妈们自我和解："你无须关注你的母乳量。你只需要安装上 SNS，然后享受宝宝在乳房上吃奶就行了。许多奶量不足的妈妈过于关注自己的母乳量，而忽略了她和宝宝的哺乳关系。她们需要'经人许可'才能放下催乳剂、吸奶器和奶瓶。我宁愿看到有人几乎百分之百使用配方奶、借助哺乳辅助器在乳房上喂养宝宝，也不愿意看到她们抱着吸奶器一直吸，然后用奶瓶喂养宝宝。"

劳拉在为人母的过程中，情绪经历了较大的起伏，直到她努力走向平静："经过长达 6 年的备孕但仍未成功，我们逐渐失去了信心。因为患有多囊卵巢综合征、不孕症等一系列问题，我的身体非常不适。同时，我的胸部非常大，出于对外貌的焦虑，我做了缩乳手术。3 年后，我们有了第一个儿子本杰明，这让我们惊喜万分。但我只能从每侧乳房吸出几滴乳汁——我的奶水严重不足，这让我心痛欲绝。随着宝宝的体重不断下降，有人推荐我给孩子喂配方奶，但是他们并没有顾及我的感受，也未曾考虑是否还有其他喂养选择。我觉得自己是个失败的母亲。谢天谢地，在我几近崩溃时，我的家人和朋友一直在支持我，我也开始意识到每个家庭对成功母乳喂养的定义都是不一样的。我能给本杰明提供营养丰富的母乳（即使很少），然后用奶瓶将捐赠的母乳和配方奶进行补充喂养，能做到这些已经很不错了。我和本杰明的母乳喂养之旅持续了 14 个月。

两年后，我们的第二个儿子利瓦伊出生了。虽然我比之前的乳汁多了一些，但仍不足以满足利瓦伊的需要。我们用各种各样的方法喂养他：将吸出的奶放在奶瓶里，先亲喂再使用奶瓶，也会使用乳旁加奶。利瓦伊出生时因为患有双足畸形，不得不在医院接受两周的医疗照护。对他来说，在乳房上吃奶太费劲了，在他仅 6 个月大时，他就自行断奶了。一想起这些，我仍然会流泪、心痛。

我经常在想，我付出的所有努力到底值得吗？毫无疑问，当然很值得！我竭尽所能想用自己的母乳喂养我的孩子。最终，我意识到，我已经尽我所能把我认为最好的都给了孩子们。在这个过程中，有挣扎、心痛、绝望，也有亲密的连接、甜蜜的依恋和安慰，这些都将让我终生难忘！"

无论你的母乳喂养之旅以何种形式开启，都是值得庆祝的：你对孩子的爱，以及你为了给孩子提供宝贵的母乳而付出的努力都是弥足珍贵的！

给追奶妈妈的伴侣和家庭的建议

当哺乳妈妈为奶量不足而挣扎时，作为她身边的伴侣和家人，你可能也同样深受折磨。你需要面对无数的困难、挫折、无助，以及猝不及防的额外工作。当你把所有的注意力都集中在刚刚分娩完的妈妈身上时，你会感到自己被忽视了，甚至对周围人向你提出的要求也感到不知所措。

虽然你面临的挑战远超想象，但你在哺乳妈妈的母乳喂养旅程中扮演着极为重要的角色。研究表明，得到哺乳支持的妈妈比没有得到支持的妈妈，母乳喂养的时间更长，对自己的经历更满意。她不一定会实现自己最初的母乳喂养目标，但是知道你一直满怀爱意地陪伴她，为她提供情感和行动支持，会帮助她找到并恢复身心的平衡。

作为支持她的伴侣、家庭成员或朋友，你会急于想找到一个快速解决问题的方法，但不要轻易建议哺乳妈妈放弃母乳喂养，因为这会让她感到绝望，并且会增加她的痛苦和孤独感。如果你不确定哺乳妈妈到底需要你做什么，以下是奋战在"追奶第一线"的哺乳妈妈们分享的她们需要的支持：

• 不要说"只要你高兴，我对添加配方奶粉没有任何意见"，而是应该说"不管你能给宝宝喂多少母乳，我都为你感到自豪"。

• 如果我正在为参加马拉松比赛而努力训练，而某一天我的训练结果很糟糕，请不要告诉我，放弃也没关系！你应该告诉我，我现在做的事非常有价值，一定要继续坚持！我的每一步努力都是值得的！在追奶这件事上，我一直需要你的支持。

• 请告诉我，我提供的每一滴母乳都在为这个可爱的小家伙创造奇迹。

• 不停地告诉我，我做得非常好，已经很棒了；告诉我，你有多爱我；告诉我，因为我是宝宝的妈妈，宝宝有多幸运；告诉我，我没有被击垮！

• 每个人的母乳喂养旅程都不相同。对其他哺乳妈妈来说轻而易举的事不代表对我来说也是如此。有的妈妈在哺乳时因为奶量不足而放弃，不代表我也会做同样的选择。请让我自己决定要如何创造属于我的母乳喂养之旅。

• 请允许我花足够多的时间追奶，以达到足够好的效果。请不要这么说："你每天花这么长时间来吸奶，为什么不直接使用配方奶呢？"我们这些母乳不足的妈妈，付出的努力都是非常巨大的，如果不被伴侣或家人认同、理解，会感到心灰意冷。

能看得出，无论如何，妈妈们都想通过自身努力来顺利实现母乳喂养，她们并不希望被过早地断定不能再继续哺乳。纳瑞特由于曾经做过缩胸手术而导致奶量不足。她分享了在她给第二个宝宝哺乳时她丈夫的做法："我和丈夫对待奶量不足这件事最大的不同就是，他比我心态更积极。从一开始，他的态度就是：'你正在做的事情非常了不起，但不要以牺牲自己的健康为代价。'在我吸奶时，他会主动照看大女儿，给二宝补充喂养，给我递水或零食。他也常常对我说，如果我真的想去看电影，或者去参加大女儿的课外活动，或者想做其他任何事情，那么偶尔跳过一次吸奶也是可以的。当我在公共场所吸奶时，他也会坐在我身边陪伴我。无论我们去哪，他都帮我带着吸奶器。在奶量不足的情况下，坚持哺乳和吸奶会让人觉得孤立无援，但当我的丈夫在身边并且一直告诉我，除了母乳喂养我还可以做其他任何事时，我就不会感觉那么孤单了。正是有我丈夫的支持，我的哺乳才能如此顺利。"

除了情感方面，你还可以给哺乳妈妈一些其他的支持。例如，要确保妈妈除了追奶以外不再负责其他的家务。母乳喂养是很辛苦的事情，你要鼓励妈妈多休息。如果你没空，看能否找到合适的人来帮忙照顾孩子（或者做些家务）。这样妈妈就可以经常小睡一会儿。另外，让客人在固定的时间来访也是必要的，这让妈妈有充足的时间、私密的空间来喂奶或吸奶。确保你们都能吃到营养丰富的食物也很重要。这些实际的措施会把妈妈们从繁琐的家务中解放出来，且顺利解决奶量不足的问题。

你能做到这些，并顺利度过这个阶段吗？如果妈妈的追奶变成像马拉松一样的持久战，你该怎么办？关注你自己的需求也至关重要。试着出去走走，给自己留一些独处的时间。定期花点时间让自己恢复活力是防止产生怨恨情绪的关键。你也要每天多给自己抽一些时间来好好休息。

与他人良好的沟通也很重要。当每个人都能表达自己的感受时，就更容易找到恰当的方式来平衡每个人的需求。如果你只是想发泄一下，找一个会为你保守秘密并且会无条件地支持你的人吧。

我们代表你所爱的人，感谢你对她的关心和支持。我们知道现在真的很艰难，但这个阶段不会永远持续下去。你的关心和照顾将会成为哺乳妈妈极其珍贵的回忆，也增加了你们作为伴侣和家人的情感连接。

第 19 章

下一个宝宝会如何

如果你曾经遭遇过奶量不足，还打算养育其他的宝宝，那你自然会想到"下一次哺乳的情况会如何呢？我还会继续经历奶量不足吗？我现在可以做点什么，让下一次的哺乳更顺利？"事实上，大多数妈妈在后续的哺乳经历中，奶量都会增多。当然，哺乳妈妈的奶量最终还是取决于她们的个人情况。

妈妈如果曾经有过怀孕和哺乳的经历，会对哺乳下一个宝宝有所帮助，因为身体会保留一部分已经发育的乳腺和泌乳素受体，再哺乳时泌乳组织就会对身体产生的激素反应更灵敏。[1]到目前为止，你为母乳喂养所做的所有努力，都会为将来分泌更多乳汁打下良好的基础。

前瞻性的做法

如果你已经读完了本书前面所有的章节，你应该对哺乳期已经发生和正在发生的事以及如何改变现状有了更完整的了解、更清晰的认识了。这会让你更具前瞻性，更加积极主动。如果你的上一个宝宝不能有效移出你的乳汁，那么下一个宝宝将会以全新的面貌重新开始。你会知道需要避开哪些陷阱，而且如果你曾经错过了任何一个关键时机，这次你会提前准备好，并在正确的时机做正确的事。不管你是正在备孕还是已经怀孕，未雨绸缪都会帮你最大限度地提升哺乳的成功率。

为下一次怀孕做准备

现在，是时候探索解决之道了。如果乳头内陷曾经给你带来困扰，那么现在你可以考虑尝试第 10 章中介绍的方法来调整。在你尚未怀孕时，乳头还不敏感，你可以尝试更多的方法，越早尝试效果越好。如果你怀疑哺乳上一个宝宝时奶量不足是因为激素水平异常引起的，那么再次怀孕以前你需要仔细排查一下影响你奶量的潜在因素到底有哪些。有些医生可能不太在意你对再次哺乳的种种担忧，只是简单回应你"有些人就是不能母乳喂养"，这就好像有人会说"有些人就是不能怀孕"一样。你可以寻求专业人员来协助你找到影响奶量的因素。这么做非常值得，一定不要轻易放弃。你在泌乳方面的困难可能提示你有某些健康隐患。这值得我们去仔细探究，不仅是为了下一个孩子，也是为了你自己的长期健康。

解决激素等问题

你是否发现自己存在影响泌乳的激素问题？虽然并非所有的疾病都能轻易被治愈，但现在是时候来讨论一下解决方案了。如果不能一下子找到恰当的方案，我们也可以去探索补充或替代疗法，比如针灸。一位妈妈采用调整饮食的方式来平衡她的激素水平。她发现当她哺乳下一个宝宝时，母乳喂养情况更好了。如果你因为意外事故、体态问题等其他原因感到身体非常疼痛，为了确保你的神经系统能够运转良好，可以尝试寻求整骨医生或整脊师的帮助。

治疗胰岛素抵抗

我们在前面的章节介绍过，胰岛素抵抗是造成哺乳问题的主要诱因之一。[2]体重指数（BMI）偏高或妊娠期体重增长过度的妈妈，确实更容易出现胰岛素抵抗。同时我们也要知道，有的人虽然很瘦，但也发生了胰岛素抵抗。如果你对此感到疑惑，请接受医疗检查，必要时接受相关治疗。应对胰岛素抵抗的有效措施包括减肥、改变饮食习惯、运动。有的人还需要同时服用药物或补充剂。二甲双胍是一种常用的、用于治疗胰岛素抵抗和 2 型糖尿病的药物。在某些情况下，二甲双胍可以治疗潜在的激素失衡，让妈妈的乳房在下个孕期中发育得更加充分。肌醇被认为是二甲双胍的天然替代品。你可以在你的饮食中添加高肌醇的食物，或者考虑第 11 章中提到的补充剂。任何有助于治疗胰岛素抵抗的方法，都将帮助你下一次的母乳喂养更加顺利。

通过减肥来提高哺乳成功率

我们知道，减肥说起来容易做起来难，对一些人来说几乎是不可能的。但过多的身体脂肪确实会导致胰岛素抵抗、雄激素升高、高血压和乳腺发育不良等问题，还会使得诱发喷乳反射的肌上皮细胞减少。如果女性在孕期就存在这些问题，会影响到乳房的再次发育和产后的母乳喂养。好消息是，研究表明，这些问题对乳房造成的负面影响是可逆的！[3] 减肥本身有助于重新平衡激素水平。针对减肥，减少碳水化合物的摄入量是一个很好的开始。选择食用优质的碳水化合物有助于改善胰岛素抵抗，也利于控制体重。

及时治疗 PCOS

PCOS 的治疗目标通常是解决月经不调、不孕症或多毛症等问题。PCOS确实会给女性的健康带来长期的不良后果，更不用说可能会对哺乳产生负面影响了。我们没有确凿的证据证明 PCOS 会直接影响哺乳妈妈的奶量，但确实有证据表明，PCOS 的某些症状比如肥胖、雄激素过量、胰岛素抵抗会对泌乳有直接影响。雌激素占主导（译者注：即雌激素和孕激素处于失衡状态）、孕激素过低都会影响哺乳妈妈的泌乳。这一结论也有强大的理论支持。[4] 治疗多囊卵巢综合征引起的问题，不仅会改善患者的现有症状，更有可能改善患者的激素水平。圣洁莓和锯棕榈等草药有时被当作天然的药物来治疗 PCOS。它们在平衡女性激素水平、刺激乳房组织发育等方面发挥着积极的作用。

孕期的应对策略

妈妈保持身体处于最佳状态，是成功开启母乳喂养的关键。如果你存在神经紧张或背部疼痛等问题，请及时寻求帮助。你还可以预约一位国际认证泌乳顾问做产前哺乳咨询，以做好充足的准备。宝宝出生后你需要哺乳支持的时候，你可以再次预约这位泌乳顾问，她可以迅速帮你解决问题，因为她已经对你的情况非常了解了。

治疗扁平或内陷的乳头

对于低危妊娠的准妈妈来说，在孕期尝试使用乳头牵引器纠正乳头内陷为时不晚。低风险孕妇在孕期哺乳也是安全的。[5] 相对于哺乳来说，被动牵拉乳头对子宫产生的刺激性更小，也更安全。在任何时候使用乳头牵引器都是安全的，不过你仍然可以就此问题先咨询你的助产士或医生。乳头内陷越严重，改善这一情况所需的时间就越长。你可以将牵拉乳头的时间逐步增加到每天 8 小时，或保持在你能承受的时间范围内。如果使用乳头牵引器让你很不舒服，或者增加了你的假性宫缩的频率，那你可以改为多次、短暂使用。这应该会有所帮助。你可以用一个大的乳房罩罩住乳头牵引器以利于使用时的固定。如果初乳滴落在牵引器内，你可以把初乳冷冻起来，以备不时之需。请查看第 10 章相关部分以获得更多信息。

关注孕期体重

研究表明，孕期体重增长过快会导致母乳喂养时间缩短，尤其是对于非西班牙裔的白人妈妈来说。[6] 孕期体重增长过快也是诱发妊娠期高血压的常见原因，[7] 而妊娠期高血压是另一个导致泌乳问题的风险因素。如果你刚刚怀孕就已经超重，那这对哺乳的负面影响就会更大。[8] 准妈妈要尽量健康饮食，多吃水果、蔬菜、全谷物、蛋白质，少吃精制糖和精制面食。针对你的特殊情况，医护人员会告诉你，你在孕期增加多少体重是合理的。你还可以咨询营养师，以帮助你找到适合自己的健康食品。[9]

美国医学研究所妊娠体重增加指南（2009）[10]

孕期 BMI	足月时推荐体重增长 范围（40 周）	孕中晚期体重 推荐增长范围及平均增长值
低于标准（<18.5）	12.5 ~ 18 kg	每周 0.44 ~ 0.58（平均 0.51）kg
正常标准（18.5 ~ 24.9）	11.5 ~ 16 kg	每周 0.35 ~ 0.5（平均 0.42）kg
超重（25 ~ 29.9）	7 ~ 11.5 kg	每周 0.23 ~ 0.33（平均 0.28）kg
肥胖（>30）	5 ~ 9 kg	每周 0.17 ~ 0.27（平均 0.22）kg

需要重点关注的激素

● 孕酮

在哺育头两个孩子时，凯蒂都遭遇了奶量不足的问题且原因不明。她服用多潘立酮来提升奶量，但仍然需要给宝宝进行补充喂养。之后她经历了 3 次流产。她的产科医生无法找到问题的根本原因。之后凯蒂向一位接受过自然生殖技术（Natrual Procreative Technology）培训的医生寻求帮助。这位医生检查了她体内的孕酮水平，发现数值很低。在这位医生的指导下，凯蒂在孕 4 ~ 38 周一直服用生物同质性孕酮（译者注：指从植物中提取的孕酮，不同于人工合成孕酮）。同时，医生对孕酮的使用剂量进行了全程监测与调整（bit.ly/mm-pregprog）。当凯蒂分娩第 3 个宝宝后，开始的时候与哺育前两个孩子时的情况一样，她的奶量上升很慢。但是产后两周，当她开始服用多潘立酮，她的奶量直线飙升。几周后，她不得不停止用药，因为奶量实在太大了。"我不知道补充孕激素会对我们的母乳喂养关系产生这么大的影响！"

如果你因为孕酮过低导致不孕或流产，妊娠期间补充孕酮可能会促进乳腺的发育。传统做法中，防止流产的孕酮疗法只在孕早期使用，但根据上文中凯蒂的经验，在怀孕的大部分时间内均接受治疗会更加有效。她认为，使用生物同质性孕酮而非人工孕酮对她来说意义重大。我们也从一些哺乳妈妈那里听到，孕期将"天然孕酮霜"敷在乳房上也大有裨益。

这里有一个重要的提示：孕酮水平下降，分娩才能发动。所以任何孕酮疗法都应该在孕 38 周后就停止使用，或者遵循医护人员的指导。

● 胰岛素

在妈妈分娩时，如果胰岛素未能正常发挥作用，产后妈妈的奶量增长可能会非常缓慢。孕期健康饮食可以帮助你保持良好的血糖水平。如果你患有妊娠期糖尿病，请严格控制血糖，尽可能避免使用胰岛素，以免造成哺乳时间过短以及婴儿吸吮不成熟。

● 甲状腺激素

如果你有甲状腺疾病病史，或者有甲状腺疾病的家族史，那么需要在孕期至少每3个月检测一次甲状腺激素水平。有一位哺乳妈妈甚至会每月检测一次，因为她知道自己的甲状腺激素水平很容易波动。此外，如果产后的泌乳机制没有正常启动，最好立即检查甲状腺激素水平，不要等到产后42天的常规复查。

● 泌乳素

如果你有泌乳素不足的病史，或者有垂体问题的风险，或者曾经有乳房外观看起来很正常但奶量不足的经历，根据研究人员的建议，最好在怀孕的中晚期对泌乳素水平做 1 ~ 2 次的检查。孕中期到孕晚期的泌乳素水平应该在 150 ~ 250 ng/ml（mcg/L）之间。[11, 12] 如果泌乳素水平过低，你要做好准备，与你的泌乳顾问和医护人员讨论应该如何应对。

补充和替代疗法

一切都还为时不晚。针灸、脊骨按摩疗法、自然疗法等在孕期也是可行的选择，但确实需要更加慎重。如果你有尚未解决的问题，任何一种方式都值得探究。至少，当你在产后需要帮助的时候，你能够找到熟悉的人来支持你。

泌乳启动的良好开端：产前手挤初乳

如果在产后手挤奶能让泌乳机制快速启动，那么在产前手挤奶会如何呢？（相关内容在第 5 章也讨论过。）在有些地方，产前挤奶的做法已经悄然实践了几十年，[13] 而澳大利亚泌乳顾问苏·考克斯（Sue Cox）是第一位在现代社会推广产前挤奶的人。这一做法既可以在产后早期妈妈有泌乳风险时给婴儿提供补充喂养，也可以使产后的母乳喂养进展更快更顺利。[14, 15] 自本书第一版问世以来，产前挤奶的相关研究结论支持了以上的观点，同时也表明那些认为低危妊娠的准妈妈产前挤奶会诱发早产的担忧是没有根据的。[16] 在印度的一项研究中，准妈妈从孕 37 周到分娩前每天挤奶一次、每次至少 5 分钟，结果显示跟未曾产前挤奶的准妈妈相比，前者母乳喂养的开启速度确实更快。[17]

　　席琳的第 3 个孩子病得很重，无法在乳房上吃奶，席琳只能将母乳吸出然后用奶瓶喂宝宝。席琳在分娩后曾经尝试用手挤初乳，但她发现这样做"极具挑战性"。当她怀上第 4 个孩子的时候，她决定做产前手挤奶："这么做增加了我的信心，让我有了一定的掌控感。"美国的一项研究表明，当一些因患有妊娠期高血压而存在泌乳风险的准妈妈们确实在产后经历了泌乳延迟时，她们也会更有信心，因为她们能够给宝宝提供产前挤好的初乳，也坚信泌乳启动后奶量会更大。尽管在产后刚开始哺乳时并不顺利，但她们最终都实现

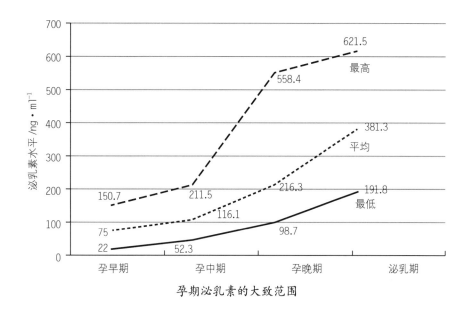

孕期泌乳素的大致范围

资讯来源：López M, Rodríguez J & García M (2013). Chapter 12: Physiological and Pathological Hyperprolactinemia: Can We Minimize Errors in the Clinical Practice? : InTech. Data from Tyson JE, Hwang P, Guyda H, Friesen Hg. Studies of prolactin secretion in human pregnancy. Am J Obstet Gynecol. 1972;113:14-20.

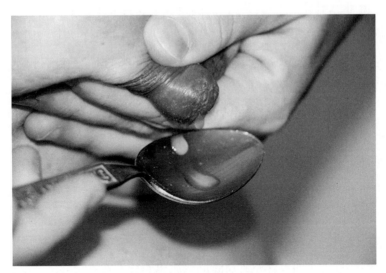

用小勺子收集初乳，冷冻以备不时之需

［照片由艾米·南斯蒂尔（Amy Nansteel）提供］

了纯母乳喂养。产前挤奶可以让你在危机来临之前就熟练掌握这一技能。如果宝宝确实需要补充喂养，也可以让你"赢在起跑线上"。[18] 有些准妈妈因为在产前挤不出太多奶而感到沮丧。别担心，这并不一定预示着产后就会出现母乳喂养问题。

只要你是低危妊娠，你就可以从怀孕的第 34 ~ 36 周开始每天手挤奶几分钟，挤奶技巧在第 13 章中有详述。通常来说，当你在感到温暖又放松的时候（比如刚刚洗完热水澡）挤奶效果最好。先用小勺子将你挤出的所有初乳收集起来，再用牙科专用的小号弯头注射器或去除针头的普通注射器把乳汁吸进去。在 48 小时内，未吸满乳汁的注射器可以多次使用和冷藏。当注射器已经吸满乳汁，把它放进小的密封装置（Snappies® 这个品牌很不错）并冷冻起来，以备将来使用。

在一些古老的文化中，也有与此相似的其他做法。年轻的夫妻在过性生活时丈夫会吸吮妻子的乳房。这样可以帮助妻子为哺育孩子做准备。泌乳顾问报告说，这样做的初产妇看起来产奶更早、更充沛。如果你的伴侣愿意这样做，也值得一试。

检视你的分娩计划

如前所述，分娩过程中的很多做法都会影响"母乳工厂"的启动。持续使用人工催产素来刺激宫缩及催产，会导致身体停止释放天然催产素，也可能改变激素受体的反应。人工合成催产素和各种分娩药物都会影响婴儿出生后的吸吮能力。你能与你的医生或助产士就人工催产素和分娩药物的现有研究、你的担忧，以及如何减少或避免使用这些药物进行开诚布公的讨论吗？如果你计划实施剖宫产，和医护人员谈谈，能否在分娩发动后再进行手术。如果可以，那么你产后的天然催产素就会激增，为成功泌乳增添优势。最后，如果你发现产后的某些常规做法对于母乳喂养的开启有弊无利，和你的医生或助产士谈谈，看看如何确保让你产后和宝宝始终在一起，并将外界干扰降至最低。

孕期需要使用催乳剂吗

动物泌乳专家指出，小猪的生长发育与母猪的产奶量密切相关。母猪产奶越多，小猪生长发育越快。在一项极具创新性的实验中，研究人员给初产母猪在孕后期使用多潘立酮，此时母猪的乳腺组织正在发育和成熟。正如他们所预测的那样，这些母猪产后的泌乳素水平高于正常水平，泌乳细胞发育得更大。因为母猪产奶更多，小猪的体重增长速度提升了 20%。[19] 一名菲律宾研究人员指导准妈妈从孕 35 周开始每天食用辣木直至分娩。结果发现，她们产后的乳汁更加充沛，宝宝也长得更好。[20] 众所周知，辣木会刺激泌乳素的分泌，且它本身就是一种食物，适当食用是一个不错的选择。

一些妈妈认为，在孕期食用苜蓿、孕晚期食用山羊豆，都能促进乳房发育。一位妈妈在间隔几年后怀上了她的第 7 个孩子，她的乳房没有像之前在孕期时那样正常发育。在孕 36 周时，她咨询了她的泌乳顾问和医生。之后她开始服用山羊豆，她的乳房在几天后就有了新变化，包括开始分泌初乳。（同时让人惊喜的是，她的血糖水平也下降了。）后来这位哺乳妈妈的产后泌乳启动略有延迟，但通过服用一个多月的中草药，也实现了纯母乳喂养。

助产士经常会推荐孕妇在孕晚期服用红覆盆子叶，以帮助孕妇调理子宫，准备分娩。正如第 14 章所提到的，一项研究发现，准妈妈在孕期服用红覆盆子叶会让她们在产后的产奶量增长更快。[21]

必须强调的是，许多中草药的使用尚无研究支持。如果你对中草药感兴趣，但不具备这方面的专业知识，请咨询中草药专家、自然疗法方面的专家或中医师，并尽可能与你的孕期保健医生保持联系。

应对乳腺发育不全

真正的先天性乳腺发育不全被认为是不可改变的，但也是非常罕见的。后天乳房发育不全则是另一回事。一些有趣的研究表明，有时候经过治疗，乳房腺体组织是可以继续发育的。多囊卵巢综合征研究专家斯坦因和利文撒尔观察到，经他们治疗的一些年轻的哺乳妈妈（其中有的年龄为 22 岁），其乳腺组织实现了明显的发育，这些妈妈都成功进行了母乳喂养。[22] 虽然你不能回到过去改变青春期时所发生的一切，但你可以竭尽全力来解决健康及激素的相关问题（尤其是胰岛素抵抗），这样你的乳房就能最大限度地对怀孕和泌乳相关的激素做出积极反应。

克服艰难险阻

奇迹一直在发生！乳腺组织不足会让人沮丧，但是在一些妈妈坚持不懈的努力下，令人惊喜的事情发生了。安吉在十几岁时胸部非常平坦，乳房呈"尖尖的圆锥形"，比 A 罩杯还小。和许多妈妈一样，她听说过乳房大小并不重要，每个女人都可以实现母乳喂养。但她的孩子在产后早期经历了严重的体重下降，这为她敲响了警钟，让她意识到这一切并不正常。经过评估，安吉的泌乳顾问确认她的乳房确实发育不良，而且泌乳量严重不足，每天的产奶量只有 60 ~ 120 ml。泌乳顾问帮她学会使用哺乳辅助器（SNS），但这并不容易。"SNS 挽救了我们的母乳喂养关系。我以为我坚持不了多久。每个周末我都在想 '我再坚持一个星期，如果我的奶量没有增加，我就给宝宝使用奶瓶喂养了'……最终我对使用 SNS 习以为常了。我每天使用 SNS，整整使用了 10 个月！"安吉服用了 6 周的多潘立酮，在哺乳的头 8 个月内，她每次哺乳后都要再吸奶 20 分钟。她发现自己的乳腺组织有所发育，每天的产奶量最多达到了 240 ml。在她的第二个孩子出生后的前 6 周，她每天吸奶 12 次，同时服用多潘立酮、胡芦巴和苜蓿。她的乳房发育到 B 罩杯。她能够满足孩子 50% 的奶量需求。她的二宝在 6 个月大时就离乳了，但是安吉又继续吸了 8 个月的奶。更让她惊讶的是，她的乳房一直在发育，竟然达到了 D 罩杯！到第 3 个孩子时，安吉在孕晚期服用了苜蓿，乳房也再次发育了。产后的她除了继续服用苜蓿，还增加了胡芦巴茶和大麦茶，并且又开始吸奶。不可思议的是，她的乳房发育得更大了。她也确实做到了使奶量供大于求！安吉相信（我们也相信），所有的额外吸奶都发挥了作用，而催乳剂让她的努力更具成效。

查娜两侧的乳房不对称，右侧乳房严重发育不良。她在孕期只感到乳房略有增大，无胀痛感。为了努力给她的第一个孩子提供母乳，她服用了多潘立酮，并使用乳旁加奶装置哺乳了两年，以建立与宝宝的母乳喂养关系。查娜第 2 次怀孕时，乳房还是略有增大，依然无胀痛感。但这一次她被诊断为甲状腺功能减退，并开始了甲状腺激素替代治疗。分娩后，她经常哺乳，并在哺乳时挤压乳房，并与宝宝进行肌肤接触，每次哺乳后她都用吸奶器吸奶。在产后第二周，她开始服用山羊豆、多潘立酮和哺乳期混合催乳胶囊。她每天吃燕麦片和亚麻籽补充剂。两周内，她观察到乳房表面的静脉增加了，并感到乳房开始有胀满感。虽然她在开始时需要服用一些补充剂，但最终实现了梦想中的纯母乳喂养。查娜认为吸奶和服用山羊豆对她的作用最大，但她并没有把成功归结于单一因素。她认为这是所有的努力共同作用的结果。

这些妙趣横生的故事表明，一些影响泌乳的关键因素即使出现了问题，也是可以被改善的，有时甚至可以发生翻天覆地的逆转。你永远不知道下一次会发生什么，努力尝试总是值得的！

希望就在眼前

十年前，我们在本书第一版中预测，泌乳领域将会出现突破性进展。目前来看，能够完全替代天然泌乳素的人工泌乳素仍未上市。如何修复受损的乳房组织，或者让乳房发育出全新的泌乳组织的研究进展也非常缓慢。好消息是，我们对人体的新陈代谢如何影响泌乳有了更深入的了解。有了这些知识，我们就有机会更早地对泌乳进行干预，从而改善一些哺乳妈妈的母乳喂养境遇。当前最有希望的想法之一来自一位研究人员。他想通过检测乳汁来识别哺乳妈妈的问题基因，从而更有针对性地进行治疗，为母乳喂养铺平道路。想要实现这一目标还有很多工作要做，但这对以后的母乳喂养家庭来说是多么光明的前景啊！

参考文献

前言

1. Odom EC, Li R, Scanlon KS, Perrine CG, Grummer-Strawn L. Reasons for earlier than desired cessation of breastfeeding. *Pediatrics*. 2013;131(3):e726-732.
2. Porta F, Mussa A, Baldassarre G, et al. Genealogy of breastfeeding. *Eur J Pediatr*. 2016;175(1):105-112.
3. Bergmann RL, Bergmann KE, von Weizsacker K, Berns M, Henrich W, Dudenhausen JW. Breastfeeding is natural but not always easy: intervention for common medical problems of breastfeeding mothers—a review of the scientific evidence. *J Perinat Med*. 2014;42(1):9-18.
4. Lee S, Kelleher SL. Biological underpinnings of breastfeeding challenges: the role of genetics, diet, and environment on lactation physiology. *Am J Physiol Endocrinol Metab*. 2016;311(2):E405-E422.
5. Marasco LA. Unsolved mysteries of the human mammary gland: defining and redefining the critical questions from the lactation consultant's perspective. *J Mammary Gland Biol Neoplasia*. 2015;19(3-4):271-288.
6. Thomas EV. "Why even bother; they are not going to do it?" The structural roots of racism and discrimination in lactation care. *Qual Health Res*. 2018;28(7):1050-1064.
7. Farrow A. Lactation support and the LGBTQI community. *J Hum Lact*. 2015;31(1):26-28.
8. MacDonald T, Noel-Weiss J, West D, et al. Transmasculine individuals' experiences with lactation, chestfeeding, and gender identity: a qualitative study. *BMC Pregnancy Childbirth*. 2016;16:106-106.
9. Griswold MK, Crawford SL, Perry DJ, et al. Experiences of racism and breastfeeding initiation and duration among first-time mothers of the Black Women's Health Study. *J Racial Ethn Health Disparities*. 2018;5(6):1180-1191.
10. Merewood A, Bugg K, Burnham L, et al. Addressing racial inequities in breastfeeding in the Southern United States. *Pediatrics*. 2019;143(2). pii: e20181897. doi: 10.1542/peds.2018-1897. Epub 2019 Jan 18.

第 1 章

1. Stuebe AM. Enabling women to achieve their breastfeeding goals. *Obstet Gynecol*. 2014;123(3):643-652.
2. Morozova MG. [The significance of underdeveloped tissue of the mammary gland in the development of the so-called primary hypolactation.]. *Akush Ginekol (Mosk)*. 1961;37:43-50.
3. Cox DB, Kent JC, Casey TM, Owens RA, Hartmann PE. Breast growth and the urinary excretion of lactose during human pregnancy and early lactation: endocrine relationships. *Exp Physiol*. 1999;84(2):421-434.
4. McGuire TM. Drugs affecting milk supply during lactation. *Aust Prescr*. 2018;41(1):7-9.
5. Pang WW, Hartmann P. Initiation of human lactation: secretory differentiation and secretory activation. *J Mammary Gland Biol Neoplasia*. 2007(12):211-221.
6. Boss M, Gardner H, Hartmann P. Normal human lactation: closing the gap. *F1000Res*. 2018;7(F1000 Faculty Rev):801.
7. Kent JC, Gardner H, Geddes DT. Breastmilk production in the first 4 weeks after birth of term infants. *Nutrients*. 2016;8(12).
8. Nommsen-Rivers LA, Thompson A, Ward L, Wagner E, Woo J. Metabolic syndrome severity score identifies persistently low milk output. *Breastfeed Med*. 2017;12(suppl 1):S22.
9. Kellams A, Harrel C, Omage S, Gregory C, Rosen-Carole C. ABM Clinical Protocol #3: Supplementary Feedings in the Healthy Term Breastfed Neonate, Revised 2017. *Breastfeed Med*. 2017;12:188-

198.

10. Kent JC, Mitoulas LR, Cregan MD, Ramsay DT, Doherty DA, Hartmann PE. Volume and frequency of breastfeedings and fat content of breast milk throughout the day. *Pediatrics.* 2006;117(3):e387-e395.

11. Nielsen SB, Reilly JJ, Fewtrell MS, Eaton S, Grinham J, Wells JC. Adequacy of milk intake during exclusive breastfeeding: a longitudinal study. *Pediatrics.* 2011;128(4):e907-914.

12. Kent JC, Mitoulas L, Cox DB, Owens RA, Hartmann PE. Breast volume and milk production during extended lactation in women. *Exp Physiol.* 1999;84(2):435-447.

13. Neifert M, Bunik M. Overcoming clinical barriers to exclusive breastfeeding. *Pediatr Clin North Am.* 2013;60(1):115-145.

14. Gardner H, Kent JC, Prime DK, Lai CT, Hartmann PE, Geddes DT. Milk ejection patterns remain consistent during the first and second lactations. *Am J Hum Biol.* 2017;29(3).

15. Gardner H, Kent JC, Lai CT, et al. Milk ejection patterns: an intra-individual comparison of breast-feeding and pumping. *BMC Pregnancy Childbirth.* 2015;15:156.

16. De Carvalho M, Robertson S, Friedman A, Klaus M. Effect of frequent breast-feeding on early milk production and infant weight gain. *Pediatrics.* 1983;72(3):307-311.

17. Kim JY, Mizoguchi Y, Yamaguchi H, Enami J, Sakai S. Removal of milk by suckling acutely increases the prolactin receptor gene expression in the lactating mouse mammary gland. *Mol Cell Endocrinol.* 1997;131(1):31-38.

18. Trott JF, Schennink A, Petrie WK, Manjarin R, VanKlompenberg MK, Hovey RC. Triennial Lactation Symposium: prolactin: the multifaceted potentiator of mammary growth and function. *J Anim Sci.* 2012;90(5):1674-1686.

19. dos Santos CO, Dolzhenko E, Hodges E, Smith AD, Hannon GJ. An epigenetic memory of pregnancy in the mouse mammary gland. *Cell Rep.* 2015;11(7):1102-1109.

20. Kent J. How breastfeeding works. *J Midwifery Womens Health.* 2007;52(6):564-570.

21. Kent JC, Prime DK, Garbin CP. Principles for maintaining or increasing breast milk production. *J Obstet Gynecol Neonatal Nurs.* 2012;41(1):114-121.

22. Woolridge MW. Problems of establishing lactation. *Food Nutr Bull.* 1996;17(4):316-323.

第 2 章

1. Riddle SW, Nommsen-Rivers LA. Low milk supply and the pediatrician. *Curr Opin Pediatr.* 2017;29(2):249-256.

2. Stuebe AM. Enabling women to achieve their breastfeeding goals. *Obstet Gynecol.* 2014;123(3):643-652.

3. Smillie CM, Campbell SH, Iwinski S. Hyperlactation: how left-brained "rules" for breastfeeding can wreak havoc with a natural process. *Newborn Infant Nurs Reve.* 2005;5(1):49-58.

4. Genna W. *Supporting Sucking Skills in Breastfeeding Infants.* 3rd ed. Burlington, MA: Jones & Bartlett Learning; 2016.

5. Cregan MD, Mitoulas LR, Hartmann PE. Milk prolactin, feed volume and duration between feeds in women breastfeeding their full-term infants over a 24 h period. *Exp Physiol.* 2002;87(2):207-214.

6. Kent JC, Mitoulas LR, Cregan MD, Ramsay DT, Doherty DA, Hartmann PE. Volume and frequency of breastfeedings and fat content of breast milk throughout the day. *Pediatrics.* 2006;117(3):e387-e395.

7. Yamada R, Rasmussen KM, Felice JP. "What is 'enough,' and how do I make it?": a qualitative examination of questions mothers ask on social media about pumping and providing an adequate amount of milk for their infants. *Breastfeed Med.* 2019;14(1):17-21.

8. Dewey KG, Heinig MJ, Nommsen LA, Lonnerdal B. Maternal versus infant factors related to breast milk intake and residual milk volume: the DARLING study. *Pediatrics.* 1991;87(6):829-837.

第 3 章

1. Sauer CW, Boutin MA, Kim JH. Wide variability in caloric density of expressed human milk can lead to major underestimation or overestimation of nutrient content. *J Hum Lact.* 2017;33(2):341-350.

2. Kent JC, Mitoulas L, Cox DB, Owens RA, Hartmann PE. Breast volume and milk production during extended lactation in women. *Exp Physiol.* 1999;84(2):435-447.
3. Paul IM, Schaefer EW, Miller JR, et al. Weight change nomograms for the first month after birth. *Pediatrics.* 2016;138(6).
4. Samayam P, Ranganathan PK, Balasundaram R. Study of weight patterns in exclusively breast fed neonates—does the route of delivery have an impact? *J Clin Diagn Res.* 2016;10(1):Sc01-03.
5. Deng X, McLaren M. Using 24-hour weight as reference for weight loss calculation reduces supplementation and promotes exclusive breastfeeding in infants born by cesarean section. *Breastfeed Med.* 2018;13(2):128-134.
6. Noel-Weiss J, Woodend AK, Groll DL. Iatrogenic newborn weight loss: knowledge translation using a study protocol for your maternity setting. *Int Breastfeed J.* 2011;6(1):10.
7. Riddle SW, Nommsen-Rivers LA. Low milk supply and the pediatrician. *Curr Opin Pediatr.* 2017;29(2):249-256.
8. Camurdan AD, Beyazova U, Ozkan S, Tunc VT. Defecation patterns of the infants mainly breastfed from birth till the 12th month: prospective cohort study. *Turk J Gastroenterol.* 2014;25(suppl 1):1-5.
9. Moretti E, Rakza T, Mestdagh B, Labreuche J, Turck D. The bowel movement characteristics of exclusively breastfed and exclusively formula fed infants differ during the first three months of life. *Acta Paediatr.* 2019;108(5):877-881.
10. Eglash A, Leeper K, Hertz G. *The Little Green Book of Breastfeeding Management for Physicians and Other Health Care Providers.* 6th ed. Verona, WI: The Milk Mob; 2017.
11. Kent JC, Mitoulas LR, Cregan MD, Ramsay DT, Doherty DA, Hartmann PE. Volume and frequency of breastfeedings and fat content of breast milk throughout the day. *Pediatrics.* 2006;117(3):e387-395.
12. Kent JC, Ramsay DT, Doherty D, Larsson M, Hartmann PE. Response of breasts to different stimulation patterns of an electric breast pump. *J Hum Lact.* 2003;19(2):179-186; quiz 187-178, 218.
13. Lai CT, Hale TW, Simmer K, Hartmann PE. Measuring milk synthesis in breastfeeding mothers. *Breastfeed Med.* 2010;5(3):103-107.
14. Kent J, Gardner H, Lai C-T, et al. Hourly breast expression to estimate the rate of synthesis of milk and fat. *Nutrients.* 2018;10(9):1144.

第 4 章

1. Kent JC, Mitoulas LR, Cregan MD, Ramsay DT, Doherty DA, Hartmann PE. Volume and frequency of breastfeedings and fat content of breast milk throughout the day. *Pediatrics.* 2006;117(3):e387-e395.
2. Hoover K, Marasco L. Low milk production and infant weight gain. In: Campbell SH; Lauwers J; Mannel R; Spencer B, ed. *Core Curriculum for Interdisciplinary Lactation Care.* Burlington, MA: Jones & Bartlett; 2018:343-366.
3. Kellams A, Harrel C, Omage S, Gregory C, Rosen-Carole C. ABM Clinical Protocol #3: Supplementary Feedings in the Healthy Term Breastfed Neonate, Revised 2017. *Breastfeed Med.* 2017;12:188-198.
4. Sriraman NK, Evans AE, Lawrence R. Academy of Breastfeeding Medicine's 2017 Policy Statement on Informal Milk Sharing. *Breastfeed Med.* 2017;12(9):547-547.
5. Akre JE, Gribble KD, Minchin M. Milk sharing: from private practice to public pursuit. *Int Breastfeed J.* 2011;6(1):8.
6. Walker S, Armstrong M. The four pillars of safe breast milk sharing. *Midwifery Today.* 2012(Spring):34-36.
7. Keim SA, Hogan JS, McNamara KA, et al. Microbial contamination of human milk purchased via the Internet. *Pediatrics.* 2013;132(5):e1227-1235.
8. Keim SA, Kulkarni MM, McNamara K, et al. Cow's milk contamination of human milk purchased via the Internet. *Pediatrics.* 2015;135(5):e1157-1162.
9. Smith WL, Erenberg A, Nowak A. Imaging evaluation of the human nipple during breast-feeding. *Am J Dis Child.* 1988;142(1):76-78.
10. Pados BF, Park J, Dodrill P. Know the flow: milk flow rates from bottle nipples used in the hospital and after discharge. *Adv Neonatal Care.* 2019;19(1):32-41.

11. Eglash A, Simon L. ABM Clinical Protocol #8: Human Milk Storage Information for Home Use for Full-Term Infants, Revised 2017. *Breastfeed Med.* 2017;12(7):390-395.
12. Fogleman AD, Meng T, Osborne J, Perrin MT, Jones F, Allen JC. Storage of unfed and leftover mothers' own milk. *Breastfeed Med.* 2018;13(1):42-49.

第 5 章

1. Capuco AV, Ellis SE, Hale SA, et al. Lactation persistency: insights from mammary cell proliferation studies. *J Anim Sci.* 2003;81(suppl 3):18-31.
2. Galipeau R, Goulet C, Chagnon M. Infant and maternal factors influencing breastmilk sodium among primiparous mothers. *Breastfeed Med.* 2012;7:290-294.
3. Forster DA, Moorhead AM, Jacobs SE, et al. Advising women with diabetes in pregnancy to express breastmilk in late pregnancy (Diabetes and Antenatal Milk Expressing [DAME]): a multicentre, un-blinded, randomised controlled trial. *Lancet.* 2017;389(10085):2204-2213.
4. Tobolic TJ. Primum non nocere breastfeeding. *Breastfeed Med.* 2019;14(1):77-78.
5. Lamaze International. Position paper: promoting, supporting, and protecting normal birth. *J Perinat Educ.* 2007;16(3):11-15.
6. Spaeth A, Zemp E, Merten S, Dratva J. Baby-Friendly Hospital designation has a sustained impact on continued breastfeeding. *Matern Child Nutr.* 2018;14(1).
7. Barrera CM, Beauregard JL, Nelson JM, Perrine CG. Association of Maternity Care Practices and Policies with In-Hospital Exclusive Breastfeeding in the United States. *Breastfeed Med.* 2019;14(4):243-248.
8. Agudelo S, Gamboa O, Rodriguez F, et al. The effect of skin-to-skin contact at birth, early versus immediate, on the duration of exclusive human lactancy in full-term newborns treated at the Clinica Universidad de La Sabana: study protocol for a randomized clinical trial. *Trials.* 2016;17(1):521.
9. Wagner DL, Lawrence S, Xu J, Melsom J. Retrospective chart review of skin-to-skin contact in the operating room and administration of analgesic and anxiolytic medication to women after cesarean birth. *Nurs Womens Health.* 2018;22(2):116-125.
10. Billner-Garcia R, Spilker A, Goyal D. Skin-to-skin contact: newborn temperature stability in the operating room. *MCN Am J Matern Child Nurs.* 2018;43(3):158-163.
11. Righard L, Alade MO. Effect of delivery room routines on success of first breast-feed. *Lancet.* 1990;336(8723):1105-1107.
12. Neczypor JL, Holley SL. Providing evidence-based care during the golden hour. *Nurs Womens Health.* 2017;21(6):462-472.
13. Varendi H, Porter RH, Winberg J. Attractiveness of amniotic fluid odor: evidence of prenatal olfactory learning? *Acta Paediatr.* 1996;85(10):1223-1227.
14. Dicioccio HC, Ady C, Bena JF, Albert NM. Initiative to improve exclusive breastfeeding by delaying the newborn bath. *J Obstet Gynecol Neonatal Nurs.* 2019;48(2):189-196.
15. Parker LA, Sullivan S, Krueger C, Mueller M. Association of timing of initiation of breastmilk expression on milk volume and timing of lactogenesis stage II among mothers of very low-birth-weight infants. *Breastfeed Med.* 2015;10(2):84-91.
16. Morton J. The importance of hands. *J Hum Lact.* 2012;28(3):276-277.
17. Walters M, Boggs K, Ludington-Hoe S, Price K, Morrison B. Kangaroo care at birth for full term infants. *MCN Am J Matern Child Nurs.* 2007;32(6):375-381.
18. Hurst NM, Valentine CJ, Renfro L, Burns P, Ferlic L. Skin-to-skin holding in the neonatal intensive care unit influences maternal milk volume. *J Perinatol.* 1997;17(3):213-217.
19. Raguindin P EUMDJ. Prolactin level and breast milk volume among mothers of low birth weight infants admitted to level II neonatal intensive care unit who underwent kangaroo mother care. *Breastfeed Med.* 2015;10(suppl):S4.
20. Marlier L, Schaal B, Soussignan R. Orientation responses to biological odours in the human newborn. Initial pattern and postnatal plasticity. *C R Acad Sci III.* 1997;320(12):999-1005.
21. Ohyama M, Watabe H, Hayasaka Y. Manual expression and electric breast pumping in the first 48 h after delivery. *Pediatr Int.* 2010;52(1):39-43.
22. Kellams A, Harrel C, Omage S, Gregory C, Rosen-Carole C. ABM Clinical Protocol #3: Supplementary Feedings in the Healthy Term Breastfed Neonate, Revised 2017. *Breastfeed Med.*

2017;12:188-198.

23. Witt AM, Bolman M, Kredit S. Mothers value and utilize early outpatient education on breast massage and hand-expression in their self-management of engorgement. *Breastfeed Med.* 2016;11:433-439.

24. Bowles BC. Breast massage: A "handy" multipurpose tool to promote breastfeeding success. *Clin Lact.* 2011;2(4):21-24.

25. Morton J, Hall JY, Wong RJ, Thairu L, Benitz WE, Rhine WD. Combining hand techniques with electric pumping increases milk production in mothers of preterm infants. *J Perinatol.* 2009;29(11):757-764.

26. Moore ER, Anderson GC, Bergman N, Dowswell T. Early skin-to-skin contact for mothers and their healthy newborn infants. *Cochrane Database Syst Rev.* 2012;5:Cd003519.

27. Neifert M, Bunik M. Overcoming clinical barriers to exclusive breastfeeding. *Pediatr Clin North Am.* 2013;60(1):115-145.

28. Freeman ME, Kanyicska B, Lerant A, Nagy G. Prolactin: structure, function, and regulation of secretion. *Physiol Rev.* 2000;80(4):1523-1631.

29. Stern JM, Reichlin S. Prolactin circadian rhythm persists throughout lactation in women. *Neuroendocrinology.* 1990;51(1):31-37.

30. Moon RY, Darnall A, Feldman-Winter L, Goodstein MH, Hauck FR. SIDS and Other Sleep-Related Infant Deaths: Updated 2016 Recommendations for a Safe Infant Sleeping Environment. *Pediatrics.* 2016;138(5).

31. Wiessinger D, West D, Smith L, Pitman T. *Sweet Sleep: Nighttime and Naptime Strategies for the Breastfeeding Family.* New York: Ballantine Books; 2014.

32. West D. Smart bedsharing gives breastfeeding mothers more sleep. *The Huffington Post.* https://www.huffingtonpost.com/diana-west/smart-bedsharing-gives-br_b_5662733.html.

第6章

1. Flaherman VJ, Maisels MJ, Academy of Breastfeeding Medicine. ABM Clinical Protocol #22: Guidelines for Management of Jaundice in the Breastfeeding Infant 35 Weeks or More of Gestation—Revised 2017. *Breastfeed Med.* 2017;12(5):250-257.

2. Iacovou M, Sevilla A. Infant feeding: the effects of scheduled vs. on-demand feeding on mothers' wellbeing and children's cognitive development. *Eur J Public Health.* 2012:cks012.

3. Deutsch Lash MW, N, Andrews G, Crane S. *The Stone Age Baby in a Techno Society.* CreateSpace Independent Publishing Platform; 2012.

4. Stern JM, Reichlin S. Prolactin circadian rhythm persists throughout lactation in women. *Neuroendocrinology.* 1990;51(1):31-37.

5. Anderson PO. Drugs that suppress lactation, part 2. *Breastfeed Med.* 2017;12(4):199-201.

6. Berens P, Labbok M. ABM Clinical Protocol #13: Contraception During Breastfeeding, Revised 2015. *Breastfeed Med.* 2015;10(1).

7. Lopez LM, Grey TW, Stuebe AM, Chen M, Truitt ST, Gallo MF. Combined hormonal versus nonhormonal versus progestin-only contraception in lactation. *Cochrane Database Syst Rev.* 2015(3):CD003988.

8. Pieh Holder KL. Contraception and breastfeeding. *Clin Obstet Gynecol.* 2015;58(4):928-935.

9. Sridhar A, Salcedo J. Optimizing maternal and neonatal outcomes with postpartum contraception: impact on breastfeeding and birth spacing. *Matern Health Neonatol Perinatol.* 2017;3:1.

10. Frew JR. Psychopharmacology of bipolar I disorder during lactation: a case report of the use of lithium and aripiprazole in a nursing mother. *Arch Womens Ment Health.* 2015;18(1):135-136.

11. Aljazaf K, Hale TW, Ilett KF, et al. Pseudoephedrine: effects on milk production in women and estimation of infant exposure via breastmilk. *Br J Clin Pharmacol.* 2003;56(1):18-24.

12. Marcus R. Suppression of lactation with high doses of pyridoxine. *South Afr Med J.* 1975;49(52):2155-2156.

13. Greentree LB. Inhibition of prolactin by pyridoxine. *Am J Obstet Gynecol.* 1979;135(2):280-281.

14. Haastrup MB, Pottegard A, Damkier P. Alcohol and breastfeeding. *Basic Clin Pharmacol Toxicol.* 2014;114(2):168-173.

15. Pepino MY, Steinmeyer AL, Mennella JA. Lactational state modifies alcohol pharmacokinetics in

women. *Alcohol Clin Exp Res.* 2007;31(6):909-918.

16. Ho E, Collantes A, Kapur BM, Moretti M, Koren G. Alcohol and breast feeding: calculation of time to zero level in milk. *Biol Neonate.* 2001;80(3):219-222.

17. Koletzko B, Lehner F. Beer and breastfeeding. *Adv Exp Med Biol.* 2000;478:23-28.

18. Mennella JA, Pepino MY. Breastfeeding and prolactin levels in lactating women with a family history of alcoholism. *Pediatrics.* 2010;125(5):e1162-1170.

19. Anderson P. Cannabis. In: *Drugs and Lactation Database (LactMed).* Bethesda, MD: National Library of Medicine; 2018.

20. Mourh J, Rowe H. Marijuana and breastfeeding: applicability of the current literature to clinical practice. *Breastfeed Med.* 2017;12(10):582-596.

21. Crume TL, Juhl AL, Brooks-Russell A, Hall KE, Wymore E, Borgelt LM. Cannabis use during the perinatal period in a state with legalized recreational and medical marijuana: the association between maternal characteristics, breastfeeding patterns, and neonatal outcomes. *J Pediatr.* 2018;197:90-96.

22. Napierala M, Mazela J, Merritt TA, Florek E. Tobacco smoking and breastfeeding: effect on the lactation process, breast milk composition and infant development. A critical review. *Environ Res.* 2016;151:321-338.

23. Napierala M, Merritt TA, Mazela J, et al. The effect of tobacco smoke on oxytocin concentrations and selected oxidative stress parameters in plasma during pregnancy and post-partum—an experimental model. *Hum Exp Toxicol.* 2017;36(2):135-145.

24. Andersen AN, Lund-Andersen C, Larsen JF, et al. Suppressed prolactin but normal neurophysin levels in cigarette smoking breast-feeding women. *Clin Endocrinol (Oxf).* 1982;17(4):363-368.

25. Lok KYW, Wang MP, Chan VHS, Tarrant M. The Effect of Secondary Cigarette Smoke from Household Members on Breastfeeding Duration: A Prospective Cohort Study. *Breastfeed Med.* 2018;13(6):412-417.

26. Madarshahian F, Hassanabadi M. A comparative study of breastfeeding during pregnancy: impact on maternal and newborn outcomes. *J Nurs Res.* 2012;20(1):74-80.

27. Flowers H. Breastfeeding during pregnancy and tandem nursing: is it safe? Recent research. *Breastfeed Today.* 2016(34).

28. Moscone SR, Moore MJ. Breastfeeding during pregnancy. *J Hum Lact.* 1993;9(2):83-88.

29. Lopez-Fernandez G, Barrios M, Goberna-Tricas J, Gomez-Benito J. Breastfeeding during pregnancy: a systematic review. *Women Birth.* 2017;30(6):e292-e300.

30. Hartmann P. Personal communication, 2018.

第 7 章

1. Routh CHF. *Infant Feeding and Its Influence on Life, or, The Causes and Prevention of Infant Mortality.* London: William Wood & Co.; 1879.

2. Jelliffe DB, Jelliffe EF. The volume and composition of human milk in poorly nourished communities. A review. *Am J Clin Nutr.* 1978;31(3):492-515.

3. Jacobson H. *Mother Food: A Breastfeeding Diet Guide with Lactogenic Food and Herbs.* Ashland, OR: Rosalind Press; 2007.

4. Adams RS, Hutchinson LJ, Ishler VA. Trouble shooting problems with low milk production. *Penn State Dairy and Animal Science Fact Sheet 98-16.* 1998. http://extension.psu.edu/animals/dairy/health/nutrition/nutrition-and-feeding/troubleshooting-guides/troubleshooting-problems-with-low-milk-production/view.

5. Lee S, Kelleher SL. Biological underpinnings of breastfeeding challenges: the role of genetics, diet, and environment on lactation physiology. *Am J Physiol Endocrinol Metab.* 2016;311(2):E405-E422.

6. Butte NF, Garza C, Stuff JE, Smith EO, Nichols BL. Effect of maternal diet and body composition on lactational performance. *Am J Clin Nutr.* 1984;39(2):296-306.

7. Whichelow MJ. Breast feeding in Cambridge, England: factors affecting the mother's milk supply. *J Adv Nurs.* 1979;4(3):253-261.

8. Whichelow MJ. Letter: calorie requirements for successful breast feeding. *Arch Dis Child.* 1975;50(8):669.

9. Buntuchai G, Pavadhgul P, Kittipichai W, Satheannoppakao W. Traditional galactagogue foods and

their connection to human milk volume in Thai breastfeeding mothers. *J Hum Lact.* 2017;33(3):552-559.

10. Mohammad MA, Sunehag AL, Haymond MW. Effect of dietary macronutrient composition under moderate hypocaloric intake on maternal adaptation during lactation. *Am J Clin Nutr.* 2009;89(6):1821-1827.

11. Torris C, Thune I, Emaus A, et al. Duration of lactation, maternal metabolic profile, and body composition in the Norwegian EBBA I-study. *Breastfeed Med.* 2013;8(1):8-15.

12. Achalapong J. Effect of egg and milk supplement on breast milk volume at 48 and 72 hours postpartum: a randomized-controlled trial. *Thai J Obstet Gynaecol.* 2016;24(1):20-25.

13. Edozien JC, Khan MAR, Waslien CI. Human protein deficiency: results of a Nigerian village study. *J Nutr.* 1976;106(3):312-328.

14. Dangat KD, Kale AA, Joshi SR. Maternal supplementation of omega 3 fatty acids to micronutrient-imbalanced diet improves lactation in rat. *Metabolism.* 2011;60(9):1318-1324.

15. Chubukov AS, Belentseva PN, Makarov EI. [Effect of vitamin B12 on lactation]. *Akush Ginekol (Mosk).* 1973;49(8):61-62.

16. Lamberts SW, Macleod RM. Regulation of prolactin secretion at the level of the lactotroph. *Physiol Rev.* 1990;70(2):279-318.

17. VanHouten J, Dann P, McGeoch G, et al. The calcium-sensing receptor regulates mammary gland parathyroid hormone-related protein production and calcium transport. *J Clin Invest.* 2004;113(4):598-608.

18. Weisstaub AR, Zeni S, de Portela ML, Ronayne de Ferrer PA. Influence of maternal dietary calcium levels on milk zinc, calcium and phosphorus contents and milk production in rats. *J Trace Elem Med Biol.* 2006;20(1):41-47.

19. Kolasa KM, Firnhaber G, Haven K. Diet for a healthy lactating woman. *Clin Obstet Gynecol.* 2015;58(4):893-901.

20. Muscogiuri G, Altieri B, de Angelis C, Palomba S, Pivonello R, Colao A, Orio F. Shedding new light on female fertility: the role of vitamin D. *Rev Endocr Metab Disord.* 2017;18(3):273-283.

21. Aranow C. Vitamin D and the immune system. J Investig Med. 2011;59(6): 881-886. doi:10.2310/JIM.0b013e31821b8755

22. Luk J, Torrealday S, Neal Perry G, Pal L. Relevance of vitamin D in reproduction. *Hum Reprod.* 2012;27(10): 3015-3027.

23. Hollis BW, Wagner CL. New insights into the vitamin D requirements during pregnancy. Bone Res. 2017;5:17030-17030. doi:10.1038/boneres.2017.30

24. NIH Office of Dietary Supplements. Vitamin D fact sheet for health professionals. National Institute of Health (2019). Retrieved from https://ods.od.nih.gov/factsheets/VitaminD-HealthProfessional/.

25. Hollis BW, Wagner CL, Howard CR, Ebeling M, Shary JR, Smith PG, . . . Hulsey TC. Maternal versus infant vitamin D supplementation during lactation: a randomized controlled trial. Pediatrics 2015;136(4):625-634. doi:10.1542/peds.2015

26. Rioux FM, Savoie N, Allard J. Is there a link between postpartum anemia and discontinuation of breastfeeding? *Can J Diet Pract Res.* 2006;67(2):72-76.

27. Mathur GP, Chitranshi S, Mathur S, Singh SB, Bhalla M. Lactation failure. *Indian Pediatr.* 1992;29(12):1541-1544.

28. Henly S, Anderson C, Avery M, Hills-Bonuyk S, Potter S, Duckett L. Anemia and insufficient milk in first-time mothers. *Birth.* 1995;22(2):87-92.

29. Salahudeen MS, Koshy AM, Sen S. A study of the factors affecting time to onset of lactogenesis-II after parturition. *J Pharm Res.* 2013;6(1):68-72.

30. Toppare MF, Kitapci F, Senses DA, Kaya IS, Dilmen U, Laleli Y. Lactational failure—study of risk factors in Turkish mothers. *Indian J Pediatr.* 1994;61(3):269-276.

31. O'Connor DL, Picciano MF, Sherman AR. Impact of maternal iron deficiency on quality and quantity of milk ingested by neonatal rats. *Br J Nutr.* 1988;60(3):477-485.

32. Lee S, Kelleher SL. Molecular regulation of lactation: the complex and requisite roles for zinc. *Arch Biochem Biophys.* 2016;611:86-92.

33. Dempsey C, McCormick NH, Croxford TP, Seo YA, Grider A, Kelleher SL. Marginal maternal zinc deficiency in lactating mice reduces secretory capacity and alters milk composition. *J Nutr.*

2012;142(4):655-660.

34. Scheplyagina LA. Impact of the mother's zinc deficiency on the woman's and newborn's health status. *J Trace Elem Med Biol.* 2005;19(1):29-35.

35. Lee S, Hennigar SR, Alam S, Nishida K, Kelleher SL. Essential role for zinc transporter 2 (ZnT2)-mediated zinc transport in mammary gland development and function during lactation. *J Biol Chem.* 2015;290(21):13064-13078.

36. Leung AM, Pearce EN, Braverman LE. Iodine nutrition in pregnancy and lactation. *Endocrinol Metab Clin North Am.* 2011;40(4):765-777.

37. Fisher W, Wang J, George NI, Gearhart JM, McLanahan ED. Dietary iodine sufficiency and moderate insufficiency in the lactating mother and nursing infant: a computational perspective. *PloS One.* 2016;11(3):e0149300.

38. Serrano-Nascimento C, Salgueiro RB, Vitzel KF, Pantaleao T, Correa da Costa VM, Nunes MT. Iodine excess exposure during pregnancy and lactation impairs maternal thyroid function in rats. *Endocr Connect.* 2017;6(7):510-521.

39. Miyai K, Tokushige T, Kondo M. Suppression of thyroid function during ingestion of seaweed "Kombu" (Laminaria japonoca) in normal Japanese adults. *Endocr J.* 2008;55(6):1103-1108.

40. Anderson NK, Beerman KA, McGuire MA, et al. Dietary fat type influences total milk fat content in lean women. *J Nutr.* 2005;135(3):416-421.

41. Bostanci Z, Mack RP Jr, Lee S, Soybel DI, Kelleher SL. Paradoxical zinc toxicity and oxidative stress in the mammary gland during marginal dietary zinc deficiency. *Reprod Toxicol.* 2015;54:84-92.

42. Thomas E, Zeps N, Rigby P, Hartmann P. Reactive oxygen species initiate luminal but not basal cell death in cultured human mammary alveolar structures: a potential regulator of involution. *Cell Death Dis.* 2011;2:e189.

43. Wallby T, Lagerberg D, Magnusson M. Relationship between breastfeeding and early childhood obesity: results of a prospective longitudinal study from birth to 4 years. *Breastfeed Med.* 2017;12:48-53.

44. Kuznetsov V. Clinical and pathogenetic aspects of hypogalactia in post-parturient women. *Bulletin of the Ukrainian Medical Stomatological Academy: Actual problems of modern medicine.* 2017;17(1 (57)):305-307.

45. Sebastiani G, Herranz Barbero A, Borras-Novell C, et al. The effects of vegetarian and vegan diet during pregnancy on the health of mothers and offspring. *Nutrients.* 2019;11(3).

46. Torgersen L, Ystrom E, Haugen M, et al. Breastfeeding practice in mothers with eating disorders. *Matern Child Nutr.* 2010;6(3):243-252.

47. Kimmel MC, Ferguson EH, Zerwas S, Bulik CM, Meltzer-Brody S. Obstetric and gynecologic problems associated with eating disorders. *Int J Eat Disord.* 2016;49(3):260-275.

48. Evans J, le Grange D. Body size and parenting in eating disorders: a comparative study of the attitudes of mothers towards their children. *Int J Eat Disord.* 1995;18(1):39-48.

49. Waugh E, Bulik CM. Offspring of women with eating disorders. *Int J Eat Disord.* 1999;25(2):123-133.

50. Javed A, Lteif A. Development of the human breast. *Semin Plast Surg.* 2013;27(1):5-12.

51. Lamb ML. Weight-loss surgery and breastfeeding. *Clin Lact.* 2011;2(3):17-21.

52. Kaska L, Kobiela J, Abacjew-Chmylko A, et al. Nutrition and pregnancy after bariatric surgery. *ISRN Obes.* 2013.

53. Stefanski J. Breastfeeding after bariatric surgery. *Today's Diet.* 2006(Jan):47-50.

54. Ndikom CM, Fawole B, Ilesanmi RE. Extra fluids for breastfeeding mothers for increasing milk production. *Cochrane Database Syst Rev.* 2014;6:Cd008758.

55. Olsen A. Nursing under conditions of thirst or excessive ingestion of fluids. *Acta Obstet Gynecol Scand.* 1940;20(4):313-343.

56. Illingworth RS, Kilpatrick B. Lactation and fluid intake. *Lancet.* 1953;2:1175-1177.

57. Dusdieker LB, Booth BM, Stumbo PJ, Eichenberger JM. Effect of supplemental fluids on human milk production. *J Pediatr.* 1985;106(2):207-211.

58. Marraccini ME, Gorman KS. exploring placentophagy in humans: problems and recommendations. *J Midwifery Womens Health.* 2015;60(4):371-379.

59. Young SM, Benyshek DC. In search of human placentophagy: a cross-cultural survey of human

placenta consumption, disposal practices, and cultural beliefs. *Ecol Food Nutr.* 2010;49(6):467-484.

60. Selander J, Cantor A, Young SM, Benyshek DC. Human maternal placentophagy: a survey of self-reported motivations and experiences associated with placenta consumption. *Ecol Food Nutr.* 2013;52(2):93-115.

61. Brodribb W, Academy of Breastfeeding Medicine. ABM Clinical Protocol #9: Use of Galactogogues in Initiating or Augmenting Maternal Milk Production, Second Revision 2018. *Breastfeed Med.* 2018;13(5):307-314.

第 8 章

1. Bjelakovic L, Trajkovic T, Kocic G, et al. The association of prenatal tocolysis and breastfeeding duration. *Breastfeed Med.* 2016;11(10):561-563.

2. Anderson PO. Drugs that suppress lactation, part 1. *Breastfeed Med.* 2017;12(3):1-3.

3. Hernandez LL, Collier JL, Vomachka AJ, Collier RJ, Horseman ND. Suppression of lactation and acceleration of involution in the bovine mammary gland by a selective serotonin reuptake inhibitor. *J Endocrinol.* 2011;209(1):45-54.

4. Marshall AM, Nommsen-Rivers LA, Hernandez LL, et al. Serotonin transport and metabolism in the mammary gland modulates secretory activation and involution. *J Clin Endocrinol Metab.* 2010;95(2):837-846.

5. Everett M. Pyridoxine to suppress lactation. *JR Coll Gen Pract.* 1982;32(242):577-578.

6. AlSaad D, Awaisu A, Elsalem S, Abdulrouf PV, Thomas B, AlHail M. Is pyridoxine effective and safe for post-partum lactation inhibition? A systematic review. *J Clin Pharm Ther.* 2017;42(4):373-382.

7. LactMed. Doxylamine. In: *Drugs and Lactation Database (LactMed)*. Bethesda, MD: National Library of Medicine; 2018.

8. Koren G, Clark S, Hankins GD, et al. Demonstration of early efficacy results of the delayed-release combination of doxylamine-pyridoxine for the treatment of nausea and vomiting of pregnancy. *BMC Pregnancy Childbirth.* 2016;16(1):371.

9. Leeners B, Rath W, Kuse S, Neumaier-Wagner P. Breast-feeding in women with hypertensive disorders in pregnancy. *J Perinat Med.* 2005;33(6):553-560.

10. Salahudeen MS, Koshy AM, Sen S. A study of the factors affecting time to onset of lactogenesis-II after parturition. *J Pharm Res.* 2013;6(1):68-72.

11. Demirci J, Schmella M, Glasser M, Bodnar L, Himes KP. Delayed Lactogenesis II and potential utility of antenatal milk expression in women developing late-onset preeclampsia: a case series. *BMC Pregnancy Childbirth.* 2018;18(1):68.

12. Nahar L, Nahar K, Hossain MI, Jahan S, Rahman MM. Placental changes in pregnancy induced hypertension. *Mymensingh Med J.* 2013;22(4):684-693.

13. Majumdar S, Dasgupta H, Bhattacharya K, Bhattacharya A. A Study of Placenta in Normal and Hypertensive Pregnancies. *J Anat Soc India.* 2005;54(2):7-12.

14. Wlodek M, Wescott K, Serruto A, et al. Impaired mammary function and parathyroid hormone-related protein during lactation in growth-restricted spontaneously hypertensive rats. *J Endocrinol.* 2003;178(2):233-245.

15. Cordero L, Valentine CJ, Samuels P, Giannone PJ, Nankervis CA. Breastfeeding in women with severe preeclampsia. *Breastfeed Med.* 2012;7:457-463.

16. Facchinetti F, Bizzarri M, Benvenga S, et al. Results from the International Consensus Conference on Myo-inositol and d-chiro-inositol in Obstetrics and Gynecology: the link between metabolic syndrome and PCOS. *Eur J Obstet Gynecol Reprod Biol.* 2015;195:72-76.

17. Yabes-Almirante C, Lim CHTN. Enhancement of breastfeeding among hypertensive mothers. Paper presented at Increasingly Safe and Successful Pregnancies, Manila, Philippines, 1996.

18. O'Dowd R, Kent J, Mosely J, Wlodek M. Effects of uteroplacental insufficiency and reducing litter size on maternal mammary function and postnatal offspring growth. *Am J Physiol Regul Integr Comp Physiol.* 2008;294(2):R539-R548.

19. O'Dowd R, Wlodek ME, Nicholas KR. Uteroplacental insufficiency alters the mammary gland response to lactogenic hormones in vitro. *Reprod Fertil Dev.* 2008;20(4):460-465.

20. Wlodek ME, Ceranic V, O'Dowd R, Westcott KT, Siebel AL. Maternal progesterone treatment rescues the mammary impairment following uteroplacental insufficiency and improves postnatal pup growth in the rat. *Reprod Sci.* 2009;16(4):380-390.
21. Dahl SK, Thomas MA, Williams DB, Robins JC. Maternal virilization due to luteoma associated with delayed lactation. *Fertil Steril.* 2008;90(5):2006 e2017-e2009.
22. Hoover KL, Barbalinardo LH, Platia MP. Delayed lactogenesis II secondary to gestational ovarian theca lutein cysts in two normal singleton pregnancies. *J Hum Lact.* 2002;18(3):264-268.
23. Betzold CM, Hoover KL, Snyder CL. Delayed lactogenesis II: a comparison of four cases. *J Midwifery Womens Health.* 2004;49(2):132-137.
24. Lind JN, Perrine CG, Li R. Relationship between use of labor pain medications and delayed onset of lactation. *J Hum Lact.* 2014;30(2):167-173.
25. French CA, Cong X, Chung KS. Labor epidural analgesia and breastfeeding: a systematic review. *J Hum Lact.* 2016;32(3):507-520.
26. Jordan S, Emery S, Watkins A, Evans JD, Storey M, Morgan G. Associations of drugs routinely given in labour with breastfeeding at 48 hours: analysis of the Cardiff Births Survey. *BJOG.* 2009;116(12):1622-1629; discussion 1630-1622.
27. Erickson EN, Emeis CL. Breastfeeding outcomes after oxytocin use during childbirth: an integrative review. *J Midwifery Womens Health.* 2017;62(4):397-417.
28. Garcia-Fortea P, Gonzalez-Mesa E, Blasco M, Cazorla O, Delgado-Rios M, Gonzalez-Valenzuela MJ. Oxytocin administered during labor and breast-feeding: a retrospective cohort study. *J Matern Fetal Neonatal Med.* 2014;27(15):1598-1603.
29. Robinson C, Schumann R, Zhang P, Young RC. Oxytocin-induced desensitization of the oxytocin receptor. *Am J Obstet Gynecol.* 2003;188(2):497-502.
30. Phaneuf S, Rodriguez Linares B, TambyRaja RL, MacKenzie IZ, Lopez Bernal A. Loss of myometrial oxytocin receptors during oxytocin-induced and oxytocin-augmented labour. *J Reprod Fertil.* 2000;120(1):91-97.
31. Odent MR. Synthetic oxytocin and breastfeeding: reasons for testing an hypothesis. *Med Hypotheses.* 2013;81(5):889-891.
32. Jonas W, Johansson LM, Nissen E, Ejdeback M, Ransjo-Arvidson AB, Uvnas-Moberg K. Effects of intrapartum oxytocin administration and epidural analgesia on the concentration of plasma oxytocin and prolactin, in response to suckling during the second day postpartum. *Breastfeed Med.* 2009;4(2):71-82.
33. Brimdyr K, Cadwell K, Widstrom AM, et al. The association between common labor drugs and suckling when skin-to-skin during the first hour after birth. *Birth.* 2015;42(4):319-328.
34. Dimitraki M, Tsikouras P, Manav B, et al. Evaluation of the effect of natural and emotional stress of labor on lactation and breast-feeding. *Arch Gynecol Obstet.* 2015;293(2):317-328.
35. Kong M-S, Bajorek B. Medications in pregnancy: impact on time to lactogenesis after parturition. *J Pharm Pract Res.* 2008;38(3):205-208.
36. Silva FV, Dias F, Costa G, Campos MD. Chamomile reveals to be a potent galactogogue: the unexpected effect. *J Matern Fetal Neonatal Med.* 2017:1-3.
37. Chapman DJ, Perez-Escamilla R. Identification of risk factors for delayed onset of lactation. *J Am Diet Assoc.* 1999;99(4):450-454; quiz 455-456.
38. Isik Y, Dag ZO, Tulmac OB, Pek E. Early postpartum lactation effects of cesarean and vaginal birth. *Ginekol Pol.* 2016;87(6):426-430.
39. Prior E, Santhakumaran S, Gale C, Philipps LH, Modi N, Hyde MJ. Breastfeeding after cesarean delivery: a systematic review and meta-analysis of world literature. *Am J Clin Nutr.* 2012;95(5):1113-1135.
40. Heller MM, Fullerton-Stone H, Murase JE. Caring for new mothers: diagnosis, management and treatment of nipple dermatitis in breastfeeding mothers. *Int J Dermatol.* 2012;51(10):1149-1161.
41. Zhang F, Xia H, Li X, et al. Intraoral vacuum of breast-feeding newborns within the first 24 hr: cesarean section versus vaginal delivery. *Biol Res Nurs.* 2016;18(4):445-453.
42. Kujawa-Myles S, Noel-Weiss J, Dunn S, Peterson WE, Cotterman KJ. Maternal intravenous fluids and postpartum breast changes: a pilot observational study. *Int Breastfeed J.* 2015;10:18.
43. Nommsen-Rivers LA, Chantry CJ, Peerson JM, Cohen RJ, Dewey KG. Delayed onset of lactogenesis among first-time mothers is related to maternal obesity and factors associated with ineffective

breastfeeding. *Am J Clin Nutr.* 2010;92(3):574-584.

44. Willis CE, Livingstone V. Infant insufficient milk syndrome associated with maternal postpartum hemorrhage. *J Hum Lact.* 1995;11(2):123-126.

45. Thompson JF, Heal LJ, Roberts CL, Ellwood DA. Women's breastfeeding experiences following a significant primary postpartum haemorrhage: a multicentre cohort study. *Int Breastfeed J.* 2010;5:5.

46. Laway BA, Mir SA, Zargar AH. Recovery of prolactin function following spontaneous pregnancy in a woman with Sheehan's syndrome. *Indian J Endocrinol Metab.* 2013;17(suppl 3):S696-S699.

47. Shivaprasad C. Sheehan's syndrome: newer advances. *Indian J Endocrinol Met.* 2011;15(suppl 3):S203-S207.

第9章

1. Zhang F, Xia H, Shen M, et al. Are prolactin levels linked to suction pressure? *Breastfeed Med.* 2016;11(9):461-468.

2. Genna CW. Breastfeeding infants with congenital torticollis. *J Hum Lact.* 2015;31(2):216-220.

3. Genna CW. *Supporting Sucking Skills in Breastfeeding Infants.* Burlington, MA: Jones & Bartlett; 2016.

4. Francis DO, Chinnadurai S, Morad A, Epstein RA, Kohanim S, Krishnaswami S, Sathe NA, McPheeters ML. Treatments for ankyloglossia and ankyloglossia with concomitant lip-tie. In. *Comparative Effectiveness Review No. 149.* (Prepared by the Vanderbilt Evidence-based Practice Center under Contract No. 290-2012-00009-I.). Vol 20152015:284. Rockville, MD: Agency for Healthcare Research and Quality; 2015.

5. Geddes DT, Langton DB, Gollow I, Jacobs LA, Hartmann PE, Simmer K. Frenulotomy for breastfeeding infants with ankyloglossia: effect on milk removal and sucking mechanism as imaged by ultrasound. *Pediatrics.* 2008;122(1):e188-e194.

6. Pransky SM, Lago D, Hong P. Breastfeeding difficulties and oral cavity anomalies: the influence of posterior ankyloglossia and upper-lip ties. *Int J Pediatr Otorhinolaryngol.* 2015;79(10):1714-1717.

7. Siegel S. Aerophagia induced reflux associated with lip and tongue tie in breastfeeding infants. Paper presented at 2015 AAP National Conference and Exhibition; 2015.

8. Nakhash R, Wasserteil N, Mimouni FB, Kasirer YM, Hammerman C, Bin-Nun A. Upper lip tie and breastfeeding: a systematic review. *Breastfeed Med.* 2019;14(2):83-87.

9. Edmunds J, Miles SC, Fulbrook P. Tongue-tie and breastfeeding: a review of the literature. *Breastfeed Rev.* 2011;19(1):19-26.

10. Ferres-Amat E, Pastor-Vera T, Rodriguez-Alessi P, Ferres-Amat E, Mareque-Bueno J, Ferres-Padro E. Management of ankyloglossia and breastfeeding difficulties in the newborn: breastfeeding sessions, myofunctional therapy, and frenotomy. *Case Rep Pediatr.* 2016;2016:3010594.

11. Genna W. *Supporting Sucking Skills in Breastfeeding Infants.* 3rd ed. Burlington, MA: Jones & Bartlett Learning; 2016.

12. Edmunds JE, Fulbrook P, Miles S. Understanding the experiences of mothers who are breastfeeding an infant with tongue-tie: a phenomenological study. *J Hum Lact.* 2013;29(2):190-195.

13. Todd DA, Hogan MJ. Tongue-tie in the newborn: early diagnosis and division prevents poor breastfeeding outcomes. *Breastfeed Rev.* 2015;23(1):11-16.

14. Karabulut R, Sonmez K, Turkyilmaz Z, et al. Ankyloglossia and effects on breast-feeding, speech problems and mechanical/social issues in children. *B-ENT.* 2008;4(2):81-85.

15. Fernando C. *Tongue Tie: From Confusion to Clarity.* Sydney, Australia: Tandem Publications; 1998.

16. Macaluso M, Hockenbury D. Lingual and labial frenums. Early detection can prevent cascading health effects associated with tongue-tie. *RDHMAGcom.* 2015;35(12):2-5.

17. Ghaheri BA, Cole M, Mace JC. Revision lingual frenotomy improves patient-reported breastfeeding outcomes: a prospective cohort study. *J Hum Lact.* 2018;34(3):566-574.

18. Yamamoto I, Yamada Y, Ohira H, Ohtani S. Changes in sleep disorders after operation on the ankyloglossia with deviation of the epiglottis and larynx. *Bull Kanagawa Dent Coll.* 2005;33(2):106.

19. Elad D, Kozlovsky P, Blum O, et al. Biomechanics of milk extraction during breast-feeding. *Proc Natl Acad Sci U S A.* 2014;111(14):5230-5235.

20. Lambert JM, Watters NE. Breastfeeding the infant/child with a cardiac defect: an informal survey. *J Hum Lact.* 1998;14(2):151-155.

21. Marino BL, O'Brien P, LoRe H. Oxygen saturations during breast and bottle feedings in infants with congenital heart disease. *J Pediatr Nurs.* 1995;10(6):360-364.

22. Genna CW. *Sensory Integration and Breastfeeding.* Sudbury, MA: Jones and Bartlett; 2007.

23. Weiss-Salinas D, Williams N. Sensory defensiveness: a theory of its effect on breastfeeding. *J Hum Lact.* 2001;17(2):145-151.

24. Elster E. Sixteen infants with acid reflux and colic undergoing upper cervical chiropractic care to correct vertebral subluxation: a retrospective analysis of outcome. *J Pediatr Matern Fam Health Chiropract.* 2009;2:1-7.

25. Simons JP, Greenberg LL, Mehta DK, Fabio A, Maguire RC, Mandell DL. Laryngomalacia and swallowing function in children. *Laryngoscope.* 2016;126(2):478-484.

26. Alcantara J, Alcantara JD, Alcantara J. The chiropractic care of infants with breastfeeding difficulties. *Explore.* 2015;11(6):468-474.

27. Wescott N. The use of cranial osteopathy in the treatment of infants with breast feeding problems or sucking dysfunction. *Aust J Holist Nurs.* 2004;11(1):25-32.

第 10 章

1. Livingstone V. Breastfeeding kinetics: a problem-solving approach to breastfeeding difficulties. *World Rev Nutr Diet.* 1995;78:28-54.

2. Han S, Hong YG. The inverted nipple: its grading and surgical correction. *Plast Reconstr Surg.* 1999;104(2):389-395; discussion 396-387.

3. McGeorge DD. The "Niplette": an instrument for the non-surgical correction of inverted nipples. *Br J Plast Surg.* 1994;47(1):46-49.

4. Bouchet-Horwitz J. The use of supple cups for flat, retracting, and inverted nipples. *Clin Lact.* 2011;2-3:30-33.

5. Kesaree N. Treatment of inverted nipples using disposable syringe. *Indian Pediatr.* 1993;30(3):429-430.

6. Coentro V, Perella S, Tat Lai C, Geddes D. P-70. Effect of nipple shield use on milk removal in mothers experiencing nipple pain: preliminary findings of a mechanistic study. ISRHML Conference, Kanagawa, Japan, 2018.

7. Powers DC, Tapia VB. Clinical decision making when to consider using a nipple shield. *Clin Lact.* 2012;3(1):26-29.

8. Garbin CP, Deacon JP, Rowan MK, Hartmann PE, Geddes DT. Association of nipple piercing with abnormal milk production and breastfeeding. *JAMA.* 2009;301(24):2550-2551.

9. Huggins K, Petok E, Mireles O. Markers of lactation insufficiency: a study of 34 mothers. *Curr Iss Clin Lact.* 2000:25-35.

10. Winocour S, Lemaine V. Hypoplastic breast anomalies in the female adolescent breast. *Semin Plast Surg.* 2013;27(1):42-48.

11. Stuebe AM. Enabling women to achieve their breastfeeding goals. *Obstet Gynecol.* 014;123(3):643-652.

12. Klinger M, Caviggioli F, Klinger F, Villani F, Arra E, Di Tommaso L. Tuberous breast: morphological study and overview of a borderline entity. *Can J Plast Surg.* 2011;19(2):42-44.

13. Neifert MR, Seacat JM, Jobe WE. Lactation failure due to insufficient glandular development of the breast. *Pediatrics.* 1985;76(5):823-828.

14. von Heimburg D, Exner K, Kruft S, Lemperle G. The tuberous breast deformity: classification and treatment. *Br J Plast Surg.* 1996;49(6):339-345.

15. Rosenberg CA, Derman GH, Grabb WC, Buda AJ. Hypomastia and mitral-valve prolapse. *N Engl J Med.* 1983;309(20):1230-1232.

16. Tsai FC, Hsieh MS, Liao CK, Wu ST. Correlation between scoliosis and breast asymmetries in women undergoing augmentation mammaplasty. *Aesthetic Plast Surg.* 2010;34(3):374-380.

17. Guillette EA, Conard C, Lares F, Aguilar MG, McLachlan J, Guillette LJ Jr. Altered breast development in young girls from an agricultural environment. *Environ Health Perspect.* 2006;114(3):471-475.

18. Hansen T. Pesticide exposure deprives Yaqui girls of breastfeeding—ever. *Indian Country Today.* 2010. http://www.indiancountrytoday.com/global/latin/85049497.html.

19. Goyal A, Mansel RE. Iatrogenic injury to the breast bud causing breast hypoplasia. *Postgrad Med J.* 2003;79(930):235-236.
20. Sadove AM, van Aalst JA. Congenital and acquired pediatric breast anomalies: a review of 20 years' experience. *Plast Reconstr Surg.* 2005;115(4):1039-1050.
21. Skalkeas G, Gogas J, Pavlatos F. Mammary hypoplasia following irradiation to an infant breast. Case report. *Acta Chir Plast.* 1972;14(4):240-243.
22. Haramis HT, Collins RE. Unilateral breast atrophy. *Plast Reconstr Surg.* 1995;95(5):916-919.
23. Velter C, Gronier C, Lipsker D. Small infantile haemangioma and breast hypoplasia. *J Eur Acad Dermatol Venereol.* 2017;31(8):e355-e356.
24. Theiler M, Hoffman WY, Frieden IJ. Breast hypoplasia as a complication of an untreated infantile hemangioma. *Pediatr Dermatol.* 2016;33(2):e129-e130.
25. Eser C, Temiz G, Dulgar AG, Gencel E, Yavuz M. Reconstruction of acquired breast hypoplasia by subcutaneous scar releasing and repeated fat grafting combination. *Plast Reconstr Surg Glob Open.* 2015;3(6):e408.
26. Hoon Jung J, Chan Kim Y, Joon Park H, Woo Cinn Y. Becker's nevus with ipsilateral breast hypoplasia: improvement with spironolactone. *J Dermatol.* 2003;30(2):154-156.
27. Hernandez-Quiceno S, Uribe-Bojanini E, Ramirez-Jimenez JJ, et al. Becker's nevus syndrome in a pediatric female patient. *Case Rep Pediatr.* 2016;2016:3856518.
28. McGuire E, Rowan M. PCOS, breast hypoplasia and low milk supply: a case study. *Breastfeed Rev.* 2015;23(3):29-32.
29. Burdina LM, Khdaib F, Smetnik VP, Volobuev AI. [State of the mammary glands in hypergonadotropic amenorrhea]. *Akush Ginekol (Mosk).* 1990(4):47-50.
30. Balcar V, Silinkova-Malkova E, Matys Z. Soft tissue radiography of the female breast and pelvic pneumoperitoneum in the Stein-Leventhal syndrome. *Acta Radiol Diagn (Stockh).* 1972;12(3):353-362.
31. Kasper N, Peterson KE, Zhang Z, et al. Association of bisphenol A exposure with breastfeeding and perceived insufficient milk supply in Mexican women. *Matern Child Health J.* 2016;20(8):1713-1719.
32. Arbour MW, Kessler JL. Mammary hypoplasia: not every breast can produce sufficient milk. *J Midwifery Womens Health.* 2013;58(4):457-461.
33. Gopalakrishnan K, Teitelbaum SL, Lambertini L, et al. Changes in mammary histology and transcriptome profiles by low-dose exposure to environmental phenols at critical windows of development. *Environ Res.* 2017;152:233-243.
34. Bever Babendure J, Reifsnider E, Mendias E, Moramarco MW, Davila YR. Reduced breastfeeding rates among obese mothers: a review of contributing factors, clinical considerations and future directions. *Int Breastfeed J.* 2015;10:21.
35. Cassar-Uhl D, Liberatos P. Association between maternal pre-pregnant BMI and breast markers for lactation insufficiency (poster presentation). Experimental Biology/American Society of Nutrition Annual Meeting, San Diego, CA, 2016.
36. Cassar-Uhl D. *Finding Sufficiency: Breastfeeding with Insufficient Glandular Tissue.* Amarillo, TX: Praeclarus Press; 2014.
37. Leal SC, Stuart SR, Carvalho Hde A. Breast irradiation and lactation: a review. *Exp Rev Anticancer Ther.* 2013;13(2):159-164.
38. Manservisi F, Gopalakrishnan K, Tibaldi E, et al. Effect of maternal exposure to endocrine disrupting chemicals on reproduction and mammary gland development in female Sprague-Dawley rats. *Reprod Toxicol.* 2015;54:110-119.
39. Jandacek RJ, Heubi JE, Buckley DD, et al. Reduction of the body burden of PCBs and DDE by dietary intervention in a randomized trial. *J Nutr Biochem.* 2014;25(4):483-488.
40. Redgrave TG, Wallace P, Jandacek RJ, Tso P. Treatment with a dietary fat substitute decreased Aroclor 1254 contamination in an obese diabetic male. *J Nutr Biochem.* 2005;16(6):383-384.
41. West DH, E;. *Breastfeeding After Breast and Nipple Procedures.* Amarillo, TX: Hale Publishing; 2008.
42. Ramsay D, Kent J, Hartmann R, Hartmann P. Anatomy of the lactating human breast redefined with ultrasound imaging. *J Anat.* 2005;206(6):525-534.
43. Schlenz I, Kuzbari R, Gruber H, Holle J. The sensitivity of the nipple-areola complex: an anatomic

study. *Plast Reconstr Surg.* 2000;105(3):905-909.

44. Newman J. Breastfeeding after breast surgery (Part 1). In Vol 2019: Toronto, ON: International Breastfeeding Centre; 2017.

45. Cheng F, Dai S, Wang C, Zeng S, Chen J, Cen Y. Do breast implants influence breastfeeding? A meta-analysis of comparative studies. *J Hum Lact.* 2018;34(3):424-432.

46. Filiciani S, Siemienczuk GF, Nardin JM, et al. Cohort study to assess the impact of breast implants on breastfeeding. *Plast Reconstr Surg.* 2016;138(6):1152-1159.

47. Mofid MM, Klatsky SA, Singh NK, Nahabedian MY. Nipple-areola complex sensitivity after primary breast augmentation: a comparison of periareolar and inframammary incision approaches. *Plast Reconstr Surg.* 2006;117(6):1694-1698.

48. Michalopoulos K. The effects of breast augmentation surgery on future ability to lactate. *Breast J.* 2007;13(1):62-67.

49. Schiff M, Algert CS, Ampt A, Sywak MS, Roberts CL. The impact of cosmetic breast implants on breastfeeding: a systematic review and meta-analysis. *Int Breastfeed J.* 2014;9:17-17.

50. Kraut RY, Brown E, Korownyk C, et al. The impact of breast reduction surgery on breastfeeding: systematic review of observational studies. *PloS One.* 2017;12(10):e0186591.

51. Walker M. Mammary dysbiosis. *Clin Lact.* 2018;9(3):130-136.

52. Jimenez E, Fernandez L, Maldonado A, et al. Oral administration of Lactobacillus strains isolated from breast milk as an alternative for the treatment of infectious mastitis during lactation. *Appl Environ Microbiol.* 2008;74(15):4650-4655.

53. Stopenski S, Aslam A, Zhang X, Cardonick E. After chemotherapy treatment for maternal cancer during pregnancy, is breastfeeding possible? *Breastfeed Med.* 2017;12:91-97.

54. Drake R, Vogl AW, Mitchell AW, Tibbitts R, Richardson P. *Gray's Atlas of Anatomy E-Book.* St. Louis, MO: Elsevier Health Sciences; 2014.

55. Halbert LA. Breastfeeding in the woman with a compromised nervous system. *J Hum Lact.* 1998;14(4):327-331.

56. Liu N, Krassioukov AV. Postpartum hypogalactia in a woman with Brown-Sequard-plus syndrome: a case report. *Spinal Cord.* 2013;51(10):794-796.

57. Holmgren T, Lee AHX, Hocaloski S, et al. The influence of spinal cord injury on breastfeeding ability and behavior. *J Hum Lact.* 2018;34(3):556-565.

58. Cowley KC. Psychogenic and pharmacologic induction of the let-down reflex can facilitate breastfeeding by tetraplegic women: a report of 3 cases. *Arch Phys Med Rehabil.* 2005;86(6):1261-1264.

第 11 章

1. Negro R, Schwartz A, Gismondi R, Tinelli A, Mangier IT, Stagnaro-Green A. Increased pregnancy loss rate in thyroid antibody negative women with TSH levels between 2.5 and 5.0 in the first trimester of pregnancy. *J Clin Endocrinol Metab.* 2010;95:E44-E48.

2. Moncayo R, Moncayo H. A post-publication analysis of the idealized upper reference value of 2.5 mIU/L for TSH: time to support the thyroid axis with magnesium and iron especially in the setting of reproduction medicine. *BBA Clin.* 2017;7:115-119.

3. Stuebe AM, Meltzer-Brody S, Pearson B, Pedersen C, Grewen K. Maternal neuroendocrine serum levels in exclusively breastfeeding mothers. *Breastfeed Med.* 2015;10(4):197-202.

4. Zuppa AA, Tornesello A, Papacci P, et al. Relationship between maternal parity, basal prolactin levels and neonatal breast milk intake. *Biol Neonate.* 1988;53(3):144-147.

5. Uvnas-Moberg K, Widstrom AM, Werner S, Matthiesen AS, Winberg J. Oxytocin and prolactin levels in breast-feeding women. Correlation with milk yield and duration of breast-feeding. *Acta Obstet Gynecol Scand.* 1990;69(4):301-306.

6. Ingram JC, Woolridge MW, Greenwood RJ, McGrath L. Maternal predictors of early breast milk output. *Acta Paediatr.* 1999;88(5):493-499.

7. Zhang F, Xia H, Shen M, et al. Are prolactin levels linked to suction pressure? *Breastfeed Med.* 2016;11(9):461-468.

8. Benson CT. Prolactin deficiency. In: Medscape; 2008: http://emedicine.medscape.com/article/124526-overview.

9. Callejas L, Berens P, Nader S. Breastfeeding failure secondary to idiopathic isolated prolactin defi-

ciency: report of two cases. *Breastfeed Med.* 2015;10(3):183.

10. Marasco LA. Unsolved mysteries of the human mammary gland: defining and redefining the critical questions from the lactation consultant's perspective. *J Mammary Gland Biol Neoplasia.* 2015;19(3-4):271-288.

11. Johnston K, Vowels M, Carroll S, Neville K, Cohn R. Failure to lactate: a possible late effect of cranial radiation. *Pediatr Blood Cancer.* 2008;50(3):721-722.

12. Follin C, Link K, Wiebe T, Moell C, Bjork J, Erfurth EM. Prolactin insufficiency but normal thyroid hormone levels after cranial radiotherapy in long-term survivors of childhood leukaemia. *Clin Endocrinol (Oxf).* 2013;79(1):71-78.

13. Mennella JA, Pepino MY. Breastfeeding and prolactin levels in lactating women with a family history of alcoholism. *Pediatrics.* 2010;125(5):e1162-e1170.

14. Rasmussen K, Kjolhede C. Prepregnant overweight and obesity diminish the prolactin response to suckling. *Pediatrics.* 2004;113(5):1388.

15. Gei-Guardia O, Soto-Herrera E, Gei-Brealey A, Chen-Ku CH. Sheehan's syndrome in Costa Rica: clinical experience on 60 cases. *Endocr Pract.* 2011;17(3):337-344.

16. Powe CE, Allen M, Puopolo KM, et al. Recombinant human prolactin for the treatment of lactation insufficiency. *Clin Endocrinol.* 2010;73(5):645-653.

17. Welt C, Page-Wilson G, Smith P. Recombinant human prolactin is biologically active: potential treatment for lactation insufficiency. Paper presented at APHA, Boston, MA, November 4-8, 2006.

18. Palubska S, Adamiak-Godlewska A, Winkler I, Romanek-Piva K, Rechberger T, Gogacz M. Hyperprolactinaemia—a problem in patients from the reproductive period to the menopause. *Prz Menopauzalny.* 2017;16(1):1-7.

19. Batrinos ML, Panitsa-Faflia C, Anapliotou M, Pitoulis S. Prolactin and placental hormone levels during pregnancy in prolactinomas. *Int J Fertil.* 1981;26(2):77-85.

20. Wan EW, Davey K, Page-Sharp M, Hartmann PE, Simmer K, Ilett KF. Dose-effect study of domperidone as a galactagogue in preterm mothers with insufficient milk supply, and its transfer into milk. *Br J Clin Pharmacol.* 2008;66(2):283-289.

21. Nommsen-Rivers LA, Thompson A, Ward L, Wagner E, Woo J. Metabolic syndrome severity score identifies persistently low milk output. *Breastfeed Med.* 2017;12(suppl 1):S22.

22. Bever Babendure J, Reifsnider E, Mendias E, Moramarco MW, Davila YR. Reduced breastfeeding rates among obese mothers: a review of contributing factors, clinical considerations and future directions. *Int Breastfeed J.* 2015;10:21.

23. Rasmussen K. Association of maternal obesity before conception with poor lactation performance. *Ann Rev Nutr.* 2007(27):103-121.

24. Kamikawa A, Ichii O, Yamaji D, et al. Diet-induced obesity disrupts ductal development in the mammary glands of nonpregnant mice. *Dev Dyn.* 2009;238(5):1092-1099.

25. Chamberlin T, D'Amato JV, Arendt LM. Obesity reversibly depletes the basal cell population and enhances mammary epithelial cell estrogen receptor alpha expression and progenitor activity. *Breast Cancer Res.* 2017;19(1):128.

26. Vanky E, Nordskar J, Leithe H, Hjorth-Hansen A, Martinussen M, Carlsen S. Breast size increment during pregnancy and breastfeeding in mothers with polycystic ovary syndrome: a follow-up study of a randomised controlled trial on metformin versus placebo. 2012;19(11):1403-1409.

27. Buonfiglio DC, Ramos-Lobo AM, Freitas VM, et al. Obesity impairs lactation performance in mice by inducing prolactin resistance. *Sci Rep.* 2016;6:22421.

28. Nommsen-Rivers LA. Does insulin explain the relation between maternal obesity and poor lactation outcomes? An overview of the literature. *Adv Nutr.* 2016;7(2):407-414.

29. Carlsen SM, Jacobsen G, Vanky E. Mid-pregnancy androgen levels are negatively associated with breastfeeding. *Acta Obstet Gynecol Scand.* 2010;89(1):87-94.

30. Kair LR, Colaizy TT. Obese mothers have lower odds of experiencing pro-breastfeeding hospital practices than mothers of normal weight: CDC Pregnancy Risk Assessment Monitoring System (PRAMS), 2004-2008. *Matern Child Health J.* 2016;20(3):593-601.

31. Hartmann P, Cregan M. Lactogenesis and the effects of insulin-dependent diabetes mellitus and prematurity. *J Nutr.* 2001;131(11):3016S-3020S.

32. Sorkio S, Cuthbertson D, Barlund S, et al. Breastfeeding patterns of mothers with type 1 diabetes: results from an infant feeding trial. *Diabetes Metab Res Rev.* 2010;26(3):206-211.

33. Chevalier N, Fenichel P. Endocrine disruptors: new players in the pathophysiology of type 2 diabetes? *Diabetes Metab.* 2015;41(2):107-115.
34. Zdrojewicz Z, Popowicz E, Szyca M, Michalik T, Smieszniak B. TOFI phenotype—its effect on the occurrence of diabetes. *Pediatr Endocrinol Diabetes Metab.* 2017;23(2):96-100.
35. Lemay DG, Ballard OA, Hughes MA, Morrow AL, Horseman ND, Nommsen-Rivers LA. RNA Sequencing of the human milk fat layer transcriptome reveals distinct gene expression profiles at three stages of lactation. *PloS One.* 2013;8(7).
36. Nommsen-Rivers LA, Riddle SA, Thompson A, Ward L, Wagner E. Milk production in mothers with and without signs of insulin resistance. *FASEB J.* 2017;31:650.659.
37. Glover AV, Berry DC, Schwartz TA, Stuebe AM. The association of metabolic dysfunction with breastfeeding outcomes in gestational diabetes. *Am J Perinatol.* 2018;35(14):1339-1345.
38. Verd S, de Sotto D, Fernández C, Gutiérrez A. The effects of mild gestational hyperglycemia on exclusive breastfeeding cessation. *Nutrients.* 2016;8(11):742.
39. Herskin CW, Stage E, Barfred C, et al. Low prevalence of long-term breastfeeding among women with type 2 diabetes. *J Matern Fetal Neonatal Med.* 2015:1-6.
40. Nommsen-Rivers LA, Thompson A, Riddle S, Ward L, Wagner E, King E. A preliminary randomized trial of metformin to augment low supply (MALMS). *Breastfeed Med.* 2017;12(suppl):S22-S23.
41. Nommsen-Rivers L, Thompson A, Riddle S, Ward L, Wagner E, King E. Feasibility and acceptability of metformin to augment low milk supply: a pilot randomized controlled trial. *J Hum Lact.* 2019;35(2):261-271.
42. ACOG Committee on Practice Bulletins–Obstetrics. ACOG Practice Bulletin No. 190: Gestational Diabetes Mellitus. *Obstet Gynecol.* 2018;131(2):e49-e64.
43. Hale T, Kristensen J, Hackett L, Kohan R, Ilett K. Transfer of metformin into human milk. *Adv Exp Med Biol.* 2004;554:435-436.
44. Larner J, Brautigan DL, Thorner MO. D-chiro-inositol glycans in insulin signaling and insulin resistance. *Mol Med.* 2010;16(11-12):543.
45. Pintaudi B, Di Vieste G, Bonomo M. The effectiveness of myo-inositol and D-chiro inositol treatment in type 2 diabetes. *Int J Endocrinol.* 2016;2016:9132052.
46. Hajimonfarednejad M, Nimrouzi M, Heydari M, Zarshenas MM, Raee MJ, Jahromi BN. Insulin resistance improvement by cinnamon powder in polycystic ovary syndrome: a randomized double-blind placebo controlled clinical trial. *Phytother Res.* 2018;32(2):276-283.
47. Banaszewska B, Wrotynska-Barczynska J, Spaczynski RZ, Pawelczyk L, Duleba AJ. Effects of resveratrol on polycystic ovary syndrome: a double-blind, randomized, placebo-controlled trial. *J Clin Endocrinol Metab.* 2016;101(11):4322-4328.
48. Rodriguez-Moran M, Guerrero-Romero F. Oral magnesium supplementation improves insulin sensitivity and metabolic control in type 2 diabetic subjects: a randomized double-blind controlled trial. *Diabetes Care.* 2003;26(4):1147-1152.
49. Bindlish S, Shubrook Jr JH. Dietary and botanical supplement therapy in diabetes. *Osteopath Family Phys.* 2014;6(6).
50. Stuebe AM. Does breastfeeding prevent the metabolic syndrome, or does the metabolic syndrome prevent breastfeeding? *Semin Perinatol.* 2015;39(4):290-295.
51. Stuebe AM, Rich-Edwards JW. The reset hypothesis: lactation and maternal metabolism. *Am J Perinatol.* 2009;26(1):81-88.
52. Gunderson EP, Hurston SR, Ning X, et al. Lactation and progression to type 2 diabetes mellitus after gestational diabetes mellitus: a prospective cohort study. *Ann Intern Med.* 2015;163(12):889-898.
53. Cromi A, Serati M, Candeloro I, et al. Assisted reproductive technology and breastfeeding outcomes: a case-control study. *Fertil Steril.* 2015;103(1):89-94.
54. Wiffen J, Fetherston C. Relationships between assisted reproductive technologies and initiation of lactation: preliminary observations. *Breastfeed Rev.* 2016;24(1):21-27.
55. Joham AE, Teede HJ, Ranasinha S, Zoungas S, Boyle J. Prevalence of infertility and use of fertility treatment in women with polycystic ovary syndrome: data from a large community-based cohort study. *J Womens Health (Larchmt).* 2015;24(4):299-307.
56. Singla R, Gupta Y, Khemani M, Aggarwal S. Thyroid disorders and polycystic ovary syndrome: an emerging relationship. *Indian J Endocrinol Metab.* 2015;19(1):25-29.

57. Morgante G, Musacchio MC, Orvieto R, Massaro MG, De Leo V. Alterations in thyroid function among the different polycystic ovary syndrome phenotypes. *Gynecol Endocrinol.* 2013;29(11):967-969.

58. Sirmans SM, Pate KA. Epidemiology, diagnosis, and management of polycystic ovary syndrome. *Clin Epidemiol.* 2013;6:1-13.

59. Benson S, Hahn S, Tan S, et al. Prevalence and implications of anxiety in polycystic ovary syndrome: results of an internet-based survey in Germany. *Hum Reprod.* 2009;24(6):1446-1451.

60. Palomba S, Falbo A, Russo T, Tolino A, Orio F, Zullo F. Pregnancy in women with polycystic ovary syndrome: the effect of different phenotypes and features on obstetric and neonatal outcomes. *Fertil Steril.* 2010;94(5):1805-1811.

61. Marasco L, Marmet C, Shell E. Polycystic ovary syndrome: a connection to insufficient milk supply? *J Hum Lact.* 2000;16(2):143-148.

62. Balcar V, Silinkova-Malkova E, Matys Z. Soft tissue radiography of the female breast and pelvic pneumoperitoneum in the Stein-Leventhal syndrome. *Acta Radiol Diagn (Stockh).* 1972;12(3):353-362.

63. McGuire E, Rowan M. PCOS, breast hypoplasia and low milk supply: a case study. *Breastfeed Rev.* 2015;23(3):29-32.

64. Arbour MW, Kessler JL. Mammary hypoplasia: not every breast can produce sufficient milk. *J Midwifery Womens Health.* 2013;58(4):457-461.

65. Britz SP, Henry L. PCOS and breastfeeding: what's the issue? *J Obstet Gynecol Neonat Nurs.* 2011;40(s1).

66. Thatcher SS, Jackson EM. Pregnancy outcome in infertile patients with polycystic ovary syndrome who were treated with metformin. *Fertil Steril.* 2006;85(4):1002-1009.

67. Vanky E, Isaksen H, Moen MH, Carlsen SM. Breastfeeding in polycystic ovary syndrome. *Acta Obstet Gynecol Scand.* 2008;87(5):531-535.

68. Joham A, Nanayakkara N, Ranasinha S, et al. Obesity, polycystic ovary syndrome and breastfeeding: an observational Study. *Acta Obstet Gynecol Scand.* 2016;95:458-466.

69. Biloš LSK. Polycystic ovarian syndrome and low milk supply: is insulin resistance the missing link? *Endocr Oncol Metab.* 2017;3(2):49-55.

70. Harrison CL, Teede HJ, Joham AE, Moran LJ. Breastfeeding and obesity in PCOS. *Exp Rev Endocrinol Metab.* 2016;11(6):449-454.

71. Feng L, Lin XF, Wan ZH, Hu D, Du YK. Efficacy of metformin on pregnancy complications in women with polycystic ovary syndrome: a meta-analysis. *Gynecol Endocrinol.* 2015;31(11):833-839.

72. Zhao J, Liu X, Zhang W. The effect of metformin therapy for preventing gestational diabetes mellitus in women with polycystic ovary syndrome: a meta-analysis. *Exp Clin Endocrinol Diabetes.* 2018 Jun 11. doi: 10.1055/a-0603-3394. [Epub ahead of print].

73. Unfer V, Nestler JE, Kamenov ZA, Prapas N, Facchinetti F. Effects of inositol(s) in women with PCOS: a systematic review of randomized controlled trials. *Int J Endocrinol.* 2016;2016:1849162.

74. Nestler JE, Unfer V. Reflections on inositol(s) for PCOS therapy: steps toward success. *Gynecol Endocrinol.* 2015;31(7):501-505.

75. Wang Y, Fu X, Xu J, Wang Q, Kuang H. Systems pharmacology to investigate the interaction of berberine and other drugs in treating polycystic ovary syndrome. *Sci Rep.* 2016;6:28089.

76. Marasco L. The impact of thyroid dysfunction on lactation. *Breastfeed Abstr.* 2006;25(2):9, 11-12.

77. Fisher W, Wang J, George NI, Gearhart JM, McLanahan ED. Dietary iodine sufficiency and moderate insufficiency in the lactating mother and nursing infant: a computational perspective. *PloS One.* 2016;11(3):e0149300.

78. Talaei A, Ghorbani F, Asemi Z. The effects of vitamin d supplementation on thyroid function in hypothyroid patients: a randomized, double-blind, placebo-controlled trial. *Indian J Endocrinol Metab.* 2018;22(5):584-588.

79. Hapon MB, Simoncini M, Via G, Jahn GA. Effect of hypothyroidism on hormone profiles in virgin, pregnant and lactating rats, and on lactation. *Reproduction.* 2003;126(3):371-382.

80. Hapon MB, Varas SM, Jahn GA, Gimenez MS. Effects of hypothyroidism on mammary and liver lipid metabolism in virgin and late-pregnant rats. *J Lipid Res.* 2005;46(6):1320-1330.

81. Campo Verde Arbocco F, Persia FA, Hapon MB, Jahn GA. Hypothyroidism decreases JAK/STAT signaling pathway in lactating rat mammary gland. *Mol Cell Endocrinol.* 2017;450:14-23.

82. Campo Verde Arbocco F, Sasso CV, Actis EA, Caron RW, Hapon MB, Jahn GA. Hypothyroidism advances mammary involution in lactating rats through inhibition of PRL signaling and induction of LIF/STAT3 mRNAs. *Mol Cell Endocrinol.* 2016;419:18-28.

83. Taylor PN, Razvi S, Pearce SH, Dayan CM. A review of the clinical consequences of variation in thyroid function within the reference range. *J Clin Endocrinol Metab.* 2013;98(9):3562-3571.

84. Alexander EK, Pearce EN, Brent GA, et al. 2017 Guidelines of the American Thyroid Association for the diagnosis and management of thyroid disease during pregnancy and the postpartum. *Thyroid.* 2017;27(3):315-389.

85. Speller E, Brodribb W. Breastfeeding and thyroid disease: a literature review. *Breastfeed Rev.* 2012;20(2):41-47.

86. Lupoli R, Di Minno A, Tortora A, Ambrosino P, Lupoli GA, Di Minno MN. Effects of treatment with metformin on TSH levels: a meta-analysis of literature studies. *J Clin Endocrinol Metab.* 2014;99(1):E143-148.

87. Nordio M, Basciani S. Treatment with myo-inositol and selenium ensures euthyroidism in patients with autoimmune thyroiditis. *Int J Endocrinol.* 2017;2017:2549491.

88. Panda S, Tahiliani P, Kar A. Inhibition of triiodothyronine production by fenugreek seed extract in mice and rats. *Pharmacol Res.* 1999;40(5):405-409.

89. Tahiliani P, Kar A. Mitigation of thyroxine-induced hyperglycaemia by two plant extracts. *Phytother Res.* 2003;17(3):294-296.

90. Tahiliani P, Kar A. Role of Moringa oleifera leaf extract in the regulation of thyroid hormone status in adult male and female rats. *Pharmacol Res.* 2000;41(3):319-323.

91. Pennacchio GE, Neira FJ, Soaje M, Jahn GA, Valdez SR. Effect of hyperthyroidism on circulating prolactin and hypothalamic expression of tyrosine hydroxylase, prolactin signaling cascade members and estrogen and progesterone receptors during late pregnancy and lactation in the rat. *Mol Cell Endocrinol.* 2017;442:40-50.

92. Rosato RR, Gimenez MS, Jahn GA. Effects of chronic thyroid hormone administration on pregnancy, lactogenesis and lactation in the rat. *Acta Endocrinol (Copenh).* 1992;127(6):547-554.

93. Varas SM, Jahn GA, Gimenez MS. Hyperthyroidism affects lipid metabolism in lactating and suckling rats. *Lipids.* 2001;36(8):801-806.

94. Goldstein AL. New-onset Graves' disease in the postpartum period. *J Midwifery Womens Health.* 2013;58(2):211-214.

95. Trimeloni L, Spencer J. Diagnosis and management of breast milk oversupply. *J Am Board Fam Med.* 2016;29(1):139-142.

96. Akamizu T. Postpartum thyroiditis. In: De Groot LJ, Chrousos G, Dungan K, et al, eds. *Endotext.* South Dartmouth, MA: MDText.com; 2000.

97. Pereira K, Brown AJ. Postpartum thyroiditis: not just a worn out mom. *J Nurse Pract.* 2008;4(3):175-182.

98. Muscogiuri G, Palomba S, Caggiano M, Tafuri D, Colao A, Orio F. Low 25 (OH) vitamin D levels are associated with autoimmune thyroid disease in polycystic ovary syndrome. *Endocrine.* 2016;53(2):538-542.

99. Truchet S, Honvo-Houéto E. Physiology of milk secretion. *Best Pract Res Clin Endocrinol Metab.* 2017;31:367-384.

100. Hausman Kedem M, Mandel D, Domani KA, et al. The effect of advanced maternal age upon human milk fat content. *Breastfeed Med.* 2013;8(1):116-119.

101. Lubetzky R, Sever O, Mimouni FB, Mandel D. Human milk macronutrients content: effect of advanced maternal Age. *Breastfeed Med.* 2015;10(9):433-436.

102. Stuebe A, Meltzer-Brody, Grewen K. What is "normal" endocrine function during exclusive breastfeeding? *Acad Breastfeed Me.* 2011;6(suppl 1):S3.

103. Konkel L. Mother's milk and the environment: might chemical exposures impair lactation? *Environ Health Perspect.* 2017;125(1):A17-A23.

第 12 章

1. Gardner H, Kent JC, Hartmann PE, Geddes DT. Asynchronous milk ejection in human lactating breast: case series. *J Hum Lact.* 2015;31(2):254-259.

2. Leng G, Feng J. Modelling the milk-ejection reflex. *Comput Neuroendocrinol.* 2016:227.

3. Isbister C. A Clinical study of the draught reflex in human lactation. *Arch Dis Child.* 1954;29(143):66-72.
4. Yokoyama Y, Ueda T, Irahara M, Aono T. Releases of oxytocin and prolactin during breast massage and suckling in puerperal women. *Eur J Obstet Gynecol Reprod Biol.* 1994;53(1):17-20.
5. Sadovnikova A, Sanders I, Koehler S, Plott J. Systematic review of breast massage techniques around the world in databases and on YouTube. Paper presented at The Academy of Breastfeeding Medicine 20th Annual International Meeting, Los Angeles, 2015.
6. Patel U, Gedam D. Effect of back massage on lactation among postnatal mother. *Int J Med Res.* 2013;1(1): 5-13.
7. Asrani A, Varghese A, Sharma B, Jain AK. Assessment and comparison between effectiveness of techniques of improving lactation among postnatal mothers of new born babies. *Asian J Med Sci.* 2018;9(1):41-49.
8. Betts D. Postnatal acupuncture. *J Chinese Med.* 2005;77:5-15.
9. Stuebe AM, Grewen K, Meltzer-Brody S. Association between maternal mood and oxytocin response to breastfeeding. *J Womens Health.* 2013;22(4):352-361.
10. Kennett JE, McKee DT. Oxytocin: an emerging regulator of prolactin secretion in the female rat. *J Neuroendocrinol.* 2012;24(3):403-412.
11. Williams N. Maternal psychological issues in the experience of breastfeeding. *J Hum Lact.* 1997;13(1):57-60.
12. Niwayama R, Nishitani S, Takamura T, et al. Oxytocin mediates a calming effect on postpartum mood in primiparous mothers. *Breastfeed Med.* 2017;12:103-109.
13. Mezzacappa ES, Katkin ES. Breast-feeding is associated with reduced perceived stress and negative mood in mothers. *Health Psychol.* 2002;21:187-193.
14. Levine S, Muneyyirci-Delale O. Stress-induced hyperprolactinemia: pathophysiology and clinical approach. *Obstet Gynecol Int.* 2018;2018:9253083.
15. Ueda T, Yokoyama Y, Irahara M, Aono T. Influence of psychological stress on suckling-induced pulsatile oxytocin release. *Obstet Gynecol.* 1994;84(2):259-262.
16. Kitsantas P, Gaffney KF, Nirmalraj L, Sari M. The influence of maternal life stressors on breast-feeding outcomes: a U.S. population-based study. *J Matern Fetal Neonatal Med.* 2018:1-5.
17. Garfield L, Holditch-Davis D, Carter CS, et al. A pilot study of oxytocin in low-income women with a low birth-weight infant: is oxytocin related to posttraumatic stress? *Adv Neonatal Care.* 2019 Mar 19. doi: 10.1097/ANC.0000000000000601. [Epub ahead of print]
18. Soderquist J, Wijma B, Thorbert G, Wijma K. Risk factors in pregnancy for post-traumatic stress and depression after childbirth. *BJOG.* 2009;116(5):672-680.
19. Stramrood CA, Paarlberg KM, Huis In't Veld EM, et al. Posttraumatic stress following childbirth in homelike- and hospital settings. *J Psychosom Obstet Gynaecol.* 2011;32(2):88-97.
20. Beck CT, Gable RK, Sakala C, Declercq ER. Posttraumatic stress disorder in new mothers: results from a two-stage U.S. national survey. *Birth.* 2011;38(3):216-227.
21. Alcorn KL, O'Donovan A, Patrick JC, Creedy D, Devilly GJ. A prospective longitudinal study of the prevalence of post-traumatic stress disorder resulting from childbirth events. *Psychol Med.* 2010;40(11):1849-1859.
22. Kendall-Tackett K. Intervention for mothers who have experienced childbirth-related trauma and posttraumatic stress disorder. *Clin Lact.* 2014;5(2):56-61.
23. Perez-Blasco J, Viguer P, Rodrigo MF. Effects of a mindfulness-based intervention on psychological distress, well-being, and maternal self-efficacy in breast-feeding mothers: results of a pilot study. *Arch Womens Ment Health.* 2013;16(3):227-236.
24. Mohd Shukri N, Wells J, Fewtrell M. The effectiveness of interventions using relaxation therapy to improve breastfeeding outcomes: a systematic review. *Matern Child Nutr.* 2018;14(2):e12563.
25. Feher S, Berger L, Johnson J, Wilde J. Increasing breast milk production for premature infants with a relaxation/imagery audiotape. *Pediatrics.* 1989;83(1):57-60.
26. Yu J, Wells J, Wei Z, Fewtrell M. Randomized trial comparing the physiological and psychological effects of different relaxation interventions in Chinese women breastfeeding their healthy term infant. *Breastfeed Med.* 2019;14(1):33-38.
27. Ak J, Lakshmanagowda PB, G CMP, Goturu J. Impact of music therapy on breast milk secretion in mothers of premature newborns. *J Clin Diagnost Res.* 2015;9(4):Cc04-06.

28. Kittithanesuan Y, Chiarakul S, Poovorawan Y. Effect of music on immediately postpartum lactation by term mothers after giving birth: a randomized controlled trial. *J Med Assoc Thai.* 2017;100(8):834.

29. Keith DR, Weaver BS, Vogel RL. The effect of music-based listening interventions on the volume, fat content, and caloric content of breast milk-produced by mothers of premature and critically ill infants. *Adv Neonatal Care.* 2012;12(2):112-119.

30. Feijs L, Kierkels J, Schijndel NH, Lieshout M. Design for relaxation during milk expression using biofeedback. In: Marcus A, ed. *Design, User Experience, and Usability. User Experience in Novel Technological Environments*, Second International Conference, DUXU 2013, Held as Part of HCI International 2013, Las Vegas, NV, USA, July 21-26, 2013, Proceedings, Part III. Berlin, Heidelberg: Springer Berlin Heidelberg; 2013:494-503.

31. Cowley KC. Psychogenic and pharmacologic induction of the let-down reflex can facilitate breastfeeding by tetraplegic women: a report of 3 cases. *Arch Phys Med Rehabil.* 2005;86(6):1261-1264.

32. Porta F, Mussa A, Baldassarre G, et al. Genealogy of breastfeeding. *Eur J Pediatr.* 2016;175(1):105-112.

33. Kamikawa A, Ichii O, Yamaji D, et al. Diet-induced obesity disrupts ductal development in the mammary glands of nonpregnant mice. *Dev Dyn.* 2009;238(5):1092-1099.

34. Chamberlin T, D'Amato JV, Arendt LM. Obesity reversibly depletes the basal cell population and enhances mammary epithelial cell estrogen receptor alpha expression and progenitor activity. *Breast Cancer Res.* 2017;19(1):128.

35. Odent MR. Synthetic oxytocin and breastfeeding: reasons for testing an hypothesis. *Med Hypotheses.* 2013;81(5):889-891.

36. Erickson EN, Emeis CL. Breastfeeding outcomes after oxytocin use during childbirth: an integrative review. *J Midwifery Womens Health.* 2017;62(4):397-417.

37. Renfrew MJ, Lang S, Woolridge M. Oxytocin for promoting successful lactation. *Cochrane Database Syst Rev.* 2000(2):Cd000156.

38. Nice FJ. Oxytocin nasal spray. Personal communication to L. Marasco, 2018.

第 13 章

1. Riddle SW, Nommsen-Rivers LA. Low milk supply and the pediatrician. *Curr Opin Pediatr.* 2017;29(2):249-256.

2. Morton J. The importance of hands. *J Hum Lact.* 2012;28(3):276-277.

3. Mangel L, Ovental A, Batscha N, Arnon M, Yarkoni I, Dollberg S. Higher fat content in breastmilk expressed manually: a randomized trial. *Breastfeed Med.* 2015;10(7):352-354.

4. Eglash A, Malloy ML. Breastmilk expression and breast pump technology. *Clin Obstet Gynecol.* 2015;58(4):855-867.

5. Marcoux H. CDC's breast pump cleaning guidelines—what working mamas need to know. *Motherly.* 2018. https://www.mother.ly/news/dont-wash-your-breast-pump-in-the-sink-says-cdc-in-new-guidelines.

6. Jones E, Dimmock PW, Spencer SA. A randomised controlled trial to compare methods of milk expression after preterm delivery. *Arch Dis Child.* 2001;85(2):F91-F95.

7. Yigit F, Cigdem Z, Temizsoy E, et al. Does warming the breasts affect the amount of breastmilk production? *Breastfeed Med.* 2012;7(6):487-488.

8. Kent JC, Geddes DT, Hepworth AR, Hartmann PE. Effect of warm breastshields on breast milk pumping. *J Hum Lact.* 2011;27(4):331-338.

9. Zhang F, Xia H, Li X, et al. Intraoral vacuum of breast-feeding newborns within the first 24 hr: cesarean section versus vaginal delivery. *Biol Res Nurs.* 2016;18(4):445-453.

10. Ilyin VI, Alekseev NP, Troschkin MM, Uleziko VA. Comparative assessment of excretion of milk from two breast pumps with different vacuum strength and duration. *Breastfeed Med.* 2019;14(3):177-184.

11. Larkin T, Kiehn T, Murphy PK, Uhryniak J. Examining the use and outcomes of a new hospital-grade breast pump in exclusively pumping NICU mothers. *Adv Neonatal Care.* 2013;13(1):75-82.

12. Alekseev NP, Ilyin VI. The mechanics of breast pumping: compression stimuli increased milk ejec-

tion. *Breastfeed Med.* 2016;11:370-375.

13. Morton J, Hall JY, Wong RJ, Thairu L, Benitz WE, Rhine WD. Combining hand techniques with electric pumping increases milk production in mothers of preterm infants. *J Perinatol.* 2009;29(11):757-764.
14. McCue KF, Stulberger ML. Maternal satisfaction with parallel pumping technique. *Clin Lact.* 2019;10(2):68-73.

第 14 章

1. Mohanty I, Senapati M, Jena D, Behera P. Ethnoveterinary importance of herbal galactogogues—a review. *Vet World.* 2014;7(5):325-330.
2. Foong SC, Tan ML, Foong WC, Marasco LA, Ho JJ, Ong JH. Oral galactagogues for increasing breast-milk production in mothers of non-hospitalised term infants. *Cochrane Database Syst Rev.* 2015.
3. Anderson PO. Herbal use during breastfeeding. *Breastfeed Med.* 2017;12(9):507-509.
4. Travers MT, Barber MC, Tonner E, Quarrie L, Wilde CJ, Flint DJ. The role of prolactin and growth hormone in the regulation of casein gene expression and mammary cell survival: relationships to milk synthesis and secretion. *Endocrinology.* 1996;137(5):1530-1539.
5. Speroff L, Glass R, Kase N. *Clinical Gynecologic Endocrinology and Infertility.* 4th ed. Baltimore: Williams & Wilkins; 1989.
6. McGuire TM. Drugs affecting milk supply during lactation. *Aust Prescr.* 2018;41(1):7-9.
7. Haase B, Taylor SN, Mauldin J, Johnson TS, Wagner CL. Domperidone for treatment of low milk supply in breast pump–dependent mothers of hospitalized premature infants: a clinical protocol. *J Hum Lact.* 2016;32(2):373-381.
8. Kamala S, Gandhimathi M, Jeyagowri S. Role of herbal galactogogues in initiating and establishing milk secretion in lactating mothers. *Int J Nurs Educ Res.* 2015;3(3):335-336.
9. Grzeskowiak LE, Smithers LG, Amir LH, Grivell RM. Domperidone for increasing breast milk volume in mothers expressing breast milk for their preterm infants: a systematic review and meta-analysis. *BJOG.* 2018;125(11):1371-1378.
10. Bazzano AN, Hofer R, Thibeau S, Gillispie V, Jacobs M, Theall KP. A review of herbal and pharmaceutical galactogogues for breast-feeding. *Ochsner J.* 2016;16(4):511-524.
11. Asztalos EV, Kiss A, daSilva OP, Campbell-Yeo M, Ito S, Knoppert D. Evaluating the effect of a 14-day course of domperidone on breast milk production: a per-protocol analysis from the EMPOWER trial. *Breastfeed Med.* 2019;14(2):102-107.
12. Hale T, Rowe H. *Medications and Mothers' Milk.* 17th ed. New York: Springer; 2017.
13. Jones W, Breward S. Use of domperidone to enhance lactation: what is the evidence? *Community Pract.* 2011;84(6):35-37.
14. Papastergiou J, Abdallah M, Tran A, Folkins C. Domperidone withdrawal in a breastfeeding woman. *Can Pharm J (Ott).* 2013;146(4):210-212.
15. Grzeskowiak LE, Amir LH. Pharmacological management of low milk supply with domperidone: separating fact from fiction. *Med J Aust.* 2015;202(6):257-258.
16. Wan EW, Davey K, Page-Sharp M, Hartmann PE, Simmer K, Ilett KF. Dose-effect study of domperidone as a galactagogue in preterm mothers with insufficient milk supply, and its transfer into milk. *Br J Clin Pharmacol.* 2008;66(2):283-289.
17. Knoppert DC, Page A, Warren J, et al. The effect of two different domperidone doses on maternal milk production. *J Hum Lact.* 2013;29(1):38-44.
18. Paul C, Zenut M, Dorut A, et al. Use of domperidone as a galactagogue drug: a systematic review of the benefit-risk ratio. *J Hum Lact.* 2015;31(1):57-63.
19. Sewell CA, Chang CY, Chehab MM, Nguyen CP. Domperidone for lactation: what health care providers need to know. *Obstet Gynecol.* 2017;129(6):1054-1058.
20. Ingram J, Taylor H, Churchill C, Pike A, Greenwood R. Metoclopramide or domperidone for increasing maternal breast milk output: a randomised controlled trial. *Arch Dis Child Fetal Neonatal Ed.* 2012;97(4):F241-245.
21. Fisher AA, Davis MW. Serotonin syndrome caused by selective serotonin reuptake-inhibitors-metoclopramide interaction. *Ann Pharmacother.* 2002;36(1):67-71.

22. Hale TW, Kendall-Tackett P, Cong Z. domperidone versus metoclopramide: self-reported side effects in a large sample of breastfeeding mothers who used these medications to increase milk production. *Clin Lact.* 2018;9(1):10-17.
23. Forinash A, Yancey A, Barnes K, Myles T. The use of galactogogues in the breastfeeding mother (October). *Ann Pharmacother.* 2012;46(10):1392-404.
24. McGuire E, Rowan M. PCOS, breast hypoplasia and low milk supply: a case study. *Breastfeed Rev.* 2015;23(3):29-32.
25. Nommsen-Rivers L, Thompson A, Riddle S, Ward L, Wagner E, King E. Feasibility and acceptability of metformin to augment low milk supply: a pilot randomized controlled trial. *J Hum Lact.* 2019;35(2):261-271.
26. Nommsen-Rivers LA, Thompson A, Riddle S, Ward L, Wagner E, King E. A preliminary randomized trial of metformin to augment low supply (MALMS). *Breastfeed Med.* 2017;12(suppl):S22-S23.
27. Hale T, Kristensen J, Hackett L, Kohan R, Ilett K. Transfer of metformin into human milk. *Adv Exp Med Biol.* 2004;554:435-436.
28. Thaweekul P, Thaweekul Y, Sritipsukho P. The efficacy of hospital-based food program as galactogogues in early period of lactation. *J Med Assoc Thai.* 2014;97(5):478-482.
29. Torris C, Thune I, Emaus A, et al. Duration of lactation, maternal metabolic profile, and body composition in the Norwegian EBBA I-study. *Breastfeed Med.* 2013;8(1):8-15.
30. Ayala Macedo G. Consumption of quinoa in Peru. *Food Rev Int.* 2003;19(1-2):221-227.
31. Bnouham M. Medicinal plants with potential galactagogue activity used in the Moroccan pharmacopoeia. *J Complement Integr Med.* 2010;7(1):52.
32. Scott C, Jacobson H. A selection of international nutritional & herbal remedies for breastfeeding concerns. *Midwifery Today Int Midwife.* 2005;75:38-39.
33. Ergol S, Koc G, Kurtuncu M. A review of traditional knowledge on foods and plants supposed to increase lactation in pregnant women; a descriptive study. *Afr J Complement Altern Med.* 2016;13(3):27-32.
34. Monteban M. Maternal knowledge and use of galactagogues in Andean communities of Cusco, Peru. *Ethnobiol Lett.* 2017;8(1):81-89.
35. Humphrey S. Herbal therapies during lactation. In: Hale T, Hartmann P, eds. *Textbook of Human Lactation.* Amarillo TX: Hale Publishing; 2007.
36. Kingsbury S. Herbs for lactation. *J Am Herbalists Guild.* 2012;11(1):41-46.
37. Koletzko B, Lehner F. Beer and breastfeeding. *Adv Exp Med Biol.* 2000;478:23-28.
38. Bingel A, Farnsworth N. Higher plants as potential sources of galactogogues. *J Med Plant Res.* 1994;6:1-54.
39. Zeits R, Iliukhina M, Zefirov I. A method of complex treatment of secondary hypogalactia. *Pediatriia.* 1990(1):97-98.
40. Winterfeld U, Meyer Y, Panchaud A, Einarson A. Management of deficient lactation in Switzerland and Canada: a survey of midwives' current practices. *Breastfeed Med.* 2012;7:317-318.
41. Sayed N, Deo R, Mukundan U. Herbal remedies used by Warlis of Dahanu to induce lactation in nursing mothers. *Indian J Tradit Know.* 2007;6(4):602-605.
42. Goksugur SB, Karatas Z. Breastfeeding and galactogogues agents. *Acta Medica Anatolia.* 2014;2(3):113-118.
43. Mills E, Duguoa J, Perri D, Koren G. Herbal medicines in pregnancy and lactation: an evidence-based approach. Toronto: Taylor & Francis; 2006.
44. Nice F. *The Galactagogue Recipe Book.* Plano, TX: Hale Publishing; 2014.
45. Thurber MD, Fahey JW. Adoption of Moringa oleifera to combat under-nutrition viewed through the lens of the "Diffusion of Innovations" theory. *Ecol Food Nutr.* 2009;48(3):212-225.
46. King J RP, Dans L. Moringa oleifera as galactogogue for breastfeeding mothers: a systematic review and meta-analysis of randomized controlled trial. *Phillip J Pediatr.* 2013;61(2):34-42.
47. Raguindin PF, Dans LF, King JF. Moringa oleifera as a galactagogue. *Breastfeed Med.* 2014;9(6):323-324.
48. Briton-Medrano G, Perez L. The efficacy of malunggay (moringa oleifera) given to near term pregnant women in inducing early postpartum breast milk production—a double blind randomized clinical trial. Unpublished, 2004.

49. Fuglie L. Combating malnutrition with moringa. Paper presented at Development Potential for Moringa Products, Dar es Salaam, Tanzania, 2001.

50. Coppin J. A study of the nutritional and medicinal values of Moringa oleifera leaves from sub-Saharan Africa: Ghana, Rwanda, Senegal and Zambia. Rutgers University Graduate School, New Brunswick, 2008.

51. Buntuchai G, Pavadhgul P, Kittipichai W, Satheannoppakao W. Traditional galactagogue foods and their connection to human milk volume in Thai breastfeeding mothers. *J Hum Lact.* 2017;33(3):552-559.

52. Paritakul P, Ruangrongmorakot K, Laosooksathit W, Suksamarnwong M, Puapornpong P. The effect of ginger on breast milk volume in the early postpartum period: a randomized, double-blind controlled trial. *Breastfeed Med.* 2016;11(7):361-365.

53. Bumrungpert A, Somboonpanyakul P, Pavadhgul P, Thaninthranon S. Effects of fenugreek, ginger, and turmeric supplementation on human milk volume and nutrient content in breastfeeding mothers: a randomized double-blind controlled trial. *Breastfeed Med.* 2018;13(10).

54. El Sakka A, Salama M, Salama K. The effect of fenugreek herbal tea and palm dates on breast milk production and infant weight. *J Pediatr Sci.* 2014;6(e202).

55. Javan R, Javadi B, Feyzabadi Z. Breastfeeding: a review of its physiology and galactogogue plants in view of traditional Persian medicine. *Breastfeed Med.* 2017;12(7):401-409.

56. Cai B, Chen H, Sun H, et al. Lactogenic activity of an enzymatic hydrolysate from Octopus vulgaris and Carica papaya in SD rats. *J Med Food.* 2015;18(11):1262-1269.

57. Luo L-X, Wei G-Y, Huang F-X, et al. Study on lactation of parturient women separated from their infants regulated by regular intake of trotter and papaya soup. *Matern Child Health Care China.* 2011;33:5144-5146.

58. Damanik R, Wahlqvist ML, Wattanapenpaiboon N. Lactagogue effects of Torbangun, a Bataknese traditional cuisine. *Asia Pac J Clin Nutr.* 2006;15(2):267-274.

59. Tabares FP, Jaramillo JV, Ruiz-Cortés ZT. Pharmacological overview of galactogogues. *Vet Med Int.* 2014;2014:602894.

60. Tustanofskyj G. Medicinal herbs effect on lactation. *Farmacevtychnyj.* 1996;5-6:106-109.

61. Zava D, Dollbaum C, Blen M. Estrogen and progestin bioactivity of foods, herbs, and spices. *Proc Soc Exp Biol Med.* 1998;217(3):369-378.

62. Gardner Z, McGuffin M. *American Herbal Products Association's Botanical Safety Handbook.* Boca Raton, FL: CRC Press; 2013.

63. Saper RB, Phillips RS, Sehgal A, et al. Lead, mercury, and arsenic in U.S.- and Indian-manufactured Ayurvedic medicines sold via the Internet. *JAMA.* 2008;300(8):915-923.

64. Hale T. Personal communication, 2019.

65. Weed SS, Novet J. *Wise Woman Herbal for the Childbearing Years.* Woodstock, NY: Ash Tree Publishing; 1986.

66. Parks CG, de Souza Espindola Santos A, Barbhaiya M, Costenbader KH. Understanding the role of environmental factors in the development of systemic lupus erythematosus. *Best Pract Res Clin Rhematol.* 2017;31(3):306-320.

67. LactMed. Anise. In. *Drugs and Lactation Database.* Bethesda, MD: National Library of Medicine; 2006.

68. Hosseinzadeh H, Tafaghodi M, Abedzadeh S, Taghiabadi E. Effect of aqueous and ethanolic extracts of Pimpinella anisum L. seeds on milk production in rats. *J Acupunct Meridian Stud.* 2014;7(4):211-216.

69. Mayo JL. Black cohosh and chasteberry: herbs valued by women for centuries. *Target.* 1998;19:22-26.

70. Sharma AK, Basu I, Singh S. Efficacy and safety of Ashwagandha root extract in subclinical hypothyroid patients: a double-blind, randomized placebo-controlled trial. *J Altern Complement Med.* 2017;24(3):243-248.

71. McKenna DJ, Jones K, Humphrey S, Hughes K. Black cohosh: efficacy, safety, and use in clinical and preclinical applications. *Altern Ther Health Med.* 2001;7(3):93-100.

72. Grant P, Ramasamy S. An update on plant derived anti-androgens. *Int J Endocrinol Metab.* 2012;10(2):497-502.

73. Fugh-Berman A. "Bust enhancing" herbal products. *Obstet Gynecol.* 2003;101(6):1345-1349.

74. Abu-Rabia A. Herbs as a food and medicine source in Palestine. *Asian Pac J Cancer Prevent.* 2005;6(3):404.

75. Yashmin S. Islamic and cultural practices in breastfeeding. *Aust Midwifery News.* 2017;17(1):49.

76. Abdel-Rahman H, Fathalla S, Assayed M, Masoad S, Nafeaa A. physiological studies on the effect of fenugreek on productive performance of white New-Zealand rabbit does. *Food Nutr Sci.* 2016;7:1276-1289.

77. Hosseinzadeh H, Tafaghodi M, Mosavi MJ, Taghiabadi E. Effect of aqueous and ethanolic extracts of Nigella sativa seeds on milk production in rats. *J Acupunct Meridian Stud.* 2013;6(1):18-23.

78. Westfall R. Galactagogogue herbs: a qualitative study and review. *Can J Midwifery Res Pract.* 2003;2(2):22-27.

79. Low Dog T. The use of botanicals during pregnancy and lactation. *Altern Ther Health Med.* 2009;15(1):54-58.

80. LactMed. Borage. In. *Drugs and Lactation Database.* Bethesda, MD: National Library of Medicine; 2006.

81. Mahboubi M. Caraway as important medicinal plants in management of diseases. *Nat Prod Bioprospect.* 2019;9(1):1-11.

82. Bruckner C. A survey on herbal galactogogues used in Europe. *Medicaments et Aliments: L'Approche Ethnopharmacologique.* Heidelberg; 1993.

83. Merz PG, Gorkow C, Schrodter A, et al. The effects of a special Agnus castus extract (BP1095E1) on prolactin secretion in healthy male subjects. *Exp Clin Endocrinol Diabetes.* 1996;104(6):447-453.

84. Humphrey S. *Nursing Mother's Herbal.* Minneapolis MN: Fairview Press; 2003.

85. Srinivasan K. Plant foods in the management of diabetes mellitus: spices as beneficial antidiabetic food adjuncts. *Int J Food Sci Nutr.* 2005;56(6):399-414.

86. Sultana A, ur Rahman K. Traditional Unani perspective of perceived insufficient milk (Qillatul Laban) and galactogogues: a literary research with recent studies. *TANG Hum Med.* 2014;4(3 e19):1-6.

87. Manjula S, Sultana A, Rahman K. Clinical efficacy of Gossypium herbaceum L. seeds in perceived insufficient milk (PIM) supply: a randomized single-blind placebo-controlled study. *Orient Pharm Exp Med.* 2014;14(1):77-85.

88. Agrawala IP, Achar MV, Boradkar RV, Roy N. Galactagogue action of Cuminum cyminum and Nigella sativa. *Indian J Med Res.* 1968;56(6):841-844.

89. Kaur GJ, Arora DS. Bioactive potential of Anethum graveolens, Foeniculum vulgare and Trachyspermum ammi belonging to the family Umbelliferae—current status. Journal of Medicinal Plants Research. 2010;4(2):87-94.

90. Javidnia K, Dastgheib L, Samani M, Nasiri A. Antihirsutism activity of fennel (fruits of Foeniculum vulgare) extract: a double-blind placebo controlled study. *Phytomedicine.* 2003(10):455-458.

91. Khan TM, Wu DB, Dolzhenko AV. Effectiveness of fenugreek as a galactagogue: a network meta-analysis. *Phytother Res.* 2018;32(3):402-412.

92. Lema MZ, Poornodai V, Adewale SS. The effect of fenugreek seed powder in augmenting expressed milk volume from mothers of preterm infants at Tikur Anbessa Neonatal Intensive Care Unit T. *Glob J Res Anal.* 2018;7(3):37-40.

93. LactMed. Fenugreek. In. *Drugs and Lactation Database.* Bethesda, MD: National Library of Medicine; 2006.

94. Tahiliani P, Kar A. Mitigation of thyroxine-induced hyperglycaemia by two plant extracts. *Phytother Res.* 2003;17(3):294-296.

93. LactMed. Goat's rue. In. *Drugs and Lactation Database.* Bethesda, MD: National Library of Medicine; 2006.

96. Rosengarten F Jr. A neglected Mayan galactagogue—ixbut (Euphorbia lancifolia). *J Ethnopharmacol.* 1982;5(1):91-112.

97. Pal A, Sharma PP, Pandya TN, et al. Phyto-chemical evaluation of dried aqueous extract of Jivanti [Leptadenia reticulata (Retz.) Wt. et Arn]. *Ayu.* 2012;33(4):557-560.

98. Rao P. Leptaden, a herbal drug useful in lactation and pregnancy, review of 20 clinical trials by 40 senior gynecologists. Paper presented at the 4th World Congress on human reproduction, November to December 1983.

99. Mehta A. Efficacy of Amino acids, vitamins, minerals, docosa-hexaenoic acid, galactagogue combination on lactation: a postmarketing surveillance study. *J South Asian Fed Obstet Gynaecol.* 2014;6(2):118-122.
100. Yarnell E, Abascal K. Botanical medicine for thyroid regulation. *Altern Complement Ther.* 2006;12(3):107-112.
101. Mortel M, Mehta SD. Systematic review of the efficacy of herbal galactogogues. *J Hum Lact.* 2013;29(2):154-162.
102. Wilinska M, Schleußner E. Galactogogues and breastfeeding. *Nutrafoods.* 2015;14(3):119-125.
103. Serrao F, Corsello M, Romagnoli C, D'Andrea V, Zecca E. The effect of a silymarin-phosphatidylserine and galega galactagogue on mothers of preterm infants milk production. *Breastfeed Med.* 2017.
104. Madej A, Persson E, Lundh T, Ridderstråle Y. Thyroid gland function in ovariectomized ewes exposed to phytoestrogens. *J Chromatogr B Analyt Technol Biomed Life Sci.* 2002;777(1-2):281-287.
105. Kong M-S, Bajorek B. Medications in pregnancy: impact on time to lactogenesis after parturition. *J Pharm Pract Res.* 2008;38(3):205-208.
106. Bulloch S. Phytotherapy for polycystic ovarian syndrome. *Mod Phytotherapist.* 2004;8(2):13-21.
107. Chalfoun C, McDaniel C, Motarjem P, Evans G. Breast-enhancing pills: myth and reality. *Plast Reconstr Surg.* 2004;114(5):1330-1333.
108. Gettel G. The history of saw palmetto. http://www.sawpalmetto.com/history.html.
109. Hoffman D. Saw palmetto: herbal medicine materia medica. http://www.healthy.net/Materia_Medica/Saw_Palmetto_Herbal_Materia_Medica/277.
110. Bennett B, Hicklin J. Uses of saw palmetto (Serenoa repens, Arecaceae) in Florida. *Econ Bot.* 1998;52(4):381-393.
111. Sabnis PB, Gaitonde BB, Jetmalani M. Effects of alcoholic extracts of Asparagus racemosus on mammary glands of rats. *Indian J Exp Biol.* 1968;6(1):55-57.
112. Sharma S, Ramji S, Kumari S, Bapna JS. Randomized controlled trial of Asparagus racemosus (Shatavari) as a lactogue in lactational inadequacy. *Indian Pediatr.* 1996;33(8):675-677.
113. Gupta M, Shaw B. A double-blind randomized clinical trial for evaluation of galactogogue activity of Asparagus racemosus Willd. *Iran J Pharm Res.* 2011;10(1):167-172.
114. Garg R, Gupta V. A comparative study on galactogogue property of milk and aqueous decoction of Asparagus racemosus in rats. *J Pharmacogn Phytochem.* 2010;2(2):36-39.
115. Goyal RK, Singh J, Lal H. Asparagus racemosus—an update. *Indian J Med Sci.* 2003;57(9):408-414.
116. Goel RK, Prabha T, Kumar MM, Dorababu M, Prakash, Singh G. Teratogenicity of Asparagus racemosus Willd. root, a herbal medicine. *Indian J Exp Biol.* 2006;44(7):570-573.
117. Hatherly P. *The Homeopathic Physician's Guide to Lactation.* Chapel Hill, Australia: Luminoz Pty Ltd; 2004.

第 15 章

1. Neifert M, Bunik M. Overcoming clinical barriers to exclusive breastfeeding. *Pediatr Clin North Am.* 2013;60(1):115-145.
2. Robertson BD. Working and breastfeeding: practical ways you can support employed breastfeeding mothers. *Clin Lact.* 2014;5(4):137-140.
3. Mohrbacher N. The magic number and long-term milk production. *Clin Lact.* 2011;2(1):15-18.
4. Yamada R, Rasmussen KM, Felice JP. "What is 'enough,' and how do i make it?": a qualitative examination of questions mothers ask on social media about pumping and providing an adequate amount of milk for their infants. *Breastfeed Med.* 2019;14(1):17-21.
5. Eglash A, Simon L. ABM Clinical Protocol #8: Human Milk Storage Information for Home Use for Full-Term Infants, Revised 2017. *Breastfeed Med.* 2017;12(7):390-395.
6. Fogleman AD, Meng T, Osborne J, Perrin MT, Jones F, Allen JC. Storage of unfed and leftover mothers' own milk. *Breastfeed Med.* 2018;13(1):42-49.

第 16 章

1. Neifert M, Bunik M. Overcoming clinical barriers to exclusive breastfeeding. *Pediatr Clin North Am.* 2013;60(1):115-145.
2. Murase M, Nommsen-Rivers L, Morrow AL, et al. Predictors of low milk volume among mothers who delivered preterm. *J Hum Lact.* 2014;30(4):425-435.
3. Chatterton RT Jr, Hill PD, Aldag JC, Hodges KR, Belknap SM, Zinaman MJ. Relation of plasma oxytocin and prolactin concentrations to milk production in mothers of preterm infants: influence of stress. *J Clin Endocrinol Metab.* 2000;85(10):3661-3668.
4. Parker LA, Sullivan S, Krueger C, Mueller M. Association of timing of initiation of breastmilk expression on milk volume and timing of lactogenesis stage II among mothers of very low-birth-weight infants. *Breastfeed Med.* 2015;10(2):84-91.
5. Morton J, Hall JY, Wong RJ, Thairu L, Benitz WE, Rhine WD. Combining hand techniques with electric pumping increases milk production in mothers of preterm infants. *J Perinatol.* 2009;29(11):757-764.
6. Acuna-Muga J, Ureta-Velasco N, de la Cruz-Bertolo J, et al. Volume of milk obtained in relation to location and circumstances of expression in mothers of very low birth weight infants. *J Hum Lact.* 2014;30(1):41-46.
7. Spatz DL. The use of human milk and breastfeeding in the neonatal intensive care unit. In: Riordan KWaJ, ed. *Breastfeeding and Human Lactation.* 5th ed. Burlington, MA: Jones & Bartlett Learning; 2016:495-521.
8. Asztalos EV. Supporting mothers of very preterm infants and breast milk production: a review of the role of galactogogues. *Nutrients.* 2018;10(5).
9. Cregan MD, De Mello TR, Kershaw D, McDougall K, Hartmann PE. Initiation of lactation in women after preterm delivery. *Acta Obstet Gynecol Scand.* 2002;81(9):870-877.
10. Henderson J, Hartmann P, Newnham J, Simmer K. Effect of preterm birth and antenatal corticosteroid treatment on lactogenesis II in women. *Pediatrics.* 2008;121(1):192-100.
11. Meier PP, Patel AL, Hoban R, Engstrom JL. Which breast pump for which mother: an evidence-based approach to individualizing breast pump technology. *J Perinatol.* 2016;36(7):493-499.
12. Flidel-Rimon O, Shinwell ES. Breast feeding twins and high multiples. *Arch Dis Child Fetal Neonatal Ed.* 2006;91(5):F377-380.
13. Gromada KK, Spangler AK. Breastfeeding twins and higher-order multiples. *J Obstet Gynecol Neonatal Nurs.* 1998;27(4):441-449.
14. Hayden TJ, Thomas CR, Forsyth IA. Effect of number of young born (litter size) on milk yield of goats: role for placental lactogen. *J Dairy Sci.* 1979;62(1):53-63.
15. Knight CH, Sorensen A. Windows in early mammary development: critical or not? *Reproduction.* 2001;122(3):337-345.
16. Gromada KK. Breastfeeding more than one: multiples and tandem breastfeeding. *NAACOGS Clin Issu Perinat Womens Health Nurs.* 1992;3(4):656-666.
17. Hormann E, Savage F. Relactation: a review of experience and recommendations for practice. 1998.
18. Tomar RS. Initiation of relactation: an Army Hospital based study of 381 cases. *Int J Contemp Pediatr.* 2016;3(2):635-638.
19. Bose CL, D'Ercole AJ, Lester AG, Hunter RS, Barrett JR. Relactation by mothers of sick and premature infants. *Pediatrics.* 1981;67(4):565-569.
20. Banapurmath S, Banapurmath CR, Kesaree N. Initiation of lactation and establishing relactation in outpatients. *Indian Pediatr.* 2003;40(4):343-347.
21. Mehta A, Rathi AK, Kushwaha KP, Singh A. Relactation in lactation failure and low milk supply. *Sudan J Pediatr.* 2018;18(1):39-47.
22. Centuori S, Burmaz T, Ronfani L, et al. Nipple care, sore nipples, and breastfeeding: a randomized trial. *J Hum Lact.* 1999;15(2):125-130.
23. Astuti I. The effectiveness of nipple stimulation by providing supplementary food to successful breastfeeding back (relactation) to the breastfeeding mothers in Southern Tangerang 2016. Paper presented at the 4th International Conference on Health Science, Indonesia, 2017.
24. Agarwal A, Jain A. Early successful relactation in a case of prolonged lactation failure. *Indian J*

Pediatr. 2010;77(2):214-215.
25. Kayhan-Tetik B, Baydar-Artantas A, Bozcuk-Guzeldemirci G, Ustu Y, Yilmaz G. A case report of successful relactation. *Turk J Pediatr.* 2013;55(6):641-644.
26. Dehkhoda N, Valizadeh S, Jodeiry B, Hosseini MB. The effects of an educational and supportive relactation program on weight gain of preterm infants. *J Caring Sci.* 2013;2(2):97-103.
27. Wittig SL, Spatz DL. Induced lactation: gaining a better understanding. *Am J Matern Child Nurs.* 2008;33(2):76.
28. Kulski JK, Hartmann PE, Saint WJ, Giles PF, Gutteridge DH. Changes in the milk composition of nonpuerperal women. *Am J Obstet Gynecol.* 1981;139(5):597-604.
29. Perrin MT, Wilson E, Chetwynd E, Fogleman A. A pilot study on the protein composition of induced nonpuerperal human milk. *J Hum Lact.* 2015;31(1):166-171.
30. Swaminathan N. Strange but true: males can lactate. *Sci Am.* 2007;6:558-563.
31. Goldfarb L. An assessment of the experiences of women who induced lactation [doctoral dissertation]. Cincinnati, OH, Union Institute and University, 2010.
32. Farhadi R, Philip RK. Induction of lactation in the biological mother after gestational surrogacy of twins: a novel approach and review of literature. *Breastfeed Med.* 2017;12(6):373-376.
33. Wahlert L, Fiester A. Induced lactation for the nongestating mother in a lesbian couple. *Virtual Mentor.* 2013;15(9):753.
34. Reisman T, Goldstein Z. Case report: induced lactation in a transgender woman. *Transgend Health.* 2018;3(1):24-26.
35. MacDonald T, Noel-Weiss J, West D, et al. Transmasculine individuals' experiences with lactation, chestfeeding, and gender identity: a qualitative study. *BMC Pregnancy Childbirth.* 2016;16:106.

第 17 章

1. Vallone S. The role of subluxation and chiropractic care in hypolactation. *J Clin Chiropract Pediatr.* 2007;8(1-2):518-524.
2. Neri I, Allais G, Vaccaro V, et al. Acupuncture treatment as breastfeeding support: preliminary data. *J Altern Complement Med.* 2011;17(2):133-137.
3. Wei L, Wang H, Han Y, Li C. Clinical observation on the effects of electroacupuncture at Shaoze (SI 1) in 46 cases of postpartum insufficient lactation. *J Tradit Chin Med.* 2008;28(3):168-172.
4. Clavey S. The use of acupuncture for the treatment of insufficient lactation (Que Ru). *Am J Acupunct.* 1996;24(1):35-46.
5. Esfahani MS, Berenji-Sooghe S, Valiani M, Ehsanpour S. Effect of acupressure on milk volume of breastfeeding mothers referring to selected health care centers in Tehran. *Iran J Nurs Midwifery Res.* 2015;20(1):7.
6. Zhou HY, Li L, Li D, et al. Clinical observation on the treatment of post-cesarean hypogalactia by auricular points sticking-pressing. *Chin J Integr Med.* 2009;15(2):117-120.
7. Danasu R. Effectiveness of reflex zone stimulation on initiation and maintenance of lactation among lactation failure mothers at SMVMCH, Kalitheerthalkuppam, Puducherry. *Asian J Nurs Educ Res.* 2015;5(4):505-512.
8. Mirzaie P, Mohammad-Alizadeh-Charandabi S, Goljarian S, Mirghafourvand M, Hoseinie MB. The effect of foot reflexology massage on breast milk volume of mothers with premature infants: a randomized controlled trial. *Eur J Integr Med.* 2018;17(suppl C):72-78.
9. Mohammadpour A, Valiani M, Sadeghnia A, Talakoub S. Investigating the effect of reflexology on the breast milk volume of preterm infants' mothers. *Iran J Nurs Midwifery Res.* 2018;23(5):371-375.
10. Ahn S, Kim J, Cho J. [Effects of breast massage on breast pain, breast-milk sodium, and newborn suckling in early postpartum mothers]. *J Korean Acad Nurs.* 2011;41(4):451-459.
11. Chu JY, Zhang L, Zhang YJ, Yang MJ, Li XW, Sun LL. [The effect of breast massage at different time in the early period after cesarean section]. *Zhonghua Yu Fang Yi Xue Za Zhi.* 2017;51(11):1038-1040.
12. Kabir N, Tasnim S. Oketani lactation management: a new method to augment breast milk. *J Bangladesh Coll Phys Surg.* 2009;27(3):155.
13. Sadovnikova A, Sanders I, Koehler S, Plott J. Systematic review of breast massage techniques around the world in databases and on YouTube. Paper presented at the Academy of Breastfeeding

Medicine 20th Annual International Meeting, Los Angeles, 2015.

14. Anderson L, Kynoch K, Kildea S. Effectiveness of breast massage in the treatment of women with breastfeeding problems: a systematic review protocol. *JBI Database System Rev Implement Rep.* 2016;14(8):19-25.

15. Valdez J, Lujan C, Valdez M. Effects of kinesio tape application on breast milk production [poster]. *Acad Breastfeed Med.* 2018;13(suppl 2):S36.

16. Kruger THC, Leeners B, Naegeli E, et al. Prolactin secretory rhythm in women: immediate and long-term alterations after sexual contact. *Hum Reprod.* 2012;27(4):1139-1143.

17. Menezes R. Is indulging in sexual activity a potential mode of treatment for hypogalactia? *Med hypotheses.* 2008;71:808-823.

18. Pincus L. How hypnosis can help increase breast milk production. *Medela Round-Up.* 1996;13(3):5.

19. Feher S, Berger L, Johnson J, Wilde J. Increasing breast milk production for premature infants with a relaxation/imagery audiotape. *Pediatrics.* 1989;83(1):57-60.

20. Jonas W, Nissen E, Ransjo-Arvidson AB, Matthiesen AS, Uvnas-Moberg K. Influence of oxytocin or epidural analgesia on personality profile in breastfeeding women: a comparative study. *Arch Womens Ment Health.* 2008;11(5-6):335-345.

21. Anuhgera DE, Kuncoro T, Sumarni S, Mardiyono M, Suwondo A. Hypnotherapy is more effective than acupressure in the production of prolactin hormone and breast milk among women having given birth with caesarean section. *Med Sci.* 2018;7(1):25-29.

22. Routh CHF. *Infant Feeding and Its Influence on Life, or, The Causes and Prevention of Infant Mortality.* London: William Wood & Co.; 1879.

23. El Taweel AYA, Hasanin M, Sabour A, Rashed M. Effect of low level laser therapy of the breasts on milk production and composition in supplement-dependent mothers. *Breastfeed Med.* 2017;12(suppl):S2-S3.

24. Wang Q, Qiao H, Bai J. [Low frequency ultrasound promotes lactation in lactating rats]. *Nan Fang Yi Ke Da Xue Xue Bao.* 2012;32(5):730-733.

第 18 章

1. Feder Ostrov B. Some ill adults use breast milk to fight disease. *Seattle Times.* 2004.

2. Cleveland Clinic. Research uncovers healing properties of breast milk. https://newsroom.clevelandclinic.org/2017/08/25/research-uncovers-healing-properties-of-breast-milk.

3. Snyder M. Breast milk: the next cancer treatment? In: *Research and Development.* 2017.

4. Kendall-Tackett K. It's not just milk—It's relationship: recent findings in neuroscience show breastfeeding's effects throughout the lifespan. 2014;5(2):37-40.

5. Ystrom E. Breastfeeding cessation and symptoms of anxiety and depression: a longitudinal cohort study. *BMC Pregnancy Childbirth.* 2012;12:36.

6. Hahn-Holbrook J, Haselton MG, Dunkel Schetter C, Glynn LM. Does breastfeeding offer protection against maternal depressive symptomatology? A prospective study from pregnancy to 2 years after birth. *Arch Womens Ment Health.* 2013;16(5):411-422.

7. Sriraman NK, Melvin K, Meltzer-Brody S. ABM Clinical Protocol #18: Use of Antidepressants in Breastfeeding Mothers. *Breastfeed Med.* 2015;10(6):290-299.

8. Zauderer C, Davis W. Treating postpartum depression and anxiety naturally. *Holist Nurs Pract.* 2012;26(4):203-209.

9. Kendall-Tackett KA. *Depression in New Mothers: Causes, Consequences, and Treatment Alternatives.* 3rd ed. London: Taylor & Francis; 2016.

10. Conrad P, Adams C. The effects of clinical aromatherapy for anxiety and depression in the high risk postpartum woman—a pilot study. *Complement Ther Clin Pract.* 2012;18(3):164-168.

11. Moon RD A, Feldman-Winter L, Goodstein MH, Hauck FR. SIDS and other sleep-related infant deaths: updated 2016 recommendations for a safe infant sleeping environment. *Pediatrics.* 2016;138(5).

第 19 章

1. dos Santos CO, Dolzhenko E, Hodges E, Smith AD, Hannon GJ. An epigenetic memory of pregnan-

cy in the mouse mammary gland. *Cell Rep.* 2015;11(7):1102-1109.

2. Nommsen-Rivers LA. Does Insulin explain the relation between maternal obesity and poor lactation outcomes? An overview of the literature. *Adv Nutr.* 2016;7(2):407-414.

3. Chamberlin T, D'Amato JV, Arendt LM. Obesity reversibly depletes the basal cell population and enhances mammary epithelial cell estrogen receptor alpha expression and progenitor activity. *Breast Cancer Res.* 2017;19(1):128.

4. Harrison CL, Teede HJ, Joham AE, Moran LJ. Breastfeeding and obesity in PCOS. *Exp Rev Endocrinol Metab.* 2016;11(6):449-454.

5. Madarshahian F, Hassanabadi M. A comparative study of breastfeeding during pregnancy: impact on maternal and newborn outcomes. *J Nurs Res.* 2012;20(1):74-80.

6. Haile ZT, Chavan BB, Teweldeberhan A, Chertok IR. Association between gestational weight gain and delayed onset of lactation: the moderating effects of race/ethnicity. *Breastfeed Med.* 2017;12:79-85.

7. Barton JR, Joy SD, Rhea DJ, Sibai AJ, Sibai BM. The influence of gestational weight gain on the development of gestational hypertension in obese women. *Am J Perinatol.* 2015;32(7):615-620.

8. Hilson JA, Rasmussen KM, Kjolhede CL. Excessive weight gain during pregnancy is associated with earlier termination of breast-feeding among White women. *J Nutr.* 2006;136(1):140-146.

9. Kominiarek MA, Peaceman AM. Gestational weight gain. *Am J Obstet Gynecol.* 2017;217(6):642-651.

10. Institute of Medicine. *Weight Gain During Pregnancy: Reexamining the Guidelines.* Washington, DC; 2009.

11. Benson CT. Prolactin deficiency. http://emedicine.medscape.com/article/124526-overview.

12. Batrinos ML, Panitsa-Faflia C, Anapliotou M, Pitoulis S. Prolactin and placental hormone levels during pregnancy in prolactinomas. *Int J Fertil.* 1981;26(2):77-85.

13. Chapman T, Pincombe J, Harris M. Antenatal breast expression: a critical review of the literature. *Midwifery.* 2013;29(3):203-210.

14. Cox S. Expressing and storing colostrum antenatally for use in the newborn period. *Breastfeed Rev.* 2006;14(3):5-8.

15. Singh G, Chouhan R, Kidhu K. Effect of antenatal expression of breast milk at term in reducing breast feeding failures. *Med J Armed Forces India.* 2009(65):131-133.

16. Forster DA, Moorhead AM, Jacobs SE, et al. Advising women with diabetes in pregnancy to express breastmilk in late pregnancy (Diabetes and Antenatal Milk Expressing [DAME]): a multicentre, unblinded, randomised controlled trial. *Lancet.* 2017;389(10085):2204-2213.

17. Lamba S, Chopra S, Negi M. Effect of antenatal breast milk expression at term pregnancy to improve post natal lactational performance. *J Obstet Gynaecol India.* 2016;66(1):30-34.

18. Demirci J, Schmella M, Glasser M, Bodnar L, Himes KP. Delayed lactogenesis II and potential utility of antenatal milk expression in women developing late-onset preeclampsia: a case series. *BMC Pregnancy Childbirth.* 2018;18(1):68.

19. Vanklompenberg MK, Manjarin R, Trott JF, McMicking HF, Hovey RC. Late gestational hyperprolactinemia accelerates mammary epithelial cell differentiation that leads to increased milk yield. *J Anim Sci.* 2013;91(3):1102-1111.

20. Briton-Medrano G, Perez L. The efficacy of malunggay (moringa oleifera) given to near term pregnant women in inducing early postpartum breast milk production—a double blind randomized clinical trial. Unpublished, 2004.

21. Kong M-S, Bajorek B. Medications in pregnancy: impact on time to lactogenesis after parturition. *J Pharm Pract Res.* 2008;38(3):205-208.

22. Stein I. Bilateral polycystic ovaries. *Am J Obstet Gynecol.* 1945;50:385–396.

特别感谢"中国护士网"
对本书出版的大力支持

中国护士网（WWW.CHINANURSE.CN）创办于 2004 年 5 月 12 日（国际护士节），总部位于北京，多年来一直致力于护士培训、就业、出国服务，秉承"诚信服务、创新进取、求真务实、专业信赖"的理念，潜心发展至今。目前服务体系不断完善壮大，已成为集合面授教学培训、网校远程教育、护士就业与出国、图书教材研发出版、网络资讯传播于一体的护理教育综合服务性平台。

中国护士网拥有全国护士占有率最高的人群，全网约 280 万护士注册用户（全国注册护士约 507 万），是护士最佳首选学习平台，获得了我国卫生部门、护理院校、医疗机构、行业学会的认可与支持，并在国际护理领域具有广泛业务联系及合作。

在母乳喂养领域，中国护士网培养了超万名的泌乳顾问人才，培养国际认证泌乳顾问近百名；联合国际与国内行业大咖，打造既前沿循证又落地实用的国际化课程，打稳学员母乳喂养知识的根基，助力哺乳妈妈解决实际母乳喂养的问题。

中国护士网培养的泌乳顾问人才大多数来自医护人员，涉及多个科室如妇产科、乳腺科、新生儿科以及其他科室，为将医护人员培养成为专业的母乳喂养人才做出了突出贡献，同时也培养出了大批优秀的非医学专业泌乳顾问。目前已在全国建立了数十个学员实践督导基地，促进母乳喂养领域人才的涌出，支持更多妈妈实现母乳喂养，帮助哺乳妈妈以及母乳喂养家庭解决实际困难。

欢迎众多优秀的医护及非医学专业人员来到中国护士网，我们一起共同进步，共同成长！

中国护士网官方公众号　　　　中国护士网官方 APP